U0121462

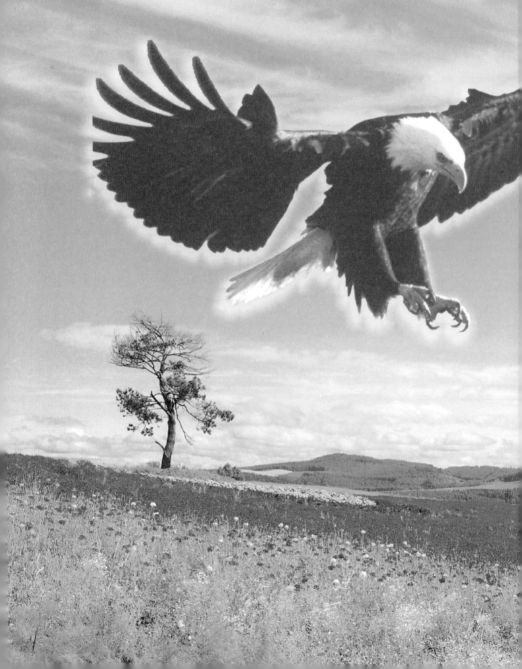

大展好書　好書大展
品嘗好書　冠群可期

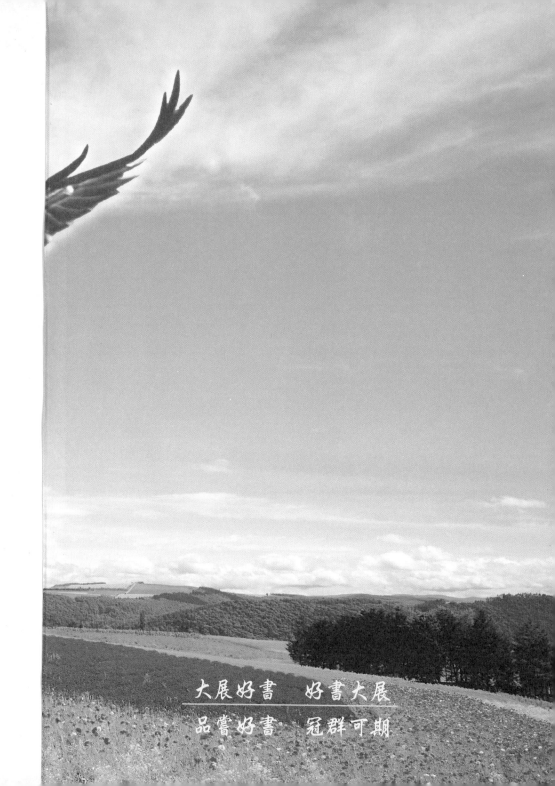

《本草綱目》驗方解編委名單

主　編　王緒前

副主編　郝建新

編　委　丁豔蕊　王緒前　王劍發

　　　　　汪麟全　張玉青　胡愛萍

　　　　　曾祥法　黃　芳　郝建新

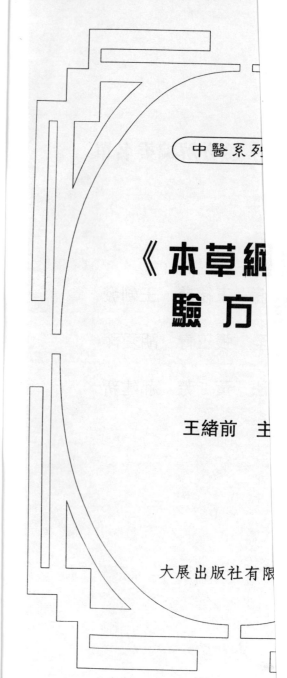

中醫系列

《本草綱目》
驗方解

王緒前　主

大展出版社有限

前　言

　　中國醫藥學是一個偉大的寶庫，中醫藥學是中華民族文化的一顆璀璨明珠，爲民族繁衍昌盛有極大貢獻。在浩如煙海的中醫文獻中，記錄著中醫藥學精髓。

　　明代大醫藥學家李時珍花費畢生精力，歷近 30 年始完成的《本草綱目》，其得家學之眞傳，納衆家之精華，親身實踐，廣泛收集，博採衆方，參考八百餘家先賢典籍，彙集植物學、動物學、礦物學、天文、曆法、術數、冶煉、地理、氣象、物候、詩賦等知識而成巨著，被後人譽爲百科全書。

　　全書載藥 1892 種，分 52 卷，以十六部爲綱，六十類（實際爲六十二類）爲目，物以類從，目隨綱舉，綱目分明，博而不繁，詳而有要，爲後人留下了寶貴的遺產。

　　我們今天來閱讀本書，深感其博大精深，但又感到其涉獵廣泛，理論深奧，有些甚至艱澀難懂，同時又不可否認，書中也多少夾雜糟粕，對閱讀本書有不少難度。

我們均是長期從事中藥學教學的教師，針對此情況，爲進一步發掘中國醫學遺產，普及中醫藥知識，古爲今用，讓中醫藥更好的爲人類服務，我們選用人民衛生出版社出版的由劉衡如先生點校本《本草綱目》爲藍本，對《本草綱目》中比較實用的方治進行了節選，採集精華，並加按語，以實用、有效，藥物簡單爲原則，以利於讀者閱讀並有的放矢的應用。

　　《本草綱目》中的方子多是行之有效的，但鑒於篇幅，只是節選了其中部分效方。

　　關於病證分型，在每一疾病的前言中，有總的分型論治，但在具體闡述中，由於選用的方子受局限，加之《本草綱目》不可能將各種證型的用藥都收載進去，故在編寫時，前言中的證型與收載的方子證型有些出入。有些方子，可能會與所標識的證型不一定完全相符，讀者可根據自己的體會，結合臨床情況靈活選用。

編　　者

《本草綱目》驗方解

目　錄

目
錄

第一部分 肺 系

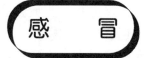

感冒是感受風邪，邪氣侵犯肺衛而導致的常見外感疾病。臨床以惡寒、發熱、鼻塞、流涕、噴嚏、咳嗽、頭痛、全身不適、脈浮為其特徵。一年四季均可發生，而以春冬兩季為多。病情輕者多稱為傷風、冒風、冒寒，病情重者多為感受非時之邪，稱為重感冒。如果在某一時段內廣泛流行，病情都相類似者，稱為流行感冒。

感冒常見的證型有風寒感冒，宜發散風寒；風熱感冒，宜疏散風熱；暑濕感冒，宜清暑祛濕解表；氣虛感冒，宜益氣解表；陰虛感冒，宜滋陰解表。

一、風寒感冒

【原文】初感風寒 頭痛憎寒者。用水七碗，燒鍋令赤，投水於內，取起再燒再投，如此七次，名沸湯，乘熱飲一碗，以衣被覆頭取汗，神效。《傷寒蘊要》（5卷·熱湯）

【按語】熱湯即開水，根據李時珍的經驗，認為此開水以多次沸騰者為好。

感冒風寒的病人，出現惡寒明顯，多飲開水，能促進發

汗，有利於病邪的排出。此法簡單易行，也有預防感冒的作用，直到現在此法仍然實用。在日常生活中，當偶爾感受風寒之時，多飲開水的確有良好的效果。

此法有利於排出體內的邪氣，促進新陳代謝。但李時珍告誡人們，凍僵的人不要用熱湯灌之，也就是說，受到大寒的人突然用了熱湯會產生不良後果。

【原文】**發散寒邪**　胡椒、丁香各七粒，碾碎，以蔥白搗膏和，塗兩手心，合掌握定，夾於大腿內側，溫覆取汗則癒。《傷寒蘊要》。（32卷·胡椒）

【按語】此證屬寒邪襲表，毛竅閉鬱，故是方以胡椒、丁香、蔥白等辛溫香散之品，祛寒開竅，發汗散邪。其製膏外塗，既可奏外驅寒邪之功，又可免燥熱傷中之弊，確現用藥之妙。其法中塗於手心，合掌夾於大腿內側，加衣蓋被溫覆，意在助藥溫散之力，以增發汗散邪之效。

觀其方法之特點，似用於寒邪襲表之初期，或風寒表證之輕者為宜。此法以外用法來治療感冒，其方法獨特，具有療效，可以採用。

【原文】**冬月感寒**　吳茱萸五錢，煎湯服之，取汗。（32卷·吳茱萸）。

【按語】吳茱萸味辛苦而性溫熱，氣芳香善走竄，本為厥陰肝經之主藥。然其味辛氣香，亦能上達巔頂，故能發汗驅寒。此證發於冬月，寒邪致病，非辛溫之品，莫能驅之。其屬單方獨行，故用於早期輕證為宜。

關於古今度量衡的換算，請參考附錄「古今度量衡對照表」。下同。

《本草綱目》驗方解

10

二、風熱感冒

【原文】**風熱浮腫** 咽喉閉塞。牛蒡子一合，半生半熟，為末，熱酒服一寸匕。《經驗方》。（15卷·惡實）

【按語】惡實即牛蒡子。牛蒡子具有疏散風熱，清熱解毒，利咽散腫，滑腸通便之功。尤其是治療風熱感冒療效確切。此方將牛蒡子以生熟各半同用，有不同意義。生者偏於清熱疏散，對於感冒風熱作用明顯，而炒熟後則發散之力平和，更利於用治因感冒引起的咽喉疼痛。現臨床常將牛蒡子用來治療風熱感冒有良好的效果，既可單用，也可配伍其他藥物同用。以熱酒送服是為了加強作用。

【原文】**風熱癮疹** 牛蒡子炒，浮萍等分，以薄荷湯服二錢，日二服。初虞世《古今錄驗》。（15卷·惡實）

【按語】此方名曰治療風熱隱疹，而實則為治療風熱感冒之方。上述三藥均能疏散風熱，為治療風熱感冒常用之品。根據古代本草記載，牛蒡子為治療各種風傷病症之藥。而薄荷發汗力量很強，對感冒風熱視為要藥，浮萍其功類於麻黃，也是發汗作用較好的藥物，此方除了可以煎服外，將上述藥物直接泡水服也有效果。

在家庭中可以將上述三藥一同煎服或直接泡水飲用。李時珍對於薄荷的評價是：「頭痛頭風，眼目咽喉，口齒諸病，小兒驚熱及瘰癧瘡疥，為要藥。」薄荷為發汗作用極強的藥物，故凡是風熱感冒又現身上癢疹者，此方效果較好。

【原文】**風熱頭痛** 荊芥穗、石膏等分，為末。每服二錢，茶調下。《永類鈐（ㄑㄧㄣ）方》。（14卷·假蘇）

【按語】荊芥穗較荊芥發散作用更好。

荊芥為治療風寒感冒常用之藥，也用於風熱感冒。今感受風熱，但由於荊芥性偏溫，理論上來說是不適宜的，故以石膏之寒性來抑制荊芥之溫性，這一種配伍方法，中醫總結為袪性取用，即以石膏的寒性來抑制荊芥的溫性（袪性），只取荊芥的發散作用（取用），「袪性取用」的配伍方法現廣泛用於治療各種疾病，這是一種較為特殊的配伍法則。方中茶水也有微弱的發散作用，可以用治頭痛。

【原文】**風熱頭痛**　菊花、石膏、川芎各三錢，為末。每服一錢半，茶調下。《簡便方》。（15卷・菊）

【按語】此方與上方基本相同。所治風熱頭痛，既有外感病症，又有頭痛病症，但以頭痛症象明顯。菊花乃治療頭痛常用之品，單用就有效果；川芎更是治療頭痛要藥，中醫向有「頭痛不離川芎」之說，但因其性溫，故以石膏抑制其性。《本草綱目》記載治療頭痛、感冒常用茶水送服，既取茶葉的上行特點，又取清利頭目作用，按現在認識，茶葉含有咖啡因、茶鹼，可以擴張血管，故可用於感冒、頭痛。

【原文】**數種傷寒**　庸人不能分別，今取一藥兼治。天行時氣，初覺頭痛，內熱脈洪者。葛根四兩，水二升，煮取半升服。搗生根汁尤佳。《傷寒類要》。（18卷・葛根）

【按語】此處所謂傷寒，即傷於寒，也就是被寒傷，就是通常人們所謂的感冒，為臨床極為常見的病症。葛根治療感冒，對於風熱、風寒均可使用。在《傷寒論》中張仲景創立的葛根湯就用其治療寒性病症。此處單用葛根則主要針對熱性病症而言。感冒若辨證不清，用藥就會盲目，但此方則寒熱病證均可使用。中醫診病，辨證是一大難題，臨床上往往不易辨證清楚，而葛根治療感冒因寒熱病症均可使用，且

療效確切，故為常用之品。

三、暑濕感冒

【原文】**四時傷寒**　不正之氣。用水香薷為末，熱酒調服一二錢，取汗。《衛生易簡方》。（14卷・香薷）

【按語】香薷乃夏季感冒要藥。夏季感冒多挾有濕邪，表現為頭痛身痛，惡寒發熱，周身困倦，宜解表祛暑。李時珍說：「世醫治暑病，以香薷飲為首藥。然暑有乘涼飲冷，致陽氣為陰邪所遏，遂病頭痛，發熱惡寒，煩躁口渴，或吐或瀉，或霍亂者。宜用此藥，以發越陽氣，散水和脾。……蓋香薷乃夏月解表之藥，如冬月之用麻黃。」

香薷飲由香薷、厚朴、扁豆組成，其中香薷按照李時珍的認識，乃夏季治療感冒的要藥，今將其研末用熱酒調服，微微發汗，有利於病邪的祛除，又不至於傷正氣，此藥和香薷飲為夏季感冒要藥和要方。

四、其他感冒

【原文】**產後中風**　華佗癒風散：治婦人產後中風口噤，手足瘈瘲（ㄔ　ㄗㄨㄥ指手腳痙攣、口眼歪斜的症狀。也叫抽風）如角弓，或產後血運，不省人事，四肢強直，或筑心眼倒，吐瀉欲死。用荊芥穗子，微焙為末。每服三錢，豆淋酒調服，或童子小便服之。……其效如神。大抵產後太暖，則汗出而腠理疏，則易於中風也。

時珍曰：此方諸書盛稱其妙。姚僧垣《集驗方》以酒服，名如聖散，云藥下可立待應效。陳氏方名舉卿古拜散。蕭存敬方用古老錢煎湯服，名一捻金。王貺（ㄎㄨㄤ）《指迷方》加當歸等分，水煎服。許叔微《本事方》云：此藥委有奇效神聖之功。一婦人產後睡久，及醒則昏昏如醉，不省人

事。醫用此藥及交加散，云服後當睡，必以左手搔頭，用之果然。咎殷《產寶》云：此病多因怒氣傷肝，或憂氣內鬱，或坐草受風而成，急宜服此藥也。戴原禮《證治要訣》名獨行散。賈似道《悅生隨抄》呼為再生丹。（14卷・假蘇）

【按語】假蘇即荊芥。

此處所謂中風即感受風邪或感受外風所致病證，均可用荊芥治療。荊芥具有祛風作用，對於多種風證均可應用，李時珍認為荊芥為「風病、血病、瘡病要藥」，同時亦為產後要藥，故用其治療產後諸病，以酒或童便服，是為了加強活血行散作用。因其作用明顯，所以歷來醫家對其評價很高，有如聖散、舉卿古拜散、一捻金、獨行散、再生丹等不同方名。在《本草綱目》中，還有用荊芥治療多種疾病，如頭項強痛，風熱頭痛，風熱牙痛，驚癇，口眼喎斜，中風口噤等多種病證。本方可治療多種感冒。在家庭中可以選用此方。

【原文】**數種傷寒**　庸人不能分別，今取一藥兼治。天行時氣，初覺頭痛，內熱脈洪者。葛根四兩，水二升，入豉一升。煮取半升服。搗生根汁尤佳。《傷寒類要》。（十八卷・葛根）

【按語】傷寒二字有廣義和狹義之分，此數種傷寒，是指「傷寒有五，有中風，有傷寒，有濕溫，有熱病，有溫病」。可見，此是指一切外感疾病，即廣義之傷寒。但是不高明的醫生不能分辨。而葛根對外感熱病，不論屬哪種，皆可用之，故文中曰：「今取一藥兼治」。現代臨床也是如此，不論是風熱表證，還是風寒表證等發熱頭痛者均可選用葛根。文中「天行時氣」，乃指感受了流行性疾病，而表現為頭痛，內熱，脈洪者，可將葛根與豆豉同煎，取汁飲用，既清內熱，又散表邪。或取生葛根搗汁飲用，效果更佳。如

果在家庭中偶爾感冒就可以採用葛根來治療。

【小結】此處選錄的幾首治療感冒的方子，以治風寒感冒病證的藥物為多，這是因為明代以前，用藥多偏向於溫燥，對於風寒病證認識較深刻，而對於風熱病證重視不夠，與現今人們多用辛涼解表藥是有所不同的。

上述用藥方法有內服發汗，藥研末外敷手心，將藥夾於大腿內側，將藥搗汁服，以茶葉送服，以酒送服等。從《本草綱目》記載的用藥來看，一般是藥味少，服用不拘一格，時時注意自身調理。

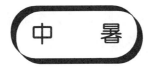

中暑是指在盛夏炎熱天氣或受到高熱邪氣後發生的一種急性熱病。如夏季在烈日下暴行，或在高溫下勞作。猶以身體虛弱，重病初癒，更容易發生中暑。中暑前一般多有先兆症狀，如口乾口渴，頭暈頭脹，耳鳴眼花，胸悶不適，噁心嘔吐，汗出乏力等。輕者僅有身體不適，重證可引起壯熱，神昏，厥逆，抽搐。暑邪有陰暑和陽暑之分，陽暑是感受暑熱之邪所致，陰暑是感受暑邪以後，又貪涼飲冷所致。

中暑輕證宜清泄暑熱；重證宜清心開竅。

一、陰暑證

【原文】一切傷暑　《和劑局方》：香薷飲：治暑月臥濕當風，或生冷不節，真邪相干，便致吐利，或發頭痛體痛，或心腹痛，或轉筋，或乾嘔，或四肢逆冷，或煩悶欲死，並主之。用香薷一斤，厚朴薑汁炙，白扁豆微炒，各半

斤，銼散，每服五錢，水二盞，酒半盞，水中沉冷，連進二服立效。《活人書》：去扁豆，入黃連四兩，薑汁同炒黃用。（14卷·香薷）

【按語】香薷是治療暑濕為患病證的主要藥物，具有芳香化濕，和中止嘔，解表祛暑，利濕之功。李時珍對於香薷有非常恰當的描述，「世醫治暑病，以香薷飲為首藥。」「香薷乃夏月解表之藥，如冬月之用麻黃。」凡暑濕病證，常將香薷作為要藥，因暑濕中阻，脾胃受損，故現吐利，頭痛體痛，心腹痛等，香薷和香薷飲歷來為夏月常用藥，常用方。至於去掉扁豆改為黃連，是加強清熱燥濕作用。在服用含有香薷的方劑時，一般宜冷服，因熱服可致嘔吐。李時珍說：「不可熱飲，反致吐逆。飲者惟宜冷服，則無拒格之患。」香薷因性溫，故宜治陰暑。

二、陽　暑

【原文】太陽中暍　身熱頭痛而脈微弱，此夏月傷冷水，水行皮中所致。瓜蒂二七個，水一升，煮五合，頓服取吐。《金匱要略》。（33卷·甜瓜·瓜蒂）

【按語】1.太陽：為仲景《傷寒論》中之太陽病。2.中暍：即傷暑。

瓜蒂乃湧吐之品，凡邪滯上脘，皆可以之驅邪。正合《內經》所言：「其高者因而越之」之大法。故可推之此證當屬夏月過貪冷飲，暑濕傷及脾胃，水聚不行，泛溢皮下，暑熱難散所致。是方單用瓜蒂，意在功專力大，速去滯水，正氣自復。因此藥為攻伐之品，宜用於體質壯實者。

【小結】暑熱證，總的分為陽暑、陰暑，但以陽暑多見。在家庭中，如果有中暑的家人，一般可以選用西瓜、綠

豆等，但要注意的是，中暑之後，不能驟進大量寒涼食品，防止壅遏陽氣，導致不良後果。

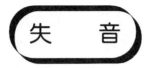

失　音

　　失音是指聲音不揚，甚至不能發音的一種病證。本病多由肺脾腎虛損而致。聲音出於肺而根於腎，腎精充沛，肺脾旺盛，則聲音清亮，反之則聲音不亮。

　　失音常見證型有肺腎陰虛，宜滋養肺腎，降火利喉；肺脾氣虛，宜補益肺脾，益氣開音；氣滯血瘀，宜行氣活血，開音利咽；寒凝咽喉，宜散寒利咽；痰凝氣阻，宜化痰行氣，利咽亮音。

一、肺脾氣虛

　　【原文】**肺熱聲啞**　人參二兩，訶子一兩，為末噙咽。丹溪《摘玄》。（12卷·人參）

　　【按語】聲音嘶啞因於肺熱，實乃因於虛損，可以人參補氣生津，訶子收斂肺氣，為末噙咽，是有一定作用的。此方亦可用其泡水服。訶子是治療聲音嘶啞的常用藥，單用即有效，配伍人參後對於虛損證更宜。現臨床上還可配伍諸如玉蝴蝶、青果等同用於聲音嘶啞者。

二、寒凝咽喉

　　【原文】**中風失音**　桂著舌下，咽汁。又方：桂末三錢，水二盞，煎一盞服，取汗。《千金方》。（34卷·桂·牡桂）

　　【按語】此證屬太陽中風之併發證。其病機當以風寒襲

表，陽氣閉鬱，營衛不和，津液輸布不能為要。是方單用桂枝，其意在祛風散寒，助陽化氣，溫通經絡，輸布津液，以養咽喉而開音。其用為一方二法，一為含咽，一為煎服。前者用於輕者為宜，後者用於較重者為宜。《本草綱目》記載，此方法亦可用於喉痹不語。所謂喉痹不語：本意為咽喉部閉阻不通，因而不能言語。若適用於本方者當屬陽氣閉鬱所致。從臨床上看，失音以熱證者多用。

【小結】失音是一種常見病證，以教師、演員、講話多的人容易患病。如果是較輕微的病證，採用中醫的方法治療，可以選用玉蝴蝶、胖大海、青果（橄欖）等泡水服。如果病情較重者，可以採用中藥的解毒利咽之品內服，如土牛膝、板藍根、玄參、麥冬、桔梗、甘草等均可選用。

頭　痛

頭痛是臨床常見的症狀，可單獨出現也見於其他疾病中。頭痛產生的原因有外感和內傷。外感與六淫邪氣侵襲有關；內傷多與情志不遂、飲食勞倦、跌撲損傷、久病體虛、稟賦不足、房勞過度等有關。疼痛性質有掣痛、刺痛、脹痛、灼痛、重痛、空痛、隱痛等。

頭痛常見的證型有風寒頭痛，宜解表祛風，散寒止痛；風熱頭痛，宜解表疏風，清熱止痛；風濕頭痛，宜祛風勝濕，通絡止痛；肝陽頭痛，宜潛陽息風，平肝止痛；血虛頭痛，宜養血滋陰，和絡止痛；痰濁頭痛，宜健脾燥濕，化痰降逆；腎虛頭痛，宜補腎養陰，填精益髓；血瘀頭痛，宜活血化瘀，通竅止痛。

現代醫學中的多種疾病均可表現出頭痛的症狀。內科常見病證如血管性頭痛、神經性頭痛、三叉神經痛、外傷後頭痛、顱內疾病、神經官能證均可表現出頭痛徵象。

一、風寒頭痛

【原文】**偏頭風病**　至靈散：用雄黃、細辛等分為末。每以一字吹鼻，左痛吹右，右痛吹左。《博濟方》。（9卷·雄黃）

【按語】一字：為劑量單位，指每次用量僅為填滿古銅幣上一個字的量。

此方用治頭風頭痛方法獨特，將雄黃、細辛研末，以少許吹鼻，可以達到止頭痛作用，這就提示，治療疾病不一定非要內服用藥，因為雄黃有毒，根據此法，將其換成其他藥物也行。從臨床實用來看，可以將雄黃換成皂角。

【原文】**頭項風強**　八月後，取荊芥穗作枕，及鋪床下，立春日去之。《千金方》。（14卷·假蘇）

【按語】假蘇即荊芥。

將荊芥穗用來做枕頭，或者用其鋪於床下，有祛風散寒的作用，若遇頭痛、項強，因風邪所致，故以荊芥外用，此法簡單、方便、實用，對於患有風病的患者可以選用。從此方的用法來看，治療疾病，並不一定要用內服藥。據此推衍，也可以用其他祛風散寒藥物治療風寒頭痛。

【原文】**偏正頭風**　百藥不治，一服便可，天下第一方也。香白芷炒二兩五錢，川芎炒、甘草炒、川烏頭半生半熟各一兩，為末。每服一錢，細茶、薄荷湯調下。《談野翁試效方》。（14卷·白芷）

【按語】白芷善治各種頭痛，尤以風寒所致的前額頭痛為多用。配伍川芎作用更好，因川芎乃治頭痛要藥。川烏具有良好的鎮痛之功。此方將白芷、川芎、甘草、川烏同用，達到祛風散寒，通絡止痛之功，以茶、薄荷湯送服，便於輕揚上行，藥到病所。在《本草綱目》中還有將白芷吹鼻，與黃芩同用，以治頭痛者。由於川烏乃大毒藥，在使用時要掌握好劑量，不宜過量。

【原文】頭風久痛　蘄艾揉為丸，時時嗅之，以黃水出為度。《青囊雜纂》。（15卷·艾）

【按語】頭痛的原因有多種，艾葉芳香辟穢，若因風寒而致頭痛，將艾葉時時聞之，可使艾葉的辛香之味透達頭部，促使濕去而頭目清晰，此法簡單可行。一般認為，李時珍家鄉蘄州的蘄艾香氣濃郁，效果最好，故強調用蘄艾。

【原文】風寒頭痛　《十便良方》：治風寒客於頭中，清涕，項筋急硬，胸中寒痰，嘔吐清水。用大附子或大川烏頭二枚，去皮蒸過，川芎藭、生薑各一兩，焙研，以茶湯調服一錢，或銼片，每用五錢，水煎服。隔三四日一服。或加防風一兩。《三因方》：必效散：治風寒流注，偏正頭痛，年久不癒，最有神效。用大附子一個，生切四片，以薑汁一盞浸炙，再浸再炙，汁盡乃止，高良薑等分，為末。每服一錢，臘茶清調下，忌熱物少時。（17卷·附子）

【按語】附子或烏頭均具有很好的散寒止痛作用，是治療寒邪為患的要藥。若寒邪內侵，頭痛，嘔吐清水，配伍川芎、生薑後，有散寒，祛風止痛之功，此方可以選用。

後方又以附子配伍薑汁、高良薑，治療頭痛，也是取其散寒止痛之功。在《本草綱目》中以附子或烏頭治療頭痛的

方子有好幾首，包括風毒頭痛，年久頭痛，頭風斧劈難忍，痰厥頭痛，腎厥頭痛，氣虛頭痛等多種頭痛。

從現在對於附子的研究來看，認為附子有一定的麻醉作用。

【原文】**頭風作痛**　茱萸煎濃湯，以綿染，頻拭發根良。《千金翼方》。（32卷·吳茱萸）

【按語】此證冠以頭風，意為頭痛因風所致，其症有時作時止，時輕時重之特點。然凡言風者，當明外、內之別。本方單用吳茱萸外擦，方法提示此頭風為外風，病情較輕。吳茱萸為肝經要藥，善治巔頂之痛，用時可參考。

凡是治療頭痛，不僅可以使用內服之藥，外用的方法亦不失為妙法。根據此方提示，也可以選用其他藥物來治療頭痛。所以讀古人書，關鍵是學好應用的法則。

【原文】**嘔涎頭痛**　吳茱萸湯：用茱萸一升，棗二十枚，生薑一大兩，人參一兩，以水五升，煎取三升。每服七合，日三服。仲景方。（32卷·吳茱萸）。

【按語】此證由厥陰寒氣上攻，逆犯陽明所致，證以乾嘔吐涎沫，頭痛以巔頂為甚為特點。方中君藥吳茱萸尤以溫散肝經寒滯，降陰經之逆氣而止頭痛為功；輔以人參、大棗以鼓舞氣血，扶正助君；佐生薑溫散中焦之寒，調和胃氣以止嘔。諸藥協同，共奏散陰寒，降逆氣，平嘔呃，止頭痛之功。故今人多用於眩暈頭痛兼嘔噁者等。

須注意的是，此方只宜於虛寒病證，若濕熱、實熱則不可用。

【原文】**偏正頭風**　天陰風雨即發。桂心末一兩，酒調

如膏，塗傅額角及頂上。《聖惠方》。（34卷・牡桂）

【按語】桂心：為樟科肉桂的乾燥樹皮剝去外層栓皮後的部分，故又稱肉桂心。

頭風係指頭痛日久不癒、時發時止，甚至一觸即發的病證。或由風寒入侵頭部經絡阻滯，或因痰涎風火，鬱遏經絡，氣血壅滯所致。然是方單用桂心合酒外塗，當有祛風散寒，溫通經絡之功，可證明此頭風之痛實由風寒阻絡所致。

此方又是採用外用的方法來治療頭痛，辦法可行，也可以選用其他藥物。

【原文】總錄白花蛇散　治腦風頭痛，時作時止，及偏頭風。用白花蛇（酒浸，去皮骨）、天南星（漿木煮軟切，炒）各一兩，石膏、荊芥各二兩，地骨皮二錢半，為末。每服一錢，茶下，日三服，《聖濟總錄》。（43卷・白花蛇）

【按語】白花蛇以李時珍家鄉所產蘄蛇最佳，性善走竄，長於搜風通絡；天南星祛風而能化痰，善祛經絡之風痰；石膏、地骨皮性寒清熱；荊芥辛散而祛在表之風邪。諸藥同用，共收祛風止痛，化痰通絡止痛之功。此方對於風邪襲頭所致頭痛有效。由於白花蛇以蘄蛇為優，但蘄蛇乃國家保護動物，現臨床多用銀環蛇，亦名金錢白花蛇。

二、風熱頭痛

【原文】眉棱骨痛　屬風熱與痰。白芷、片芩酒炒等分，為末。每服二錢，茶清調下。《丹溪纂要》。（14卷・白芷）

【按語】白芷是治療眉棱骨痛的要藥，具有祛風止痛，通鼻竅之功，黃芩除上焦熱。李時珍認為白芷主治「齒痛，眉棱骨痛」，「為陽明主藥」。今將白芷與黃芩同用，對於

因寒、因熱所知的頭痛均可選用。在古方中，單用白芷者，稱為都梁丸，主治頭痛病症。

【原文】**時氣頭痛**　壯熱。生葛根洗淨，搗汁一大盞，豉一合，煎六分，去滓分服，汗出即瘥。未汗再服。若心熱，加梔子仁十枚。《聖惠方》。（18卷·葛根）

【按語】時氣頭痛，壯熱。現多指流行性感冒疾病，而症見頭痛、高熱者。因葛根輕揚升散，功能發汗解表，解肌退熱。故取生葛根搗汁，與具有解表，宣發鬱熱的豆豉同煎後取汁飲用，使汗出，熱退，頭痛即癒。若未能出汗，可繼續服用。若心熱者，可配清心除煩的梔子同用。

【原文】**偏頭風痛**　升麻、蒼朮各一兩，荷葉一個，水二鍾，煎一鍾，食後溫服。或燒荷葉一個，為末，以煎汁調服。《簡便方》。（33卷·蓮藕·荷葉）

【按語】是方所用升麻有疏風清熱之功，蒼朮為祛風燥濕之品，荷葉尤善清熱除濕。三藥合用，可奏疏風清熱，祛濕通絡之功。由此可知，此偏頭痛當因風熱挾濕，阻滯腦絡所致。其發病多急且病情較輕。今可用於感冒風熱所致之頭痛。

上方從使用的角度來看，以挾有濕邪者為宜，所以讀古人書，既要讀懂書中的內容，又要讀通書中未載的內容。

【原文】**頭風作痛**　蔓荊子一升為末，絹袋浸一斗酒中七日。溫飲三合，日三次。《千金方》。（36卷·蔓荊子）

【按語】《本草匯言》中稱：「蔓荊子，主頭面諸風疾之藥也。」歷來將蔓荊子作為治頭痛常用藥。其苦辛涼，有疏散風熱，清利頭目之功。該方入酒，升散通達之功尤增。

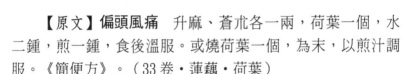

可見所治頭風作痛應為風熱之邪侵襲所致。今多用於風熱感冒之頭痛證。

從現在對於蔓荊子的應用來看，此藥以治太陽穴部位頭痛作用最好。

【原文】**飲酒頭痛**　竹茹二兩，水五升，煮三升，納雞子三枚，煮三沸，食之。《千金方》。（37卷・竹・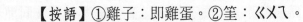竹茹）

【按語】①雞子：即雞蛋。②筻：ㄍㄨㄟ。

酒性大熱，過飲則熱盛為毒，上攻清竅，氣血壅滯，以致頭痛。故治當清解熱毒為要。是方用竹茹，取其清心瀉火，解毒開竅之功，合雞子甘緩和胃，顧護正氣，可奏標本兼顧之效。其入煎加水量大，亦體現製方者立意之妙。酒熱過盛，燥傷津液，非水大者不可制之。今人治酗酒者亦不過如此。

【原文】**卒然頭痛**　白僵蠶為末，去絲。每月熟水下二錢，立瘥。《斗門方》。（39卷・白僵蠶）

【按語】白僵蠶為蟲類藥，長於通絡止痛；善祛外風，散風熱，止痛；又能化痰散結，息內風。對頭痛之證，無論外感風邪，或內有痰瘀阻絡，均有良好的止痛效果，為治頭痛要藥。此方將僵蠶研末，每月用溫開水送服，有預防之意。

三、偏正頭痛

【原文】**少陽頭痛**　亦治太陽頭痛，不拘偏正。小清空膏：用片黃芩酒浸透，曬乾為末。每服一錢，茶酒任下。東垣《蘭室秘藏》。（13卷・黃芩）

【按語】少陽頭痛，是指的頭部兩側疼痛，所謂「不拘偏正」，是指的不必拘泥於偏正頭痛。

因為黃芩善於清解少陽之熱，將黃芩用酒浸後可加強行散作用，按傳統的用藥特點，一般是將黃芩與柴胡同用，達到清解少陽的作用，而單用也有此作用。若少陽頭痛屬於瘀血則不宜使用。

從用藥的實踐來看，單用黃芩治療頭痛雖有作用，有些藥物較之作用更好。一般臨床上是這樣選藥的：巔頂頭痛（厥陰部位）宜首選藁本；兩側頭痛（偏頭痛，少陽頭痛）首選川芎、柴胡；前額痛（眉棱骨痛，陽明經部位）首選白芷；少陰頭痛首選細辛、獨活，兼齒痛者更好；後頭項痛選用葛根；太陽穴頭痛選用蔓荊子；頭痛如裂選用羌活；頭痛如裹選用蒼朮；任何一種頭痛均可選用延胡索。

【原文】**偏頭風痛**　蓽茇為末，令患者口含溫水，隨左右鼻，以左右鼻吸一字，有效。《經驗後方》。（14 卷・蓽茇）

【按語】字：為古代劑量，一字者即以開元通寶錢幣（幣上有開元通寶四字）抄取藥末，填去一字之量，一字藥散約合一分（約 0.3g）。

將蓽茇研末，吹入鼻腔，有止頭痛的作用，此法簡單，有效，可以應用。至於介紹的含溫水，則可不必盡然。按現在用法，還可用其治療牙痛。

此法提示：治療頭痛除了內服藥外，前面介紹了外敷的方法，此處介紹用鼻子吸藥的方法。均能達到止痛的目的。病人可根據自己的客觀病症靈活選用治病的方法。

【原文】**偏正頭痛**　醴腸草汁滴鼻中。《聖濟總錄》。

（16卷・醴腸）

【按語】醴腸即墨旱蓮、旱蓮草。

將旱蓮草取汁滴鼻治療頭痛，在古方中有記載，此方簡單，應用方便，可取。不過從臨床來看，還可選用其他藥物同樣可以獲得效果。

以藥汁滴鼻來治療頭痛，這種方法更簡單，在家庭中尤為實用，如宋代王安石患頭痛就用蘿蔔汁滴鼻治癒。從臨床使用來看，蘿蔔汁較旱蓮草汁的作用更好，更適用。

【原文】偏正頭風　不拘遠近，諸藥不效者，如神。用白芷、川芎各三錢。為細末。以黃牛腦子搽末在上，瓷器內加酒頓熟，乘熱食之，盡量一醉。醒則其病如失，甚驗。《保壽堂方》。（50卷・牛）

【按語】黃牛腦子甘溫，能治頭眩；川芎辛溫，能活血行氣，祛風止痛，為治頭痛要藥，故李東垣言「頭痛須用川芎」；白芷辛散溫通，長於止痛，尤善止陽明頭痛。白芷、川芎均是臨床治療頭痛極常用藥物，配上黃牛腦子，對於治療偏正頭風痛有很好的療效。

四、氣鬱頭痛

【原文】氣厥頭痛　不拘多少，及產後頭痛。天臺烏藥、川芎藭等分，為末。每服二錢，臘茶清調下。產後，鐵錘燒紅淬酒調下。《濟生方》。（34卷・烏藥）

【按語】川芎藭：又名芎藭，即川芎。

氣厥多由肝氣閉鬱，全身氣機逆亂所致。肝氣逆亂，上乾清竅則頭痛。故犯此證者常見情志不遂，而後發病。是方所用烏藥、川芎藭皆為調肝理氣，疏通經絡之品。且古人稱「頭痛必用川芎」。所用臘茶以其清香醒神，引藥上達，後

世治頭痛多以之為佐，如川芎茶調散。今見因情志不暢之頭痛者可選此方。

五、血虛頭痛

【原文】**頭痛欲裂**　當歸二兩，酒一升，煮飲六合，飲之，日再服。《外臺秘要》方。（14卷·當歸）

【按語】當歸乃補血，活血化瘀要藥，凡血虛、血瘀病證均為首選之品。頭痛若因為身體虧虛所致，可以單用當歸煎服，亦可以將其泡酒或配伍其他藥物一起使用。《本草綱目》中還介紹用當歸酒浸三日後，飲酒，治療手臂疼痛者，亦是取其活血兼通經之功。此方單用當歸一味，若嫌力量不足，可以加用諸如三七、枸杞子等同用，以加強作用。

六、血瘀頭痛

【原文】**偏正頭痛**　不可忍者。玄胡索七枚，青黛二錢，牙皂二個去皮子，為末，水和丸如杏仁大。每以水化一丸，灌入病人鼻內，隨左右，口咬銅錢一個，當有涎出成盆而癒。《永類方》。（13卷·延胡索）

【按語】頭痛屬於氣滯、血瘀、痰濁等，均可應用延胡索，李時珍曾指出，延胡索乃止痛第一品藥。此方將其研末與青黛、牙皂灌入鼻子，讓鼻腔流出涎末而達到治療偏正頭痛，此種方法確有其獨到之處。至於口咬銅錢則是便於痰涎流出，不必拘泥。

從現代對於延胡索的認識來看，認為其有麻醉作用，但此麻醉作用又不會導致中毒，是一味安全、有效、作用迅速的藥物，所以李時珍對其評述為「能行血中氣滯，氣中血滯，故專治一身上下諸痛，用之中的，妙不可言。」在臨床上單用此藥就有非常好的效果。

【原文】**氣虛頭痛**　真川芎藭為末，臘茶調服二錢，甚捷。曾有婦人產後頭痛，一服即癒。《集簡方》（14卷·芎藭）

【按語】川芎乃是治療頭痛的要藥，中醫向有「頭痛不離川芎」的說法。從臨床使用來看，川芎可以治療因氣滯、血瘀、風寒、風熱、風濕等所致的多種頭痛。在《本草綱目》中還介紹了用川芎治療氣厥頭痛，風熱頭痛，頭風，偏頭風痛等。李時珍說：「芎藭，血中氣藥也。」但以血瘀病證用之更多。

中醫有一說法，認為「頭痛不離川芎，頭強（ㄐㄧㄤ，主要指項強）不離葛根，頭暈不離天麻，頭昏不離菊花」，比較恰當的表述了四藥的作用特點。

注：頭暈指看物體旋轉，頭昏指頭腦不清晰。

【原文】**腦痛眉痛**　穀精草二錢，地龍三錢，乳香一錢，為末。每用半錢，燒煙筒中，隨左右薰鼻。《聖濟錄》。（16卷·穀精草）

【按語】從此方的組成藥物來看，偏重於瘀血頭痛。此處介紹了治療頭痛又一行之有效的方法。以煙薰鼻，方法獨特。

【原文】**壯熱頭痛**　產後壯熱頭痛頰赤，口乾唇焦，煩渴昏悶。用松花、蒲黃、川芎、當歸、石膏等分，為末。每服二錢，水二合，紅花二捻，同煎七分，細呷。《本草衍義》。（34卷·松·松花）

【按語】松花：又名松花粉，其質輕氣浮，有祛風益氣，收濕止血之功。

婦女產後一般呈多虛多瘀之狀，發熱多不甚高。然此證

為頭痛兼壯熱煩赤之症，依辨證之法，視為瘀熱盛自氣分。故而方用石膏大寒以清熱治標，伍蒲黃、川芎、當歸、紅花等養血活血，扶正通絡以固本，佐松花輕浮以引經，且川芎尤為治頭痛之要藥。諸藥合用可達到退壯熱，化瘀血，清惡露，通經絡，補血虛，止頭痛之功，有標本兼顧之妙。

【原文】**偏正頭風**　氣上攻不可忍。用全蠍二十一個，地龍六條，土狗三個，五倍子五錢，為末。酒調，攤貼太陽穴上。《德生堂經驗方》。（40卷·全蠍）

【按語】頭風疼痛，或由外風侵襲，或由氣滯血瘀痰凝而致經絡阻滯所致。土狗即螻蛄。全蠍、地龍、螻蛄皆為蟲類藥，長於搜風通絡，同用其搜風通絡之力更強；五倍子外用可解毒消腫；酒調可助辛散通絡止痛之功。將其直接調敷患處，有利於直達病所，此方可以選用，若無土狗，也可不用。

此處又介紹了一種治療頭痛的方法，是將藥末用酒調後外敷。可以選用。

【原文】**頭風疼痛**　龍珠丸：用五月五日取蚯蚓，和腦、麝杵，丸麻子大。每以一丸納鼻中，隨左右。先塗薑汁在鼻，立癒。《總錄》。（42卷·地龍）

【按語】腦：即龍腦，也即冰片。

地龍性走竄，長於清熱通絡止痛；冰片、麝香氣香走竄，通竅止痛。諸藥同用，對風邪上擾，清竅不利之頭痛之證，效果良好。此種應用方法獨特，可以據此應用其他藥物治療頭痛，同樣能取得良好效果。

【原文】**偏正頭痛**　不可忍者。《聖惠》：龍香散：用

地龍（去土，焙）、乳香等分為末。每以一字作紙捻，燈上燒煙，以鼻嗅之。（42卷・地龍）

【按語】乳香辛溫行散，功能行氣活血止痛；地龍長於行經通絡止痛，且能引藥入絡。對經絡不利，清竅蒙蔽之偏正頭痛，效佳。將二藥燒煙，以鼻嗅之，可使辛香之氣直接由鼻入腦（因鼻竅上通於腦），而醒腦利竅。此方對氣滯血瘀，經絡不利之證較為適宜。

【小結】頭痛是一種極為常見的病證。男女老少均可患病。結合前面介紹的方法，治療頭痛，方法不少，有：①內服藥；②貼膏藥；③藥末灌鼻；④滴藥汁；⑤藥薰鼻；⑥藥末吹鼻；⑦煙薰鼻等。從現在的治療方面來看，除了藥物以外，還可選用諸如理療、推拿、針灸、拔罐等。今天來讀《本草綱目》，感到李時珍為我們總結了不少的治療方法，確實受益不淺。

讀《本草綱目》，真可大大開闊眼界也。

咳　嗽

咳嗽是肺系疾病的常見病之一。可由於外邪侵犯肺臟或因臟腑功能失調，引起肺失宣降，肺氣上逆所致。前人認為「有聲無痰謂之咳，有痰無聲謂之嗽」，現在一般多統稱咳嗽。咳嗽既是獨立性疾病，又是肺系多種疾病的一個症狀。咳嗽產生的原因有外感六淫，內邪乾肺。

咳嗽常見的證型有外感咳嗽，如風寒襲肺，宜疏風散寒，宣肺止咳；風熱犯肺，宜疏風清熱，宣肺止咳；風燥傷肺，宜疏風清肺，潤燥止咳。內傷咳嗽，如痰濕蘊肺，宜燥

濕化痰，理氣止咳；痰熱鬱肺，宜清熱肅肺，豁痰止咳；肝火犯肺，宜清肺瀉肝，順氣降火；肺陰虧損，宜滋陰潤肺，化痰止咳；肺腎陽虛，宜溫補肺腎，固澀止咳。

現代醫學的上呼吸道感染、急性與慢性支氣管炎、肺炎、支氣管擴張、肺結核、肺膿腫、胸膜炎等多種疾病都會出現咳嗽。

一、肺熱咳嗽

【原文】**小兒熱嗽** 甘草二兩，豬膽汁浸五宿，炙研末，蜜丸綠豆大，食後薄荷湯下十丸。名涼膈丸。《聖惠方》。（12卷・甘草）

【按語】甘草、豬膽汁均具有清熱解毒的作用。小兒因熱而咳嗽，將甘草用豬膽汁浸泡以後，其清熱解毒的作用加強。因豬膽汁較苦，故將甘草研末後再以蜜為丸，可緩解因其太苦不宜被小兒接受，食後應用是防止傷胃，薄荷輕揚走上，治胸膈以上病變，所以方名叫涼膈散。

【原文】**咳嗽膿血** 咽乾，乃虛中有熱，不可服涼藥。以好黃耆四兩，甘草一兩，為末。每服二錢，點湯服。《席延賞方》。（12卷・黃耆）

【按語】黃耆即黃芪。咳嗽因虛熱所致，又現膿血，以黃芪補氣，甘草清熱解毒，可煎湯服用。本方主治中因有膿血現象，恐力量不夠，還可以加用排膿藥。

【原文】**肺熱咳嗽** 沙參半兩，水煎服之。《衛生易簡方》。（12卷・沙參）

【按語】此沙參為南沙參，因北沙參到清代才開始使用於臨床。南沙參具有清熱養陰，生津止咳的作用，故可以使

用。從目前使用來看，南沙參也是治療肺熱咳嗽的常用藥。此方單用沙參恐力量不足，還可加用其他一些止咳之品。

【原文】久近痰嗽　自胸膈下塞停飲，至於臟腑。用知母、貝母各一兩為末，巴豆三十枚去油，研勻。每服一字，用薑三片，二面蘸藥，細嚼咽下，便睡，次早必瀉一行，其嗽立止。壯人乃用之。一方不用巴豆。《醫學集成》。（12卷・知母）

【按語】久近痰嗽，是指久咳、新咳痰嗽。

新久咳嗽致胸膈飲邪停留，傷及臟腑，用知母、貝母止咳化痰，將其研末，以生薑蘸藥嚼咽，可以使用。因巴豆有瀉下的作用，故次早必瀉一次，也可能瀉多次。巴豆瀉下作用很強，且有毒，用時要謹慎。從目前對於巴豆的使用情況來看，一般不輕易使用其來止咳，但如果咳嗽兼有大便秘結者，又是可以使用的，但必須是體質壯實者。

【原文】年深咳嗽　出膿血。貫眾、蘇方木等分，每服三錢，水一盞。生薑三片，煎服。日二服。久咳，漸成勞瘵。鳳尾草為末，用魚酢蘸食之。《聖惠方》。（12卷・貫眾）

【按語】①此處鳳尾草是貫眾的別名。②勞，通癆。勞瘵即癆瘵，也即肺癆，類似於現今肺結核。

多年咳嗽，咳唾膿血，是損傷血絡所致。貫眾涼血止血，蘇木活血化瘀，生薑止咳，故可以使用。其治肺癆，主要還是取其涼血止血的作用。

【原文】化痰降氣　止咳解鬱，消食除脹，有奇效。用貝母去心一兩，薑製厚朴半兩，蜜丸梧子大，每白湯下五十

丸。《筆峰方》。（13卷‧貝母）

【按語】中醫歷來將貝母作為治療咳嗽的要藥，一般以川貝母止咳作用更好，此方以貝母與厚朴煉蜜為丸，取貝母清熱化痰，散結潤燥，厚朴消食除脹，蜂蜜加強止咳作用，可以使用。以傳統的用藥特點來看，貝母治療咳嗽，無論新久、寒熱、虛實均可使用，做成丸劑則便於服用。從《本草綱目》所介紹的方子來看，還有將貝母與甘草、貝母與知母、牡蠣等同用於治療咳嗽者。

治療肺熱咳嗽，一般宜首選貝母，從目前對貝母的使用情況來看，在家庭中，可以用梨子去皮核，將川貝母研末，裝入梨膛裡一起蒸熟食用，有很好的效果。

【原文】**肺中有火** 清金丸：用片芩炒為末，水丸梧子大。每服二三十丸，白湯下。同上。（13卷‧黃芩）

【按語】所謂清金丸，就是單用一味黃芩研末為丸劑，以溫開水吞服。主治肺熱病證，如咳嗽，痰多等。在《本草綱目》中李時珍記載：「予年二十時，因感冒咳嗽既久，且犯戒，遂病骨蒸發熱，膚如火燎，每日吐痰碗許，暑月煩渴，寢食幾廢，六脈浮洪。遍服柴胡、麥門冬、荊瀝諸藥，月餘益劇，皆以為必死矣。先君偶思李東垣治肺熱如火燎，煩躁引飲而晝盛者，氣分熱也。宜一味黃芩湯，以瀉肺經氣分之火。遂按方用片芩一兩，水二鍾，煎一鍾，頓服。次日身熱盡退，而痰嗽皆癒。藥中肯綮，如鼓應桴，醫中之妙，有如此哉。」這就是用黃芩治療肺熱最好的印證。單用黃芩的確效果良好。先君：即李時珍的父親李言聞。

我們現在頌揚《本草綱目》給後人帶來的幸福，會很自然的想到是黃芩挽救了李時珍的性命，是李時珍的父親李言聞治好了他的疾病，所以才有今天的《本草綱目》這樣一部

偉大的著作。黃芩的作用功不可沒。

【原文】**乾咳無痰** 熟瓜蔞搗爛絞汁，入蜜等分，加白礬一錢，熬膏。頻含咽汁。楊起《簡便方》。（18卷・栝樓）

【按語】乾咳無痰多為燥熱傷肺。瓜蔞甘寒質潤，具有潤肺燥之功，與等分補氣潤肺止咳的蜂蜜同熬膏後頻頻含咽，可使肺得滋養，咽喉滋潤，乾咳自止。此方對於肺熱、燥咳有效。

【原文】**咳嗽有痰** 熟瓜蔞十個，明礬二兩，搗和餅陰乾，研末，糊丸梧子大。每薑湯下五七十丸。《醫方摘要》。（18卷・栝樓）

【按語】咳嗽有痰，可將熟瓜蔞與明礬同搗和餅陰乾，研末後做成糊丸，用薑湯送服。因瓜蔞性寒，善能清熱化痰，故可用治咳嗽有痰者，明礬也具有化痰之功，且二者藥性皆寒，可想應對痰熱咳嗽者更宜，然因用具有溫肺止咳的薑湯送服，從而減輕了瓜蔞、明礬的寒涼之性，故文中只言咳嗽有痰，未論及寒溫。此方主治肺熱咳嗽或痰熱咳嗽。所謂熟瓜蔞是指成熟之瓜蔞，非煮熟之。

【原文】**熱咳不止** 用濃茶湯一鍾，蜜一鍾，大熟瓜蔞一個去皮，將瓤入茶蜜湯洗去子，以碗盛，於飯上蒸，至飯熟取出。時時挑三四匙咽之。《摘玄方》。（18卷・栝樓）

【按語】將瓜蔞瓤入茶蜜湯中除去子後蒸熟，時時取之含咽，可用治熱咳不止。因瓜蔞性寒，尤善清泄肺熱，茶蜜湯同用，不僅力量增強，且還可防久咳而耗氣傷肺。結合《本草綱目》中用瓜蔞治療咳嗽的論述來看，有治乾咳無痰

者，有治咳嗽有痰者，有治熱咳不止者。瓜蔞本為甘寒質潤之品，善能清肺熱，潤肺燥而化熱痰、燥痰以止咳，故對上述諸證皆宜，而且對肺熱痰咳者也尤為適宜。

【原文】**氣熱咳嗽**　石韋、檳榔等分，為末。薑湯服二錢。《聖濟錄》。（20卷·石韋）

【按語】石韋有清肺熱，止咳喘之功，故可用治肺熱咳嗽。現代研究表明，石韋有明顯的鎮咳祛痰作用，臨床用治慢性氣管炎，其止咳效果較好。檳榔雖無止咳之功，但取其行氣、緩下作用，與石韋同用，使大便通暢，氣機暢達，肺氣下降，咳嗽自止。

【原文】**久嗽不止**　馬勃為末，蜜丸梧子大。每服二十丸，白湯下，即癒。《普濟方》。（21卷·馬勃）

【按語】馬勃雖為平性藥，但功在宣散肺經風熱，清瀉肺經實火，並能利咽，故其用治久嗽不止，尤以風熱及肺火所致的咳嗽、失音最宜，單用蜜丸服即可。因馬勃為粉末狀藥材，一般入丸劑為好。但「風寒勞咳失音者忌用」（《飲片新參》）。

二、肺虛咳嗽

【原文】**肺虛久咳**　人參末二兩，鹿角膠炙研一兩。每服三錢，用薄荷、豉湯一盞，蔥少許，入銚子煎一二沸，傾入盞內。遇咳時，溫呷三五口甚佳。《食療本草》。（12卷·人參）

【按語】1. 銚（ㄉㄧㄠˊ）子：熬東西用的器具。

2. 呷（ㄒㄧㄚˋ），小口兒地喝。

人參、鹿角膠大補陽氣，為治療虛損病證要藥，今肺虛

久咳，故選用之，又以薄荷、豆豉、蔥輕清走上，直達病所。此方還可加用止咳藥。由於鹿角膠容易上火，故在使用時，有火熱病證者不宜使用。

【原文】**小兒喘咳**　發熱自汗吐紅，脈虛無力者。人參、天花粉等分，每服半錢，蜜水調下，以瘥為度。《經驗方》。（12卷·人參）

【按語】吐紅，是指吐血或痰中帶血。喘咳又出現發熱、自汗，是身體虛弱的表現，故以人參補氣，天花粉清熱生津，蜂蜜也有止咳的作用，此方可以使用。需注意的是，若小兒體質太虛，人參的劑量不宜太大。

【原文】**止嗽化痰**　人參末一兩，明礬二兩，以釀醋二升，熬礬成膏，人參末煉蜜和收。每以豌豆大一丸，放舌下，其嗽即止，痰自消。《簡便方》。（12卷·人參）

【按語】釀（ㄣ）醋：即濃醋。

此方對於因體虛所致的咳嗽痰多可以使用。人參補氣，明礬祛痰，濃醋可除「心中酸水痰飲」（《本草拾遺》，見《本草綱目》25卷·醋），以蜜為丸，便於應用。熬膏應用，一是便於服用，二是便於保管，也宜於小兒接受。

【原文】**喘咳嗽血**　咳喘上氣，喘急，嗽血吐血，脈無力者。人參末每服三錢，雞子清調之，五更初服便睡，去枕仰臥，只一服癒。年深者，再服。咯血者，服盡一兩甚好。一方以烏雞子水磨千遍，自然化作水，調藥尤妙。忌醋鹹腥醬，面鮓醉飽。將息乃佳。沈存中《靈苑方》。（12卷·人參）

【按語】①雞子清即雞蛋清。②鮓（ㄓㄚˇ）：一種用鹽

和紅曲（調製食品的材料）腌的食物。③將息：休息。

此方宜於虛損咳嗽。喘咳又咳血吐血，是因於身體虛弱，用人參與雞蛋清一起服，是可以的。一般來說，病中不能食用腥酸及腌製食品，故需要忌食。中醫理論認為，雞蛋清具有清熱解毒，止咳的作用，從上方的組成來看，以肺虛兼肺熱者為宜，若兼有咳血者，還可加用一些止血又止咳的藥物，如白及、百合、側柏葉等。

【原文】咳嗽吐血　人參、黃耆、飛羅麵各一兩，百合五錢，為末，水丸梧子大。每服五十丸，食前茅根湯下。朱氏《集驗方》：用人參、乳香、辰砂等分，為末，烏梅肉和丸彈子大。每白湯化下一丸，日一服。（12卷・人參）

【按語】①飛羅麵即很細的麵粉。②辰砂即朱砂。

咳血吐血，是因為身體虛弱所致，故以人參、黃芪補虛，百合清肺養陰。用茅根者，是因為有止血的作用。此方對於虛損病證可以選用。

後方用人參、乳香、朱砂、烏梅，不及前方恰當。從現在臨床對於藥物的研究來看，治療咳血較好的藥物是白芨，故可以在前方中加用之。

【原文】久嗽不瘥　紫菀、款冬花各一兩，百部半兩，搗羅為末。每服三錢，薑三片，烏梅一個，煎湯調下，日二，甚佳。《圖經本草》。（16卷・紫菀）

【按語】紫菀、款冬花、百部均是治療咳嗽的常用之品，都具有潤肺止咳的作用，一般炙用後作用加強，生薑能止咳，而烏梅有收斂止咳的作用，合用可加強止咳之功，尤其對於因虛損所致的咳嗽可以選用。在《本草綱目》中還用紫菀治肺傷咳嗽，咳嗽帶血等。

【原文】**久咳不止** 丹溪方：用五味子五錢，甘草一錢半，五倍子、風化硝各二錢。為末，乾嚥。《攝生方》用五味子一兩，真茶四錢，曬研為末。以甘草五錢煎膏，丸綠豆大。每服三十丸，沸湯下，數日即癒也。（18卷·五味子）

【按語】久咳不止，多肺氣虛弱，故朱震亨及《攝生方》中均以五味子為主，配伍甘草等同用。因五味子對肺虛久咳之證，既能補益肺氣扶其正，又能收斂肺氣而止咳。再配伍補氣祛痰止咳的甘草，斂肺止咳的五倍子等，更能加強止咳之效。上文兩方可見，不論是研末乾品含化或是做成丸劑服用皆可，且數日即可痊癒。前方中的風化硝，因有瀉下作用，在使用時應注意。

【原文】**虛熱咳嗽** 天花粉一兩，人參三錢，為末。每服一錢，米湯下。《集簡方》。（18卷·栝樓）

【按語】天花粉甘寒，入肺經，既善清肺熱，又能生津而滋潤肺燥，故可用治燥熱傷肺，或陰虛內熱之肺燥咳嗽。配人參同用，可補益肺氣，益氣而生津，對燥熱傷肺，氣陰兩傷之虛熱咳嗽更為適宜。

【原文】**久嗽不止** 穀氣素壯人用之即效。粟殼去筋，蜜炙為末。每服五分，蜜湯下。《危氏方》。（23卷·罌子粟）

【原文】**久咳虛嗽** 賈同知百勞散：治咳嗽多年，自汗。用罌粟殼二兩半，去蒂膜，醋炒取一兩，烏梅半兩，焙為末。每服二錢，臥時白湯下。《宣明方》。（23卷·罌子粟）

【按語】罌粟殼治療咳嗽，主要取其酸收而斂肺氣，止

咳逆，故適用於肺虛久咳不止。《危氏方》治久嗽不止，為加強止咳之功，將罌粟殼用蜂蜜炙後研末，再以蜜湯送下。《宣明論方》百勞散所治咳嗽，也為多年久咳不止，並見自汗，故將罌粟殼醋炒後，又配以善能斂肺止咳的烏梅，其療效更佳。但罌粟殼功專斂肺，「若肺家火熱盛，與夫風寒外邪未散者，誤用則咳愈增而難治」（《本草經疏》）。因此，上方只宜於久咳久嗽，若咳嗽初起邪實者忌用，以防戀邪，且不可過量或持續使用，以防成癮。

【原文】**虛熱咳嗽**　口乾涕唾。用甘蔗汁一升半，青粱米四合，煮粥。日食二次，極潤心肺，董氏方。（33 卷・甘蔗）

【按語】青粱米：即今之粟米，俗稱小米。其有健脾益氣，滋潤心肺之功。

虛熱尤多見於陰虛陽盛之患者。肺為燥金，陰津虧虛最宜傷肺，肺生燥熱可見咳嗽口乾，涕唾而無痰或少痰等症。臨證治之當遵「燥宜潤之」之法。是方以甘蔗汁、青粱米合用，意在清熱生津，益氣潤肺，確為治此證之妙方。今尤多用於秋季燥咳不止。

【原文】**氣嗽日久**　生訶黎一枚，含之嚥汁。瘥後口爽，不知食味，卻煎檳榔湯一碗服，立便有味。此知連州成密方也。《經驗方》。（35 卷・訶黎勒）

【按語】訶黎：又名訶黎勒，處方名為訶子。

上氣咳嗽日久不癒，屬久咳範疇。臨證認為久咳必虛，氣津兩傷。故治當收斂肺氣，制止咳嗽。是方單用訶黎勒含咽，意取斂肺下氣，止咳開音之功。《本經逢原》曰：「訶子，苦澀降斂，生用清金止嗽，……」。此方藥簡意賅，用

於久咳音啞者尤宜。若不效者可加味對證治之。其方後所言，為服訶黎之副反應。因本品苦瀉而澀，有敗胃之弊，飲檳榔湯能下氣和胃，增進食慾，故有消除訶黎的副作用之功。

三、肺燥咳嗽

【原文】**痰嗽帶血**　款冬花、百合蒸焙，等分為末，蜜丸龍眼大。每臥時嚼一丸，薑湯下。《濟生方》。（16卷·款冬花）

【按語】款冬花、百合均能潤肺止咳，可以治療肺燥咳嗽，痰中帶血，今將二藥蒸後，焙，研末，做成丸劑，便於服用。歷代醫家多以其治療咳嗽，從現在臨床使用來看，以炙用效果較好。

【原文】**卒暴咳嗽**　張文仲方：用百部根浸酒。每溫服一升，日三服。葛洪方：用百部、生薑各搗汁等分，煎服二合。《續十全方》：用百部藤根搗自然汁，和蜜等分，沸湯煎膏噙咽。《普濟方》：治卒咳不止。用百部根懸火上炙乾，每含咽汁，勿令人知。（18卷·百部）

【按語】卒暴咳嗽，即突發的急性咳嗽，寒熱皆可導致。百部雖溫，但微溫不燥，故對卒暴咳嗽不論偏寒偏熱，外感內傷皆可。上述各醫家的應用即可論證，如與生薑配用，對外感風寒所致的咳嗽尤宜；與蜂蜜同用，對肺虛者更佳。現代研究百部所含生物鹼能降低呼吸中樞興奮性，抑制咳嗽反射而奏止咳之效。

【原文】**小兒寒嗽**　百部丸：用百部炒，麻黃去節，各七錢半，為末。杏仁去皮尖炒，仍以水略煮三五沸，研泥。

入熟蜜和丸皂子大。每服二三丸，溫水下。錢乙小兒方。
（十八卷・百部）

【按語】錢乙小兒方即錢乙所著的《小兒藥證直訣》。

百部丸由百部、麻黃、杏仁、蜂蜜同組成，方中百部溫
潤肺氣而止咳；麻黃發汗解表而宣肺；杏仁溫潤降肺氣而止
咳，麻杏相伍，一宣一降，止咳力更強；蜂蜜潤肺止咳，並
能潤腸通便以利於肺氣的下降，諸藥合用，對肺燥咳嗽喘息
兼外感風寒所致病證可以選用。

【原文】**三十年嗽**　百部根二十斤，搗取汁，煎如飴。
服方寸匕，日三服。《深師》加蜜二斤。《外臺》加飴一
斤。《千金方》。（18卷・百部）

【按語】三十年嗽多為久咳虛嗽。百部甘潤苦降，微溫
不燥，功專潤肺止咳，故單用即可用治久咳不止者。文中不
論是配蜂蜜，還是飴糖，皆可加強潤肺止咳之功。此方現對
於久咳肺燥的病證可以選用。

四、痰濁咳嗽

【原文】**久嗽氣急**　知母去毛切五錢，隔紙炒，杏仁薑
水泡去皮尖焙五錢，以水一鍾半，煎一鍾，食遠溫服。次以
蘿蔔子、杏仁等分，為末，米糊丸，服五十丸，薑湯下，以
絕病根。鄧筆峰雜興方。（12卷・知母）

【按語】食遠即飯後。

知母藥用其根，根上有毛，故稱毛知母，將其去毛炒
用。杏仁止咳平喘作用極佳。故久久咳嗽氣急，用知母、杏
仁。蘿蔔子亦稱萊菔子，有降氣化痰的作用，可以和杏仁同
用於咳嗽證。從此方總的治療效果來看，還是以痰濁咳嗽為
宜。

在臨床上，凡是治療咳嗽，必須化痰，因為痰是導致咳嗽的主要原因，所以有「痰易致咳，咳必兼痰」的說法，雖然有乾咳之說，但仍然與痰有密切的關系。而紫菀、款冬花、枇杷葉、馬兜鈴、貝母等均是化痰止咳之品，故可以選用。

【原文】老小咳嗽　玄胡索一兩，枯礬二錢半，為末。每服二錢，軟餳一塊和，含之。《仁存堂方》。（13卷·延胡索）

【按語】餳：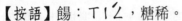，糖稀。

咳嗽可以因為多種原因，日久氣滯血阻，痰涎不宜咯出，則須化痰行氣，延胡索具有行氣活血化瘀的作用，枯礬清熱化痰，乃治療痰涎壅盛的藥物，二藥同用則利於痰涎消除，將其製成軟餳，含於口中，利於應用，此方關鍵是應用方法特殊，不失為治療咳嗽的一種方法。

【原文】痰飲咳嗽　含膏丸：用曹州葶藶子一兩，紙襯炒令黑，知母一兩，貝母一兩，為末，棗肉半兩，砂糖一兩半，和丸彈丸大。每以新綿裹一丸，含之咽津，甚者不過三丸。《篋（くｌㄝˋ）中方》。（16卷·葶藶）

【按語】葶藶子為治療咳嗽喘息的要藥。張仲景用其治療喘息常以其配伍大棗同用，也可單用。今取葶藶子配伍知母、貝母、大棗等為丸，則咳喘兼治。從目前使用來看，葶藶子治療痰飲具有極好的作用，此方可以使用。

【原文】濕痰咳嗽　面黃體重，嗜臥驚，兼食不消，脈緩者。白尤丸：用半夏、南星各一兩，白尤一兩半。為末，薄糊丸梧子大。每服五七十丸，薑湯下。《活法機要》。

《本草綱目》驗方解

（17卷·半夏）

【按語】在治痰藥中，半夏是治療濕痰的要藥。尤其是對於濕痰咳嗽具有極其明顯的效果。今濕痰阻滯，導致咳嗽，此體重應是水腫所致。半夏、南星均能化痰而止咳，而白尤具有很好的健運脾胃作用，為治療脾虛濕盛的要藥，此方對於痰濕阻滯，身體虛弱，咳嗽，飲食不消可以選用。在《本草綱目》中，取半夏治療痰證的方子不少。

【原文】**痰嗽併喘**　五味子、白礬等分，為末。每服三錢，以生豬肺炙熟，蘸末細嚼，白湯下。漢陽庫兵黃六病此，百藥不效。於岳陽遇一道人傳此，兩服，病遂不發。《普濟方》。（18卷·五味子）

【按語】痰多咳嗽並見喘息者，可將五味子與白礬同用。取五味子意在補斂肺氣，滋益腎陰而止咳；白礬又名明礬，具有很好的燥濕化痰作用；且現代研究，五味子也有鎮咳和祛痰作用，故二藥同用，既能化痰止咳，平定喘息而治其標，又能補益肺腎而固其本，加上與補肺止咳的豬肺同食用，正氣更為旺盛，病邪自不可干，故痰嗽喘息再不復發。

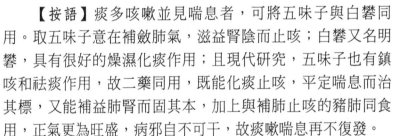

【原文】**痰喘咳嗽**　不能睡臥。好末茶一兩，白僵蠶一兩，為末，放碗內蓋定，傾沸湯一小盞，臨臥，再添湯點服。《瑞竹堂方》。（32卷·茗）

【按語】茗：即茶葉。

痰喘咳嗽，不能睡臥之狀，可知屬痰涎壅盛，鬱而化熱，肺氣鬱閉所致。故方中以好茶苦寒清熱肅肺；用僵蠶化痰開閉。二藥合用，有祛痰熱，降肺氣之功。然此方用藥簡單，多用於痰熱喘咳輕證較宜。

【原文】**痰喘咳嗽** 長皂莢三條（去皮、子）：一莢入巴豆十粒，一莢入半夏十粒，一莢入杏仁十粒。用薑汁製半夏，麻油製巴豆，蜜製杏仁，一處火炙黃色為末。每用一字安手心，臨臥以薑汁調之，吃下神效。余居士選奇方。（35卷·皂莢）

【按語】一字：為劑量單位，指每次用量僅為填滿古銅幣上一個字的量。可見製方者深知該方之毒，嚴格限定其服用量，用者切記。

皂莢、巴豆、半夏均為有毒之品。方後入藥前的炮製均有減毒，保證用藥安全之意，不可忽視。是方以皂莢為君，滌除痰涎；配巴豆攻除痰積，意在開閉下氣；伍半夏燥化濕痰；佐杏仁降肺氣以平喘止咳。諸藥合用攻擊逐痰之力尤強，非常規祛痰平喘之劑。以方測證可知此痰喘咳嗽之痰當屬頑痰、伏痰、寒痰之列。今多用於久病痰喘之重證。

【小結】咳嗽是常見病。綜合上述所選錄的方子來看，治療咳嗽總的原則是化痰止咳。再根據寒熱虛實特點選用藥物。中醫有「外感辨寒熱，內傷辨虛實」的說法，選用藥物不要過猛，並可適當加用通大便的藥物，這是因為肺與大腸相表裡的緣故，腑氣通，則諸證亦可隨之消失。

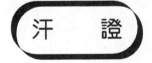

汗　證

汗證包括自汗、盜汗。是由於陰陽失調，腠理不固，而致汗液外泄失常的病證。若白晝時時汗出，動輒益甚者為自汗；寐中汗出，醒來汗止者為盜汗，亦稱寢汗。產生自汗、盜汗的原因可由病後體虛、情志不調、嗜食辛辣等造成。

《本草綱目》驗方解

汗證的常見證型有肺衛不固，宜益氣固表止汗；心血不足，宜補血養心止汗；陰虛火旺，宜滋陰降火止汗；邪熱鬱蒸，宜清肝泄熱，化濕和營止汗。若汗證日久，可加固澀之品。

現代醫學中的甲狀腺機能亢進、植物神經功能紊亂、風濕熱、結核病可表現本病證的特徵。

一、自汗證

【原文】**自汗不止**　白朮末，飲服方寸匕，日二服。《千金方》。（12卷・朮）

【按語】白朮具有很好的固表止汗作用，對於因肺脾兩虛者效果好，單用即有效果。研末服較煎劑要好。

【原文】**老小虛汗**　白朮五錢，小麥一撮，水煮乾，去麥為末，用黃耆湯下一錢。《全幼心鑒》。（12卷・朮）

【按語】白朮、黃芪均具有固表止汗的作用，可用治體虛出汗，小麥亦能止虛汗，黃芪、白朮同用能增強止汗的作用，此方可以使用。從臨床使用來看，可以配伍麻黃根等同用。

【原文】**虛汗無度**　麻黃根、黃芪等分，為末，飛麵糊作丸梧子大。每用浮麥湯下百丸，以止為度。談野翁《試驗方》。（15卷・麻黃）

【按語】麻黃根乃是止汗要藥，李時珍說：「麻黃發汗之氣駛不能御，而根節止汗效如影響，物理之妙，不可測度如此。自汗有風濕、傷風、風溫、氣虛、血虛、脾虛、陰虛、胃熱、痰飲、中暑、亡陽、柔痙諸證，皆可隨證加而用之。」現臨床治療盜汗、自汗，麻黃根為首選。所以在《本

草綱目》中有用其治療多種汗證的記載。今將麻黃根、黃芪與浮小麥同用，可加強止汗作用，此方可以選用。

【原文】**虛汗盜汗** 《衛生寶鑒》：用浮小麥文武火炒，為末。每服二錢半，米飲下，日三服。或煎湯代茶飲。（22卷·小麥）

【按語】浮小麥即小麥水淘浮起者。李時珍曰：浮麥「益氣除熱，止自汗、盜汗」。此益氣除熱，乃益心氣，斂心液，除虛熱。故治療虛汗盜汗，不僅可用治陰虛盜汗，對氣虛自汗、血虛汗出等各種虛汗證皆可選用。且單用即可獲效，如本文所列《衛生寶鑒》之方，即單用浮小麥炒後研末，米湯送服，或煎湯取汁代茶飲。但因其為收斂止汗藥，有斂邪之弊，故表邪汗出者忌用。在家庭中如出現有虛汗者，即可以單用浮小麥煎水內服。

【原文】**產後虛汗** 小麥麩、牡蠣等分，為末。以豬肉汁調服二錢，日二服。《胡氏婦人方》。（22卷·小麥）

【按語】產後虛汗多因產時氣血暴虛，血虛陰虧所致。而小麥麩即小麥的皮，其止汗之功與浮小麥相似，但力量不及浮小麥，因此，《胡氏婦人方》以之配伍善能收斂固澀的牡蠣同研為末，並用豬肉湯調服，既能加強收斂止汗之功，又有補虛扶弱之效，可謂標本兼顧。

【原文】**自汗不止** 糯米、小麥麩同炒，為末。每服三錢，米飲下。或煮豬肉點食。（22卷·稻）

【按語】自汗不止可因多種原因所致，有氣虛者，亦有陽虛、血虛、痰阻、傷濕等。糯米味甘，善能補益脾肺之氣而收自汗，故主用於氣虛不固之自汗不止，配伍止虛汗的小

麥麩同用，並以米湯送服，療效更佳。或者將糯米、小麥麩與豬肉同煮後食用。民間也有將糯米入豬肚、豬大腸中蒸熟後食用，治療體虛自汗者，效果亦較理想。

【原文】**香衣辟汗**　丁香一兩為末，川椒六十粒和之。絹袋盛佩，絕無汗氣。《多能鄙事》。（34卷・丁香）

【按語】是方用丁香、川椒（花椒）二藥皆為辛香走散之品，盛入絹袋，佩於腰身，意取芳香辟穢之功，以散汗氣。據此方義可知其用於汗臭者較宜。一般認為濕熱穢濁內蘊，汗鬱不發者多見此證。今可用於狐臭病患者。但僅為治標之法。

【原文】**病後虛汗**　及目中流汗。杜仲、牡蠣等分，為末。臥時水服五匕，不止更服。《肘後方》。（35卷・杜仲）

【按語】久病體虛營衛不足，氣虛不固，則自汗不止，並伴淚水自下，故治當標本兼顧。該方以杜仲溫補肝腎，扶助陽氣；配牡蠣鎮靜安神，收斂止汗。兩藥並用確有開源節流之功。但方中所用藥味較少，功雖專而面不夠，因此汗止之後應及時復診更方，以鞏固療效。若用牡蠣斂汗，多宜煅製後入藥。

【原文】**血虛心汗**　別處無汗，獨心孔有汗，思慮多則汗亦多，宜養心血。以艾湯調茯苓末，日服一錢。《證治要訣》。（37卷・茯苓・茯神）

【按語】心主血，汗為心之液，故有血汗同源之說。此證因過於思慮而傷心脾，後天受損，氣血生化無源，則心血不足，血不母氣，汗失固攝而自出。故方用茯苓，健脾氣，

滋化源，安神志，攝汗液；以艾葉煎湯送下，意在助陽氣，散陰寒，共奏益氣養血，寧心止汗之功。

【原文】**小兒出汗** 有熱。雷丸四兩，粉半斤，為末撲之。《千金方》。（37 卷・雷丸）

【按語】雷丸味苦性寒，內服有消積殺蟲之功，外用「治小兒百病者……。」《本草經疏》。古有用治汗證、隱疹等的記載。小兒體屬純陽，又較稚嫩，陰常不足，內熱盛則易汗出。本方以雷丸為粉撲之，為治標之法，免其重傷陰津，又無用藥內服致毒之弊。

【原文】**產後虛汗** 淡竹瀝三合，暖服，須臾再服。咎殷《產寶》。（37 卷・竹・慈竹瀝）

【按語】淡竹瀝為甘寒滑利之品，有清熱鎮驚，滑痰利竅之功。其性雖寒，但味甘力緩，能清瀉而不傷正。婦女產後多有虛熱內生，津液外泄之象，宜清而不得過瀉重傷正氣。方中單用竹瀝一味，其意即在於此。但汗止之後，理當更方鞏固。

【原文】**病後虛汗** 傷寒後虛弱，日夜汗出不止，口乾心躁。用黃雌雞一隻（去腸胃，治淨），麻黃根一兩，水七大盞，煮汁三大盞，去滓及雞，入肉蓯蓉（酒浸一宿，刮淨）一兩，牡蠣（煅）粉二兩，煎取一盞半，分為三服，一日服盡。《聖惠》。（48 卷・雞）

【按語】《本草綱目》言黃雌雞能補益五臟，益氣力，添髓補精，助陽氣，療五勞，治產後虛贏等；麻黃根能固表止汗，治療氣虛自汗與陰虛盜汗；牡蠣煅後能收斂固澀，治療自汗與盜汗證；肉蓯蓉能補腎陽，益精血，補而不峻，乃

平補腎陰腎陽之品，腎陰陽得補則人體氣血陰陽皆能補。方中黃雌雞、肉蓯蓉治本，煆牡蠣、麻黃根治標，全方配伍精當，治療病後盜汗能收到滿意效果。

【原文】**心虛自汗**　不睡者。用豮豬心一個，帶血破開，入人參、當歸各二兩，煮熟去藥食之。不過數服，即癒。《證治要訣》。（50卷・豕）

【按語】不睡，即不能入睡。豮：（ㄈㄣ，閹割過的豬）。豬心主治驚邪憂恚（ㄏㄨㄟ），又能補血之不足，治療虛劣，以臟補臟；人參能大補元氣和補五臟之氣，能補心氣以治療心氣虛自汗；當歸能補心血，配人參，使心之氣血雙補，氣血調和，則心虛自汗自止。此方對於因虛損病證者可以選用。

二、盜汗證

【原文】**脾虛盜汗**　白朮四兩，切片，以一兩同黃耆炒，一兩同牡蠣炒，一兩同石斛炒，一兩同麥麩炒，揀朮為末。每服三錢，食遠粟米湯下，日三服。丹溪方。（12卷・朮）

【按語】白朮的主要功效是健脾，由健脾這一基本功效又衍生出益衛固表而止汗，對脾虛致盜汗，以及自汗，用白朮止汗是可以的。至於將白朮分別同黃芪、牡蠣、石斛同炒，現已極少用這種炮製法，同麥麩炒可加強白朮健脾補脾之功。所謂「食遠」是指飯後服藥。

【原文】**虛勞盜汗**　煩熱口乾。用青蒿一斤，取汁熬膏，入人參末、麥門冬末各一兩，熬至可丸，丸如梧子大，每食後米飲服二十丸，名青蒿煎。《聖方總錄》。（15卷・

青蒿）

【按語】本方以青蒿清退虛熱，治療骨蒸盜汗，但因為骨蒸盜汗是虛熱引起的，故以人參、麥冬補虛，做成丸劑，有利於服用。此方對於虛熱病證有良好的效果。在退熱方面，青蒿還可用於瘧疾寒熱、暑熱等多種熱證。

【原文】**睡中汗出**　酸棗仁、人參、茯苓等分，為末。每服一錢，米飲下。《簡便方》。（36卷·酸棗）

【按語】睡中汗出即盜汗。方中所用酸棗仁有養心安神，收斂止汗之功；用人參取益氣扶正，固表止汗之功；伍茯苓有健脾利濕，寧心安神之效。諸藥共奏益氣養血，健脾寧心，安神止汗之功。故知此盜汗證為氣血虧虛，心神失養，肌表不固所致。臨證用茯苓安神時，常選茯神，或朱茯苓為宜。

【原文】**寐中盜汗**　五倍子末、蕎麥麵等分，水和作餅，煨熟。夜臥待飢時，乾吃二三個。勿飲茶水，甚妙。《集靈》。（39卷·五倍子）

【按語】寐即睡覺，夜間睡中出汗即為盜汗。盜汗多為陰虛火旺，逼津外出。五倍子既能斂肺止汗，又可清肺降火。蕎麥麵入脾胃，可降氣寬腸，調和脾胃。將五倍子做成食物食用，便於病人接受。《本草綱目》中還介紹用五倍子研末，敷在肚臍眼上治療自汗、盜汗者。此方可效法。

【原文】**虛勞盜汗**　牡蠣粉、麻黃根、黃芪等分為末。每服二錢，水一盞，煎七分，溫服，日一。《本事方》。（46卷·牡蠣）

【按語】黃芪能補氣固表，治療虛勞盜汗，牡蠣粉、麻

黃根均能收斂固澀以治盜汗，三藥配伍，標本兼治，是臨床上治療虛勞盜汗極常用的藥物，有很好的療效。

【原文】**盜汗遺精**　鹿角霜二兩，生龍骨（炒）、牡蠣（煅）各一兩，為末，酒糊丸梧子大。每鹽湯下四十丸。《普濟》。（51卷・鹿）

【按語】鹿角霜為熬製鹿角膠後所存殘渣，能補腎助陽，兼具收斂之性，有澀精、止血、斂瘡之功，治療崩漏、遺精；龍骨、牡蠣煅後，均具有收斂固澀的作用，治療各種滑脫證，如自汗、盜汗、遺精、遺尿等症。盜汗、遺精多因腎虛所致，方中鹿角霜能補腎澀精以治本，煅龍骨、煅牡蠣止汗澀精以治標，三藥配伍則標本兼顧，達到治療盜汗遺精的目的。

【小結】上述治療汗證的方子，無論是自汗抑或是盜汗，在選用藥物方面，離不開兩個原則，即收斂止汗，補虛扶正。從選用的藥物來看，也是如此，一般可以選用黃芪、白朮、浮小麥、麻黃根、牡蠣等，這些藥物均能治療多種汗證，再根據具體情況，還可以選用諸如酸棗仁、山茱萸、烏梅、五倍子等藥物。

咽　痛

咽喉腫痛是指咽喉部兩側疼痛紅腫。包括咽部、喉部的病證。多為臟腑蘊熱，熱毒熾盛，上壅於咽喉所致。

咽喉腫痛的常見證型有風熱外襲，肺經有熱，宜疏風清熱，利咽消腫；邪熱傳裡，肺胃熱盛，宜泄熱解毒，利咽消

腫；肺陰虧虛，宜養陰清肺，生津潤燥；腎陰虛損，宜滋陰降火，清利咽喉。

現代醫學的急慢性咽喉炎、扁桃體炎常表現為咽喉腫痛。

一、肺熱咽痛

【原文】**骨哽在咽**　方見發明。（11 卷・蓬砂）

【按語】在《本草綱目》中蓬砂條下記載「鄱陽汪友良，因食誤吞一骨，哽於咽中，百計不下。恍惚夢一朱衣人曰：惟南蓬砂最妙。遂取一塊含化咽汁，脫然而失。此軟堅之徵也。」蓬砂亦名硼砂，具有清熱化痰作用，傳統一般用硼砂治療痰證，治療骨鯁在咽，以硼砂內服是可取的，此法簡單，可以使用。硼砂是治療咽喉腫痛的常用藥物，取其清熱、軟堅之功，骨鯁在咽可以選用。

另外也有用威靈仙治療骨鯁在咽的。如果在家庭中，偶然導致魚刺鯁咽，比較簡單的方法可以採用：取麵粉 150克，調成糊狀，敷於兩膝蓋上，同時口中含滿白糖，使其溶化後慢慢吞下，若魚刺仍在，再含一口，直至魚刺消失。另一方法是，取大蒜塞入一鼻子，用另一鼻子吸氣，也有消失、軟化魚刺的作用。

【原文】**喉痺作痛**　番木鱉、青木香、山豆根等分，為末吹之。楊拱《醫方摘要》。（18 卷・番木鱉）

【按語】喉痺作痛即咽喉腫痛。因此，方中將具有散結消腫，攻毒止痛的番木鱉（即馬錢子）與青木香、山豆根等分研末，外用吹入咽喉，以共奏清熱解毒，利咽消腫，散結止痛之功。現代研究番木鱉所含馬錢子鹼，有明顯的鎮痛作用。需要注意的是，馬錢子有大毒，在臨床使用中應加以注

意，以防發生不良反應。

二、腎虛咽痛

【原文】**傷寒咽痛** 少陰證，甘草湯主之。用甘草二兩蜜水炙，水二升，煮一升半，服五合，日二服。張仲景《傷寒論》。（十二卷‧甘草）

【按語】這裡的傷寒咽痛，即通常所說的咽喉腫痛。少陰證咽痛，是指的屬於虛火徵象，這種疼痛一般痛的不是很厲害，可以炙甘草煎水飲服。《傷寒論》中的甘草湯是單用一味甘草，水煎服。原文是「少陰病，二三日，咽痛者，可與甘草湯。不差（通『瘥』，病癒）者，與桔梗湯。」（《傷寒論》311 條）臨床上雖然單用甘草治療咽痛有一定作用，但結合使用如玄參、桔梗、土牛膝等作用會更好。

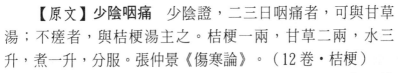

【原文】**少陰咽痛** 少陰證，二三日咽痛者，可與甘草湯；不瘥者，與桔梗湯主之。桔梗一兩，甘草二兩，水三升，煮一升，分服。張仲景《傷寒論》。（12 卷‧桔梗）

【按語】甘草生用清熱解毒，故能治客熱咽痛，佐以桔梗，辛開苦降，可提高療效。桔梗湯為後世治療咽喉疼痛的基本方。此方目前也是治療咽痛的常用方。現亦有將甘草、桔梗等直接用來泡水服的。

【原文】**咽喉作痛** 茱萸末，醋調塗足心。《集簡方》。（32 卷‧吳茱萸）。

【按語】《本草綱目》曰：「咽喉口舌生瘡者，以茱萸末醋調，貼兩足心，移夜便癒。其性雖熱，而能引熱下行，蓋亦從治之義，而謂茱萸之性上行不下者，似不然也。」此言所論咽喉口舌之熱，應為腎中之火所致。腎火上攻，多與

腎陰不足有關，因熱而用熱，稱為從治。但本方用吳茱萸外塗，既可奏引火歸原之功，又可免助火傷陰之弊，實為古人用藥方法之妙。

關於具體使用的方法：先將吳茱萸研細末以醋調成糊狀，敷於足心，即湧泉穴處，外面覆蓋一層不透氣的膠布或塑料薄膜，以使藥性內注。一般是在晚上敷上，第二天去掉，連續使用，有效。

三、痰壅咽痛

【原文】**喉痹作痛**　遠志肉為末，吹之，涎出為度。《直指方》。（12卷・遠志）

【按語】喉痹是由臟腑熱毒熾盛，或外感風熱邪毒，熱毒上炎，搏結咽喉所致。喉痹以遠志為末應用，是因為其能消散癰腫，同時又有祛痰的作用，故應用後會出痰涎。

四、熱毒咽痛

【原文】**發斑咽痛**　玄參升麻湯：用玄參、升麻、甘草各半兩，水三盞，煎一盞半，溫服。《南陽活人書》。（12卷・玄參）

【按語】三藥均能清熱解毒，同時玄參、升麻利咽，故煎水服，是有效的。從目前應用來看，對於熱毒咽痛，一般多選用玄參、麥冬、桔梗、甘草，所以此方中的玄參、甘草可視為咽痛要藥。

【原文】**急喉痹風**　不拘大人小兒。玄參、鼠粘子半生半炒各一兩，為末，新水服一盞立瘥。《聖惠方》。（12卷・玄參）

【按語】鼠粘子即牛蒡子。

玄參、牛蒡子均能清熱解毒，利咽，為治療喉痹要藥，可以應用。需要注意的是，此方只宜於熱毒病證，若腎虛等不宜應用。

【原文】**咽膈不利**　疏風壅，涎唾多。牛蒡子微炒、荊芥穗各一兩，炙甘草半兩，為末。食後湯服二錢，當緩緩取效。寇氏《本草衍義》。（15卷・惡實）

【按語】惡實即牛蒡子。

牛蒡子具有良好的清熱解毒之功，尤其是善於治療咽喉部疾患，因牛蒡子、甘草清熱解毒，荊芥能散風熱風寒，故云疏風壅。此方現用治咽喉腫痛是有效果的。還有一種用法，是將牛蒡子研末後，與雞蛋炒吃，也有治療咽痛的作用。

【原文】**懸癰喉痛**　風熱上搏也。惡實炒、甘草生等分，水煎含咽，名啟關散。《普濟方》。（15卷・惡實）

【按語】搏：ㄊㄨㄢˊ。

牛蒡子、甘草均能清熱解毒，為治療咽喉腫痛的常用藥，將二藥煎水含咽，有利咽散腫的作用，故名啟關散。此二藥現主要用治急慢性咽炎有良好的效果。

【原文】**喉痹乳蛾**　新鮮牛膝根一握，艾葉七片，搗和人乳，取汁灌入鼻內。須臾痰涎從口鼻出，即癒。無艾亦可。一方，牛膝搗汁，和陳酢灌之。（16卷・牛膝）

【按語】這裡所說的乳蛾，相當於扁桃體腫大。

此方以新鮮牛膝、艾葉、人乳搗後取汁灌入鼻中，使痰涎從口鼻流出，其方法獨特，不失為一首良方。牛膝具有清熱利咽之功，為治療咽喉腫痛的要藥，故後方單用牛膝合陳

醋使用，亦有效果。因牛膝具有引火下行之功，故還可用治口舌瘡爛，牙齒疼痛等上部疾患。從現在應用來看，土牛膝作用更好。（注：土牛膝、牛膝是兩種不同的藥物）

【原文】**咽喉腫痛**　射干花根、山豆根，陰乾為末，吹之如神。《袖珍方》（17卷·射干）

【按語】射干、山豆根均為治療咽喉腫痛的要藥，具有良好的清熱解毒作用，李時珍說：「射干能降火，故古方治喉痺咽痛為要藥。」此方將二藥研末，吹喉使藥物直接作用於病變部位，這樣的用法是可取的。此方可以選用。現在臨床上常用的吹喉藥物即可以選用之。

【原文】**喉痺不通**　漿水不入。《外臺秘要》：用射干一片，含咽汁良。《醫方大成》：用扁竹新根擂汁咽之，大腑動即解。或醋研汁噙，引涎出亦妙。《便民方》：用紫蝴蝶根一錢，黃芩、生甘草、桔梗各五分，為末，水調頓服。立癒。名奪命散。（17卷·射干）

【按語】《本草綱目》稱射干又名扁竹，扁竹新根即射干。

此處介紹用射干含咽，對於咽痛喉痺是有很好的效果的。第二方用扁竹新根與第一方作用相同。第三方用紫蝴蝶根（即射干，李時珍說：射干即今扁竹也。今人所種，多是紫花者，呼為紫蝴蝶。）、黃芩、甘草、桔梗同用於咽喉疼痛，亦是取其清熱解毒作用。從目前治療咽喉腫痛的用藥來看，射干為必不可少之品。

【原文】**咽喉腫痛**　咽物不得。馬勃一分，蛇退皮一條燒，細研為末。綿裹一錢，含咽立瘥。《聖惠方》。（21

卷‧馬勃）

【按語】馬勃功能清熱解毒，並能宣散肺經風熱，尤長於解毒利咽，為治咽喉腫痛的常用藥。本方與善能祛風、消腫的蛇退皮同研末含咽，效果更佳。臨證不論是熱毒咽痛，或風熱所致的咽痛，用之皆可。

【原文】**卒喉痺痛** 黃檗片含之。又以一斤，酒一斗，煮二沸，恣飲便癒。《肘後方》。（35 卷‧黃檗）

【按語】古人所用煎藥之酒多為米酒、黃酒等。黃檗又名黃柏，為苦寒之品，長於清熱解毒，臨證凡見熱毒所致之紅腫熱痛者用之必效。此證為急性發作之咽喉腫痛，其因多與熱毒侵襲有關。是方以酒煮，意在取酒性升散以引藥上行，且制約黃柏免其過寒傷中。採用含咽、吞飲二法給藥可奏全身及局部同時作用，以期速效。今可用此方法治療急性扁桃體炎、急性咽喉炎等。

【原文】**咽喉卒腫** 食飲不通。苦酒和黃檗末傅之，冷即易。《肘後方》。（35 卷‧黃檗）

【按語】方中所用苦酒即今之食醋。冷即易：藥物外敷時應有一定的溫度，通常在 40 攝氏度左右為宜，待藥漸涼後即可換藥。

咽喉卒腫即今之急性咽喉部腫痛。一般屬熱毒侵襲，氣血壅滯之證。故本方以黃柏清熱解毒為君，輔以苦酒化瘀通絡以消腫，今認為亦有促進透皮吸收之作用。兩藥合之加溫後外敷患處，局部給藥，可奏速效。

【原文】**咽中懸痛** 舌腫塞痛。五倍子末、白殭蠶末、甘草末等分，白梅肉搗和，丸彈子大。噙咽，其癥自破也。

第一部分 肺系

《朱氏經驗方》。（39卷・五倍子）

【按語】咽中懸痛相當於扁桃體腫大。

五倍子能解毒消腫；僵蠶化痰散結；甘草生用，清熱解毒，且能緩急止痛；白梅肉即梅的未成熟果實，味酸，其功與烏梅同，可生津止渴，外用解毒消腫，蝕瘡。四藥同用，共收解毒散結，消腫止痛之功。此方可以應用。據此可將具有解毒消腫作用的藥物做成丸劑含化應用，來達到止痛之目的。

五、氣滯咽痛

【原文】**咽喉閉痛**　生烏藥（即矮樟根），以酸醋二盞，煎一盞，先噙後咽，吐出痰涎為瘥。《經驗方》。（34卷・烏藥）

【按語】烏藥為辛溫之品，有順氣開閉之功，臨證凡氣閉痰阻之患常選用之。此咽喉閉痛選烏藥治之，可見其為氣閉痰阻所致。古人云：「治痰先治氣，氣行痰自癒」。今亦可用於慢性咽喉炎等病證。

【小結】咽痛，以慢性虛熱者為多見，最多用的方法是清熱解毒利咽，上述選用的方子，以熱毒病證者為多見。從目前對於咽痛的治療來看，一般多選用玄參、桔梗、麥冬、土牛膝、射干、甘草等。上述節錄的方子大致有以下幾種方法：①將藥末吹鼻。②將藥物含化。③以藥物敷足心。④以藥汁灌鼻。⑤以藥末吹喉。⑥將藥物製成片劑含咽。⑦在疼痛部位外敷藥物。這些方法均是可取的，可以選用。

《本草綱目》驗方解

肺　　癰

　　肺癰是肺葉生瘡，形成膿瘍的一種病證。屬於內癰之一。臨床以咳嗽、胸痛、發熱、咯吐腥臭濁痰，甚則膿痰血相兼為主要特徵。肺癰病名首見於漢代張仲景《金匱要略》，發病原因主要與感受外邪，內犯於肺，或因痰熱素盛，蒸灼肺臟，以致熱壅血瘀，醞釀成癰，血敗肉腐化膿。

　　肺癰按徵象輕重，分為初期、成癰期、潰膿期、恢復期。治療以清熱消癰，解毒排膿為主。未成膿前應予大劑量清熱消癰之品，已成膿以排膿為首要措施。

　　現代醫學之化膿性肺炎、肺壞疽、支氣管擴張、支氣管囊腫、肺結核空洞等化膿性感染可表現為肺癰的徵象。

一、肺癰潰膿期

　　【原文】**肺癰咳嗽**　胸滿振寒，脈數咽乾，不渴，時出濁唾腥臭，久久吐膿如粳米粥者，桔梗湯主之。桔梗一兩，甘草二兩，水三升，煎一升，分溫再服。朝暮吐膿血則瘥。張仲景《金匱玉函》方。（12卷・桔梗）

　　【按語】此方源於《金匱要略》。是論述肺癰成膿的證治。風熱鬱肺，肺氣不利，故咳而胸滿。振寒脈數，咽乾不渴，是病勢發展到熱傷血脈，熱毒蘊蓄，釀成癰膿，則時出濁唾腥臭，吐如米粥之狀。以桔梗開宣肺氣，排出膿液，甘草解毒，故有作用。

　　【原文】**肺癰咳唾**　心胸甲錯者。以淳苦酒煮薏苡仁令濃，微溫頓服。肺有血，當吐出癒。范汪方。

第一部分　肺系

肺癰咯血，薏苡仁三合搗爛，水二大盞，煎一盞，入酒少許，分二服。《濟生》。（23 卷·薏苡）

【按語】苦酒：即醋。淳苦酒，即好醋。

薏苡仁甘淡而涼，甘淡滲濕利水，寒涼清熱排膿，入肺能清肺中痰熱，故可用治肺癰胸痛，咳吐膿痰或咯血，單用大劑量煎湯飲服即可，乃治療肺癰要藥，但因其性平力緩，亦可配伍他藥同用，如范汪治肺癰咳唾，以苦酒煮薏苡仁，不只取苦酒酸收之意，更取其消癰、散瘀、解毒之功，二者合用，使膿血吐出則肺癰自癒。

【原文】**肺癰痰滯** 上焦不利，卒然咳嗽。杉木屑一兩，皂角（去皮酥炙）三兩，為末，蜜丸梧子大。每米飲下十丸，一日四服。《聖惠方》。（34 卷·杉）

【按語】肺癰發病多由熱毒內侵，氣血壅滯，經絡閉阻，肉腐成膿。是證為膿、痰交阻，已然發展至肉腐成膿階段。故施治當以排膿逐痰，通絡化滯為法。該方用杉木開鬱升達，以除壅滯；以皂角滌痰排膿，而絕遺毒。今若用之，於肺癰成膿期為宜。

【原文】**肺癰唾濁** 心胸甲錯。取夜合皮一掌大，水三升，煮取一半，分二服。（35 卷·合歡）

【按語】夜合皮：正名為合歡皮。今人多用之解鬱安神。

心胸甲錯是肺癰患者臨證常見的一個體徵；而唾濁指的是咳吐膿血痰。後者應視為肺癰主證。可見此證亦進至肉腐成膿階段。方中單用夜合皮，意在以其解鬱和血，排膿消癰。《日華子本草》有記載：夜合皮「煎膏，消癰腫並續筋骨。」但目前此法少用。

【原文】咳嗽肺痿　大人小兒咳逆短氣，胸中吸吸，咳出涕唾，嗽出臭膿。用淡竹瀝一合，服之，日三五次，以癒為度。李絳《兵部手集》。（37卷・竹・慈竹瀝）

【按語】肺痿為肺臟的慢性虛弱性病證。臨證以咳吐濁垂涎沫為主症，多屬虛證範疇，但本證有別，其見「嗽出臭膿」，說明復為熱邪侵襲。本著急者治其標的原則，是方用淡竹瀝清熱豁痰排膿，的確切中病機之關鍵。但奏效後當更方以鞏固療效。

二、肺癰恢復期

【原文】肺癰得吐　黃耆二兩，為末。每服二錢，水一中盞，煎至六分，溫服，日三、四服。《聖惠方》。（12卷・黃耆）

【按語】肺癰若屬於久病而體虛，可以黃芪補氣升提，促使痰涎膿液排出，此方可以應用。因為黃芪具有托瘡生肌之功。

【小結】肺癰病症在臨床上現在比較少見，此處選用的方子，均可以選用。傳統治療肺癰的藥物主要選用魚腥草、蘆根、桔梗、桃仁、冬瓜仁、薏苡仁、金蕎麥等。

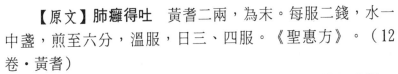

肺痿是肺葉痿弱不用，臨床以咳吐濁垂涎沫為主症，為肺臟的慢性虛損性疾患。漢代張仲景《金匱要略》有專篇論述。其發病原因可由久病損肺，誤治傷津致肺臟虛損，津氣嚴重耗傷，以致肺葉枯萎。

肺痿常見證型有虛熱證，宜滋陰清肺，清熱生津；虛寒證，宜溫肺補氣。臨證以虛熱證多見。

現代醫學所說的慢性肺實質病變如肺纖維化、肺硬變、肺不張等，多屬於此病。

一、虛寒肺痿

【原文】**肺痿多涎** 肺痿吐涎末，頭眩，小便數而不咳者，肺中冷也，甘草乾薑湯溫之。甘草炙四兩，乾薑炮二兩，水三升，煮一升五合，分服。張仲景《金匱要略》。（12卷·甘草）

【按語】肺痿為肺氣痿弱不振，有虛熱和虛寒兩種病情。虛熱者是熱在上焦，津液枯燥所致，虛寒是肺中虛冷，不能制下所致，均為慢性疾病。主要症狀是多垂涎沫。本方所治即由於肺寒所致，小便多是因為寒邪所致，為肺中冷，故以甘草、乾薑溫散。甘草乾薑湯原方由甘草（炙）、乾薑（炮）組成。原文為「肺痿吐涎末而不咳者，其人不渴，必遺尿，小便數，所以然者，以上虛不能制下故也。此為肺中冷，必眩，多涎唾，甘草乾薑湯以溫之。若服湯已渴者，屬消渴。」

【原文】**肺痿久嗽** 涕唾多，骨節煩悶，寒熱。以甘草三兩炙，搗為末。每日取小便三合，調甘草末一錢，服之。《廣利方》（12卷·甘草）

【按語】肺痿日久，涎唾多，寒熱症狀均有，可以甘草蜜炙後用，這是因為甘草具有補中益氣，止咳化痰的作用。不過此方力量較弱，還可在此方中加用其他藥物。

二、虛熱肺痿

【原文】**肺痿咳嗽** 吐涎沫，心中溫溫，咽燥而不渴。

生天門冬搗汁一斗，酒一斗，飴一升，紫菀四合，銅器煎至可丸。每服杏仁大一丸，日三服。《肘後方》。（18卷・天門冬）

【按語】肺痿指肺葉枯萎。是以咳嗽，吐涎沫等為主症的陰虛肺傷之慢性虛弱性疾患。用生天門冬搗汁應用，是因天門冬為甘潤之品，尤長於養肺陰，滋腎水，使肺葉得陰液滋養，肺不再枯，腎水得補可更充母液。故與潤肺止咳的飴糖、化痰止咳的紫菀合煎為丸服，可共奏養陰潤肺，生津止咳之效。而酒在方中一可緩天門冬之寒，又可防諸藥之膩。

【原文】傷寒喘息　防己、人參等分，為末。桑白湯服二錢，不拘老小。（18卷・防己）

【按語】傷寒喘息者，不論老人、小兒皆可取等量防己、人參，研末，用桑白皮煎湯送服。防己功能利水消腫，袪留痰，治療肺氣喘嗽；人參功能補益肺氣；桑白皮瀉肺平喘，利水消腫，三藥合用，對傷寒喘息見水飲壅肺而肺氣虛者尤宜。從臨床來看，桑白皮才是治療喘息的常用藥。

【小結】肺痿屬於中醫的病名。其總的特點以虛為主，但在治療方面，又不能單純的採用補虛的法則，還要結合病情輕重，病程久暫等來治療。現臨床極少使用肺痿這一病名。

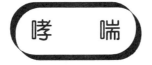

哮喘分為哮病和喘病。哮病是一種發作性的痰鳴氣喘疾患。發作時喉中有哮鳴音，呼吸困難，甚則喘息不能平臥。

哮病的發生為痰伏於肺，每因外邪侵襲，飲食不當、情志刺激、體虛勞倦等誘因引動而觸發。

哮病的常見證型有冷哮，宜宣肺散寒，化痰平喘；熱哮，宜宣肺清熱，化痰定喘；寒包熱哮，宜解表散寒，清熱化痰；風痰哮證，宜祛風滌痰，降氣平喘；虛哮，宜補肺納腎，降氣化痰。若緩解期現肺脾氣虛證，宜健脾益氣，補土生津；肺腎兩虛，宜補肺益腎。

喘病是氣急、喘息。臨床表現以呼吸困難，張口抬肩，鼻翼煽動，不能平臥為特徵。喘證的症狀輕重不一，輕者僅表現呼吸困難，不能平臥；重者稍動則喘息不已，嚴重者，喘促持續不解，煩躁不安。

喘病常見證型有風寒壅肺，宜宣肺散寒；表寒肺熱，宜解表清裡，化痰平喘；痰熱鬱肺，宜清熱化痰，宣肺平喘；痰濁阻肺，宜祛痰降逆，宣肺平喘；肺氣鬱阻，宜開鬱降氣平喘；肺氣虛耗，宜補肺益氣養陰；腎不納氣，宜補腎納氣；正虛喘脫，宜補陽固脫，攝納腎氣。

哮病和喘證都有呼吸急促，困難的表現。哮必兼喘，但喘未必兼哮。哮指聲響言，喉中哮鳴有聲，是一種反覆發作的獨立性疾病。喘指氣息言，為呼吸困難，是多種肺系急慢性疾病的一個症狀。

現代醫學的支氣管哮喘、喘息性支氣管炎等可表現為哮病的特徵；肺炎、喘息性支氣管炎、肺氣腫、肺源性心臟病、肺結核、矽肺等可表現為喘病。

一、虛寒哮喘

【原文】**陽虛氣喘** 自汗盜汗，氣短頭遠。人參五錢，熟附子一兩，分作四帖。每帖以生薑十片，流水二盞，煎一盞，食遠溫服。《濟生方》。（12卷·人參）

【按語】頭遠即頭暈。陽虛，衛表不固，故出現自汗，盜汗，氣喘，方中以人參補氣而固護肺氣，附子補陽，故可以使用。此方實際乃參附湯的變方。臨床中哮喘以虛寒性者最多見。

【原文】**喘急欲絕**　上氣鳴息者。人參末，湯服方寸匕，日五、六服效。《肘後方》。（12卷・人參）

【按語】方寸匕：古代劑量單位。是根據古尺正方一寸所製的量器，形狀如刀匕。

人參具有大補元氣的作用，若氣虛而致喘息不已，以人參補氣固脫，故有此作用。

【原文】**產後發喘**　乃血入肺竅，危症也。人參末一兩，蘇木二兩，水二碗，煮汁一碗，調參末服，神效。《聖惠方》。（12卷・人參）

【按語】產後因體虛而導致喘息，因人參大補元氣，蘇木具有活血化瘀的作用，入血分，故可用之。

【原文】**虛冷短氣**　川椒三兩，去目並合口者，以生絹袋盛，浸無灰酒五升中三日，隨性飲之。（32卷・蜀椒・椒紅）

【按語】川椒：即花椒。無灰酒：其原始意義還有待考證。但目前有兩種解釋，一是指精製黃酒；一是從製酒工藝而言，古人製酒時常採用加石灰水澄清剛出鍋的生酒的方法。此稱為有灰酒，故所謂「灰」即石灰，而不加石灰水自然澄清的酒即稱為無灰酒，通常認為這種酒適宜做藥酒。目前，製酒工藝早已不再使用上述古法，所以現代所用之酒均為無灰酒。

第一部分　肺系

虛冷之證皆屬陽虛所致。此方以川椒酒治之，說明病機關鍵在肺脾兩臟。肺主氣，脾生氣，虛則短氣胸悶，喘促難以接續。川椒辛溫，李時珍認為乃純陽之物，「其味辛而麻，其氣溫以熱。……入肺散寒，治咳嗽；入脾除濕，治風寒濕痺，水腫瀉痢；入右腎補火，治陽衰溲數，足弱，久痢諸證。」酒大熱之品，尤以辛散溫通為功，且能助藥上行。組方雖簡，但功專助陽散寒，溫通肺絡。今可用於虛寒型的久病喘咳者。

【原文】牙病喘息　喉中水雞鳴。用肥皂莢兩挺酥炙，取肉為末，蜜丸豆大。每用一丸，取微利為度。不利更服，一日一服。《必效方》。（35卷・皂莢）

【按語】①水雞：田雞，即青蛙。水雞鳴，是形容喉間痰鳴聲連連不絕。②豆大：為藥量，一般可取黃豆大為宜，且應根據患者年齡大小進行調整，切不可驟用大量，亦不得久服不停。

喘息時可聞及喉中水雞鳴者屬哮病。哮病發病以頑痰內伏為關鍵，每因外邪激動伏痰而發作。故臨證當以滌除伏痰，下氣降逆為法。皂莢有毒，但祛痰下氣力強，尤為攻除頑痰所必選。用後見患者輕微腹瀉為奏效標誌，即得瀉則停藥，否則可見大瀉不止。由於本品攻擊力強，其用藥量和療程應謹遵上述規則。

【原文】產後氣喘　面黑欲死，乃血入肺也，用蘇木二兩，水兩碗，煮一碗，入人參末一兩服。隨時加減，神效不可言。胡氏方。（35卷・蘇方木）

【按語】臨證認為產後多虛多瘀，尤以氣血不足，瘀血內阻為病機關鍵。此證氣喘面黑正合此病機。故是方以蘇木

化瘀活血，通絡下氣以去其實；以蘇木湯送下人參，意在大補元氣，健脾生血。二藥協同，標本兼顧，祛邪扶正。

二、肺熱哮喘

【原文】忽喘悶絕　方見大黃下。（12卷・人參）

【按語】在大黃條下載：「忽喘悶絕，不能言語，涎流吐逆，牙齒動搖，氣出轉大，絕面復蘇，名傷寒並霍亂。大黃、人參各半兩，水二盞，煎一盞，熱服，可安。危氏得效方。」（注：危氏得效方即危亦林《世醫得效方》）此乃因為感受邪氣，加之人體虛弱，表現喘息悶絕，以大黃泄熱，人參補氣，有一定作用。按大黃的作用來看，在這裡主要還是泄熱。

【原文】哮呷（ㄒㄧㄚ）有聲　臥睡不得。土朱末，米醋調，時時進一、二服。《普濟方》。（10卷・代赭石）

【按語】土朱即代赭石。此方將代赭石研末後，以米醋調用來治療哮喘，可以選用。代赭石具有降逆之功，可用治肺氣上逆所致的喘息。在清代的一些醫籍也常用代赭石治療哮喘證。近代醫家張錫純就非常重視代赭石治喘的作用。

【原文】肺氣喘急　馬兜鈴二兩，去殼及膜，酥半兩，入碗內拌勻，慢火炒乾，甘草炙一兩，為末。每服一錢，水一盞，煎六分，溫呷或噙之。《簡要濟眾》。（18卷・馬兜鈴）

【按語】馬兜鈴味苦泄降，善清肺熱，降肺氣，故可用治肺氣不降之喘息氣急者。結合馬兜鈴的藥性分析，其性寒清熱，在降肺氣同時，又能清肺熱，並能化痰，因此，對熱鬱於肺，肺失肅降的肺熱痰喘應更為適宜，配伍甘草後，可

增強其祛痰平喘之功。但現在研究認為馬兜鈴有毒，故應用時量不宜大，使用時間不宜過長。

【原文】傷寒喘息　防己、人參等分，為末。桑白湯服二錢，不拘老小。（18卷‧防己）

【按語】傷寒喘息者，不論老人、小兒皆可取等量防己、人參，研末，用桑白皮煎湯送服。防己功能利水消腫，祛留痰，治療肺氣喘嗽；人參功能補益肺氣；桑白皮瀉肺平喘，利水消腫，三藥合用，對傷寒喘息見水飲壅肺而肺氣虛者尤宜。從臨床來看，桑白皮才是治療喘息的常用藥。

三、痰壅哮喘

【原文】控涎丹　治痰涎留在胸膈上下，變為諸病，或頸項胸背腰脅手足胯髀隱痛不可忍。筋骨牽引，釣痛走易，及皮膚麻痺，似乎癱瘓，不可誤作風氣風毒及瘡疽施治。又治頭痛不可舉，或睡中流涎，或咳唾喘息，或痰迷心竅，並宜此藥。數服痰涎自失，諸疾尋瘥。紫大戟、白甘遂、白芥子微炒各一兩，為末，薑汁打麵糊丸梧子大。每服七丸，或二十丸，以津液咽下。若取利，則服五六十丸。《三因方》。（17卷‧商陸）

【按語】控涎丹為治療痰涎留滯胸脅的要藥要方，大戟、甘遂逐水消腫，為治療水腫脹滿，胸脅留飲的常用之品，白芥子利氣化痰，長於走胸脅部位，三藥配伍作用增強，因大戟、甘遂作用猛烈，有毒，故將其做成丸劑，既便於服用，又有利於掌握劑量，防止中毒。

【原文】寒痰齁喘，野園荽研汁，和酒服，即住。《集簡方》。（20卷‧石胡荽）

【按語】齁：ㄏㄡ，鼻息聲。石胡荽又名鵝不食草、野圓荽、天胡荽。

鵝不食草，辛溫，功能發散風寒，兼可化痰、止咳、平喘，可治療寒痰哮喘，單用本品研汁，和酒服，即止。現代研究表明，50％鵝不食草煎劑，即可抑制結核桿菌的生長，並對白喉桿菌、肺炎雙球菌等實驗菌株均呈高敏感。現主要治療各種鼻病。其能通鼻氣，利九竅。李時珍說：「上達頭腦，而治頂痛目病」。

【原文】**寒痰氣喘**　青橘皮一片，展開入剛子一個，麻扎定，火上燒存性，研末。薑汁和酒一鍾，呷服。天臺李翰林用此治莫秀才，到口便止，神方也。張杲《醫說》。（35卷・巴豆）

【按語】①剛子：即巴豆。②火上燒存性：為巴豆入藥前的一種炮製方法，目的是減毒，保證用藥安全。加工時將藥物的外層燒至炭化，內部變色即可。

寒痰阻肺，氣逆作喘是喘病中的常見類型。此型多較頑固，每遇風寒而復發，痰多而清稀色白。若此痰不去，則病難痊癒。綜觀此方，用辛熱大毒之品剛子，意在攻逐寒痰積滯，《本草匯言》曰：「巴豆，推盪臟腑，開通閉塞之藥也。」配青橘皮行氣燥濕，解鬱化痰。二藥並用攻積導滯，可奏急去寒痰之功，通常治急性發作之寒痰氣喘者為宜，但不得久服，痰去喘定即應停用。

【原文】**小兒痰喘**　巴豆一粒杵爛，綿裹塞鼻，男左女右，痰即自下。龔氏《醫鑒》。（35卷・巴豆）

【按語】《本草綱目》曰：「巴豆，生猛熟緩，能吐能下，能止能行，是可升可降藥也。」本方用之，取其攻逐寒

痰積滯，開閉降氣之功。可用於小兒頑固性喘憋咯痰之證。然因其為大毒之品，故給藥採取外用塞鼻之法，可免毒傷臟腑之弊。儘管如此，該方也不宜久用，痰出則止。

【原文】**風痰喘嗽**　夜不能臥。白僵蠶（炒研）、好茶末各一兩，為末。每用五錢，臥時泡沸湯服。《瑞竹堂方》。（39卷・白僵蠶）

【按語】僵蠶長於祛風定驚，化痰散結，對於痰多喘咳有作用，而茶葉能清利頭目，化痰消食，將二者研末泡水，堅持服用，是有作用的。據此，也可以用其他藥物泡水服用，同樣達到此作用。

【小結】哮喘無論因為何種原因，均與痰涎有關，故治療此病關鍵是要消除痰涎。上述節錄的方子有許多是可以祛痰的。中醫向來有「外不治癬，內不治喘」的說法，意思是說，癬、喘不易治癒。除了內服藥以外，外用藥，冬病夏治，理療等均不失治療哮喘的好方法，只有長期堅持，才能見到效果。

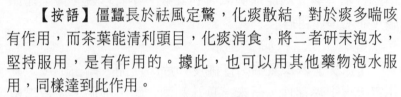

鼻　淵

鼻淵是以鼻塞、流膿涕、頭痛、不聞香臭為主要症狀的一種疾病。有實證和虛證之分。多因素體偏弱，生活起居失常，寒暖不調，受涼受濕或過度疲勞之後，導致外邪侵襲而致。

實證鼻淵常見證型有肺經熱盛，宜清肺泄熱，宜通肺竅；膽腑鬱熱，宜清泄膽熱，利濕通竅；脾胃濕熱，宜清瀉脾胃，利濕通竅。虛證鼻淵常見證型有肺氣虛寒，宜溫補肺

臟，疏邪散寒；脾氣虛弱，宜健脾益氣，利濕通竅。

實證鼻淵相當於現代醫學所說的急性化膿性鼻竇炎，虛證鼻淵相當於現代醫學所說的慢性化膿性鼻炎。

一、風寒外束

【原文】**鼻淵流涕**　蒼耳子即縑（ㄐㄧㄢ）絲車子，炒研為末，每日湯點服一二錢。《證治要訣》。（15卷・枲耳）

【按語】枲（ㄒㄧˇ）耳即蒼耳子。

蒼耳子是治療鼻病的要藥，具有宣通鼻竅的良好作用，單用即有效果，所以歷來醫家均將蒼耳子作為治療鼻塞、鼻淵、鼻流清涕的主藥，此方將蒼耳子單用研末內服是可以選用的。現臨床也有將蒼耳子研末後與雞蛋炒吃的，不過此藥有點小毒，每次不宜食之過多。

【原文】**鼻塞不通**　肺氣上攻而致者。畢澄茄丸：用畢澄茄半兩，薄荷葉三錢，荊芥穗一錢半，為末，蜜丸芡子大。時時含咽。《御藥院方》。（32卷・畢澄茄）

【按語】鼻為肺之竅，外邪束表，其氣閉鬱，肺失肅降，氣逆於上，則鼻塞不通。針對此證，是方用薄荷葉、荊芥穗等外散表邪，開宣肺氣，通達鼻竅；以畢澄茄辛香溫通，利氣開竅。今可用此方治療感冒風寒所致之鼻塞不通。

二、肺氣虛寒

【原文】**鼻淵腦瀉**　藕節、芎藭焙研，為末。每服二錢，米飲下。《普濟》。（33卷・蓮藕・藕節）

【按語】芎藭：即川芎。

鼻淵為鼻竅慢性疾患之總稱。臨證患者以鼻涕長流，臭穢黏稠為特徵，古人稱之為腦瀉。方用藕節有收斂固澀之

性，意在減少或制止鼻涕長流，以治其標；伍芎藭祛風通絡，行氣活血，以斷其根。依此方義，可知此鼻淵應由外感風寒所致。今用於慢性鼻炎之初期較宜。

三、瘀血阻滯

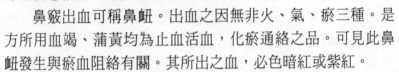

【原文】**鼻出衄血** 血竭、蒲黃等分為末，吹之。《醫林集要》。（34卷・騏驎竭）

【按語】①騏驎竭：即血竭。②吹之：一種給藥方法，即用紙卷細筒，撮少許藥末吹入鼻孔。

鼻竅出血可稱鼻衄。出血之因無非火、氣、瘀三種。是方所用血竭、蒲黃均為止血活血，化瘀通絡之品。可見此鼻衄發生與瘀血阻絡有關。其所出之血，必色暗紅或紫紅。

【小結】治療鼻淵除了內服藥外，現多選用外用、局部用藥，使藥物直達病所，效果會更好一些。

上述節錄的三種方法即：①內服。②含咽。③吹鼻。均可以選用，我們閱讀古書，既要掌握其中介紹的方法，也可從中悟出其他的治療方法。

第二部分　心　系

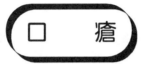

口　瘡

　　口瘡是指口腔內之唇、舌、頰及上腭等處，發生單個或多個黃白色圓形或橢圓形的潰瘍點，有明顯的疼痛或受刺激時疼痛更重，常易反覆發作。

　　本病多由於過食辛辣厚味或嗜飲醇酒，以致心脾積熱，或因口腔不潔，復感外邪，引動心脾經熱，循經上攻於口，蒸灼肌膜而成。亦可因七情內傷，肝鬱化火，以及陰虛生內熱，或正氣虛弱致黏膜潰爛而成口瘡。

　　口瘡常見證型有脾胃蘊熱，宜通腑泄熱，涼血止痛；心火上炎，宜清心降火，涼血利尿；肝經鬱熱，宜清肝瀉火，理氣涼血；陰虛火旺，宜滋陰降火；脾虛濕困，宜益氣健脾，祛濕消腫；脾腎陽虛，宜健脾補腎壯陽。

　　口瘡總的治療原則是實證以清熱解毒，消腫止痛為主，虛證以滋陰降火，或扶助正氣為主。

　　口瘡相當於現代醫學所說的復發性口腔潰瘍，又叫阿弗它口炎。

一、心火上炎

【原文】**口舌生瘡** 《肘後》：用黃連煎酒，時含呷之。赴筵散：用黃連、乾薑等分，為末摻之。（13卷‧黃連）

【按語】口舌生瘡，一般多是心經熱盛，故以黃連清心熱，而時時呷之，有利於祛除病邪。用黃連、乾薑者，是取其寒溫並用，乃反佐之法。

【原文】**口舌生瘡** 升麻一兩，黃連三分，為末，綿裹含咽。《本事方》。（13卷‧升麻）

【按語】升麻、黃連均是良好的清熱解毒藥物，對於熱毒致口舌生瘡可以選用。取其含咽，有利於藥物在口中停留久，更利於病情。以上兩方，均是取其直接作用於病變部位，更有利於發揮作用。

【原文】**小兒口瘡** 細辛末，醋調，貼臍上。《衛生家寶方》。（13卷‧細辛）

【按語】將細辛研末，用醋調敷肚臍眼，具有很好的作用，其無痛苦，無副作用，也容易被小兒接受。但在敷貼時，時間不宜過長，因為細辛對於皮膚有刺激性，容易引起皮膚起疱。此方大人也可使用，取引虛火下行而發揮作用。

【原文】**口瘡口疳** 茱萸末，醋調塗足心，一夕癒。《集簡方》。（32卷‧吳茱萸）

【按語】茱萸：此處指吳茱萸。足心：指的是湧泉穴位於足底前三分之一處。

口瘡口疳，為口腔科的常見疾病。無論大人小兒均可罹

患。本方以吳茱萸末醋調敷足心，意在引火下行。此法屬上病下取。應用的方法是將吳茱萸以醋調成糊狀，敷於湧泉穴，外面以不透氣的膠布或塑料薄膜固定，此法很有效。

【原文】**小兒吻瘡**　竹瀝和黃連、黃柏、黃丹傅之。《全幼心鑒》。（37卷・竹・慈竹瀝）

【按語】吻瘡的發病部位在口唇，見紅腫熱痛之症，多因局部黏膜破損，復感熱毒所致。臨證呈急性發作，嚴重影響孩子進食。治療應急去熱毒，消腫止痛。本方以竹瀝、黃連、黃柏三藥聯用，清熱解毒，瀉火消腫之功倍增，再以局部直接給藥，可奏速效。

【原文】**口舌糜瘡**　地龍、吳茱萸研末，醋調生面和，塗足心，立效。《摘玄方》。（42卷・地龍）

【按語】地龍性寒清熱，吳茱萸具有良好的引火下行作用，將二藥調敷足心，可用於火熱上炎所致口舌生瘡。《本草綱目》記載，單用吳茱萸就有良好的效果。此方可以選用。

二、熱毒壅盛

【原文】**口中生瘡**　蜜浸大青葉含之。《藥性論》。（39卷・蜂蜜）

【按語】蜂蜜具有解毒，緩急止痛之功，現代藥理證明蜂蜜具有促進創面癒合的作用；大青葉功能清熱解毒，善治熱毒瘡癰。用蜂蜜浸大青葉，一方面可加強清熱解毒之功，促進瘡瘍癒合，且可緩解瘡瘍的疼痛；另一方面蜂蜜可緩和大青葉的苦寒之性，避免損傷脾胃。

【原文】天行口瘡　五倍子末摻之，吐涎即癒。《龐氏傷寒論》。（39卷·五倍子）

【按語】口舌生瘡，局部出現腫脹疼痛，因五倍子能解毒消腫，且能收濕斂瘡，將其外用促使局部瘡口癒合，故可以選用此方。《本草綱目》還介紹用白礬裝入五倍子內，燒過同研，摻之，也有效果。

【原文】小兒口瘡　通白者。白僵蠶炒黃，拭去黃肉、毛，研末，蜜和傅之，立效。《小兒宮氣方》。（39卷·白僵蠶）

【按語】僵蠶味辛鹹，有解毒療瘡之功。治熱毒瘡瘍，可內服，亦可外用；蜂蜜味甘，能解毒，緩急止痛，且能潤澤肌膚。用蜜和敷之，共收解毒消腫，斂瘡止痛之功。此方提示，口瘡也可用外用藥。

三、脾胃蘊熱

【原文】口舌生瘡　細辛、黃連等分，為末摻之，漱涎甚效，名兼金散。一方用細辛、黃蘗。《三因方》。（13卷·細辛）

【按語】將細辛、黃連研末，摻在病變部位，有利於使藥物直接作用於該處，黃連清熱解毒，細辛止痛，同用則寒溫並用，兼而治之。此方還可外敷肚臍眼。另一方用細辛、黃柏同理。

【原文】小兒口瘡　蔗皮燒研，摻之。《簡便方》。（33卷·甘蔗）

【按語】古人所言口瘡與今之口腔、舌黏膜潰瘍相似。其發病與熱毒侵襲、心火熾盛、虛火上炎等因素有關。本方

單用甘蔗皮燒炭研細末，點塗於瘡面，有清熱解毒，收濕斂瘡，生肌止痛之功。可見此口瘡應為熱毒所致，急性發作，用本方治之定效。

【原文】**口舌生瘡**　《外臺》：用黃檗含之良。《深師》：用蜜漬取汁，含之吐涎。寇氏《衍義》：治心脾有熱，舌頰生瘡。蜜炙黃檗、青黛各一分，為末，入生龍腦一字。摻之吐涎。赴筵散：用黃檗、細辛等分為末，摻。或用黃檗、乾薑等分，亦良。（35卷·黃檗）

【按語】①寇氏《衍義》是指宋代寇宗奭《本草衍義》。②龍腦：又名冰片。

本條共錄五方，均以黃柏為君，或單行或複方，然均以清熱燥濕，解毒收瘡為要。給藥以局部為主，直接作用於瘡面，以吐涎為奏效。可見此證的主要病機為濕熱毒邪內蘊。

然患者體質有差異，兼症有不同，施治亦應有別。若熱毒初至可選《外臺》、《深師》二方；若熱毒內盛宜選第三方，此方配用青黛、龍腦二藥，解毒清熱之力倍增；若兼見外感風寒選用赴筵散尤宜，方中配用細辛以辛散風寒；若見寒熱錯雜當選第五方，其方配乾薑辛開苦降，清熱散寒，調和心胃。

【原文】**小兒口瘡**　不能食乳。剛子一枚連油研，入黃丹少許，剃去囟上髮，貼之。四邊起粟疱，便用溫水洗去，乃以菖蒲湯再洗，即不成瘡，神效。《瑞竹堂方》。（35卷·巴豆）

【按語】菖蒲：即石菖蒲。

哺乳期小兒口舌生瘡，即影響孩子食乳。兒童屬純陽之體，故此證與心胃熱盛有關。然食乳之兒入藥甚難，選用外

治法尤宜。本方用剛子（巴豆）加黃丹製膏外貼前囟，意在循經退熱，與針灸治療有異曲同工之妙，今又稱之為藥物灸。前囟正位於足陽明胃經附近，經氣向下循行，可奏清瀉胃火之功。但本方外敷刺激性較強，再者嬰幼兒皮膚嬌嫩，用藥後可見起泡之副作用，為了防止發生瘡瘍，方後注明的用溫水洗去，乃以菖蒲湯再洗為防治方法，用者切記。

四、陰虛火旺

【原文】**口舌糜爛**　地骨皮湯：治膀胱移熱於小腸，上為口糜，生瘡潰爛，心胃壅熱，水穀不下。用柴胡、地骨皮各三錢，水煎服之。東垣《蘭室秘藏》。（36卷・枸杞）

【按語】臨證所見口舌糜爛常為口腔內多發性黏膜潰瘍，紅熱疼痛。據症可知心胃壅熱當為關鍵。文中言膀胱移熱於小腸，小腸與心相表裡，小腸熱盛上乾於心則心火旺於上，以致口糜，生瘡潰爛。故方用柴胡、地骨皮均為清熱退火之要藥。兩藥合用可導熱下行，通利小便，以奏退火癒瘡之效。

五、其他類型

【原文】小兒口瘡及風疳瘡。《宮氣方》：用晚蠶蛾為末，貼之，妙。《普濟方》：治小兒口瘡及百日內口瘡。入麝香少許，摻之。（39卷・原蠶・雄原蠶蛾）

【按語】李時珍認為雄原蠶蛾治療多種瘡瘍。其能止血生肌，對創口的癒合有促進作用。麝香辛香溫通，有很強的活血止痛之功。兩藥合用，共收斂瘡止血，消腫止痛之功。此方臨床可以變通使用，可據此法，將雄蠶蛾改用其他收斂的藥物同樣可以收到良好的效果。

【小結】口瘡也是臨床常見病，雖不是大病，但病人不能飲食，也是非常痛苦的。上述節錄的方子，介紹了多種治療方法：①將藥物煎服。②藥物含咽。③將藥物研末貼臍。④外敷。⑤塗足心。⑥以藥末摻之。⑦將藥末燒灰抹。⑧將藥貼囟門處。這些方法均可靈活選用。至於藥物，自己也可根據病情選擇。從臨床來看，李時珍介紹的用吳茱萸研末敷足心效果極好。現在是這樣用的：將吳茱萸研末，以醋調成糊狀，敷於足心，即湧泉處，外面覆蓋一層不透氣的塑料薄膜，以使藥性內注，達到治療之目的。

不　寐

不寐是以經常不能獲得正常睡眠為特徵的一類病證，主要表現為睡眠時間、深度的不足，輕者入睡困難，或寐而不酣，或醒後不能再睡，重則徹夜不寐，常伴有頭昏、頭痛、心悸、健忘、神疲乏力、心神不寧、多夢等，影響工作、生活、學習和健康。現多稱失眠。發病機理可因飲食失節、勞逸失調、情志失常、病後體虛等多方面原因造成。

不寐常見證型有肝火擾心，宜疏肝瀉火，鎮心安神；痰熱擾心，宜清熱化痰，和中安神；心脾兩虛，宜補益心脾，養血安神；心腎不交，宜滋陰降火，交通心腎；心膽氣虛，宜益氣鎮心，定志安神。

現代醫學所說的神經官能症、更年期綜合徵、慢性消化不良、貧血、動脈粥樣硬化等均可表現失眠的徵象。

一、心脾兩虛

【原文】振悸不眠　《胡洽方》：酸棗仁湯：用酸棗仁

二升，茯苓、白朮、人參、甘草各二兩，生薑六兩，水八升，煮三升，分服。《圖經》。（36卷·酸棗）

【按語】振悸指的是心中悸動不寧，俗稱心慌。心藏神，心臟氣血不足，心神失養，則神不守舍，患者可見心慌不寧，煩亂失眠之症。本方依此立法，以酸棗仁養心血，安神志為君；配白朮、人參、甘草益氣健脾，以固後天，滋其化源；伍茯苓既能助君寧心安神，又滲濕健脾，可使脾運不滯，保證補氣之品發揮作用；佐生薑和胃安中。全方補而不滯，標本兼顧，凡氣血不足，心神失養者皆可選用。

【原文】骨蒸不眠，心煩。用酸棗仁一兩，水二盞研絞取汁，下粳米二合煮粥，候熟，下地黃汁一合再煮，勻食。《太平聖惠方》。（36卷·酸棗）

【按語】骨蒸屬患者的自我感覺，常表述為熱感自骨內蒸騰而出，一般多與陰精虧虛，虛火內生有關。陰精不足無以制約心陽，虛熱內擾，則神亂失眠。是方以酸棗仁養血寧心；用地黃汁涼血滋陰，清熱除煩，以退骨蒸；佐粳米益氣和胃，安中健脾。三品協同，既可滋陰益氣，養血補精，又能涼血退蒸，清熱除煩，安神定志。

二、心火上炎

【原文】清心寧神　宗奭曰：用蓮蓬中乾石蓮子肉，於砂盆中擦去赤皮，留心，同為末，入龍腦，點湯服之。（33卷·蓮藕·蓮實）

【按語】石蓮子肉：指的是陳年乾蓮子。蓮子肉表面的赤皮味澀，而性收斂，與本法不符，故應擦去；蓮子心味苦性寒，獨歸心經，有清熱除煩，寧心安神之功，故宜留之。

清心寧神系針對熱擾心竅，神不守舍所致之心煩難寐證

的治療法則。本方依此法選蓮子肉蓮心，意在清心除熱，安神定志，並兼有補養心脾之功；加少許龍腦（冰片）更增清心瀉火，醒神開竅之功。二藥合用，開合有度，寓養於清，以奏調理心神，促其恢復正常狀態之效。

三、膽虛不眠

【原文】**膽虛不眠**　心多驚悸。用酸棗仁一兩炒香，搗為散。每服二錢，竹葉湯調下。《和劑局方》：加人參一兩，辰砂半兩，乳香二錢半，煉蜜丸服。（36卷‧酸棗）

【按語】辰砂：即朱砂。

不眠即失眠。膽屬木行，陰血不足，則膽虛肝旺，木旺則火升，心神不寧，驚悸失眠。本方以酸棗仁補益肝膽陰血，安神定志為君；以竹葉湯調下，意在清心經之鬱火，可奏安神之效。故此方用於煩熱不眠者為宜。若患者見徹夜難眠，煩躁不寧，日間神昏乏力之狀，可依《局方》加人參、朱砂、乳香。取人參補益氣血；朱砂清心瀉火，鎮靜安神；乳香調理氣血，疏通經絡。是方加味，補虛清心，安神定志之功明顯增強。由此可見辨證論治之一斑，同為膽虛不眠，輕者宜單方獨行；重者妙在複方整體調整。

【原文】**虛煩不眠**　《深師方》：酸棗仁湯：用酸棗仁二升、蝭母、乾薑、茯苓、芎藭各二兩，甘草（炙）一兩，以水一斗，先煮棗仁，減三升，乃同煮取三升，分服。《圖經本草》。（36卷‧酸棗）

【按語】蝭（音：匙）母：即知母。

《深師方》之酸棗仁湯雖君藥仍為酸棗仁，然其所配知母為清瀉肺胃實熱之品；乾薑為溫散中寒要藥。此二味合用，說明此虛煩不眠源於寒熱雜居胃腑。《內經》云：「胃

不和，臥不安」。中焦失和，氣血生化無源，心神失養，夜寐難眠。可見臨證失眠之症，起因甚多，若治不對證，實難奏效。方中所配之茯苓能健脾胃，寧心神；芎藭能行氣血，通腦竅；甘草能扶中氣，調諸藥。此三品可助主藥而獲全功。

【小結】失眠產生的原因有多種，此處節錄的幾首方子所列舉的方法，基本概括了治療失眠的幾個大法。從臨床所用的藥物來看，酸棗仁是治療失眠的主藥，其對於多種失眠均可選用，再結合具體病情靈活加用藥物，如夜交藤、合歡皮、柏子仁、茯神等。

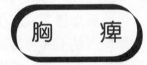

胸痺是以胸部悶痛，甚則胸痛徹背，喘息不得臥為主症的一種疾病。輕者僅感胸悶如窒，呼吸欠暢，重者則有胸痛，嚴重者心痛徹背，背痛徹心。其病變部位主要在心，但與肺、肝、脾、腎有關。其病機屬於本虛標實，發作期以標實為主，緩解期以本虛為主。本病的發病原因常見有寒邪內侵、飲食失調、情志不暢、勞倦內傷、年邁體虛等。

胸痺常見的證型有心血瘀阻，宜活血化瘀，通脈止痛；氣滯心胸，宜疏肝理氣，活血通絡；痰濁閉阻，宜通陽泄濁，豁痰宣痺；寒凝心脈，宜宣通心陽，溫陽散寒；氣陰兩虛，宜益氣養陰，活血通脈；心腎陰虛，宜滋陰清火，養心和絡；心腎陽虛，宜溫補陽氣，振奮心陽。胸痺多為本虛標實，虛實夾雜。

現代醫學所說的冠心病以及心包炎、病毒性心肌炎、心

肌病、慢性阻塞性肺氣腫等均可出現上述病證。

一、寒凝心脈

【原文】治中湯　頌曰：張仲景治胸痹，心中痞堅，留氣結胸，胸滿，脇下逆氣搶心，治中湯主之。即理中湯，人參、朮、乾薑、甘草各三兩，四味以水八升，煮三升，每服一升，日三服，隨證加減。此方自晉宋以後至唐名醫，治心腹病者，無不用之，或做湯，或蜜丸，或為散，皆有奇效。胡洽居士治霍亂，謂之溫中湯。陶隱居《百一方》云：霍亂餘藥乃或難求，而治中方、四順湯、厚朴湯不可暫缺，常須預合自隨也。唐石泉公王方慶云：數方不惟霍亂可醫，諸病皆療也。四順湯，用人參、甘草、乾薑、附子炮各二兩，水六升，煎二升半，分四服。（12卷‧人參）

【按語】此處治中湯、理中湯、溫中湯均為一方。由人參、甘草、乾薑、白朮組成，在《傷寒論》中名理中丸。頌即蘇頌，《圖經本草》的作者。張仲景用理中湯治療胸痹，見於《金匱要略》，此方原名人參湯。原文為「胸痹心中痞，留氣結在胸，胸滿，脇下逆搶心，枳實薤白桂枝湯主之，人參湯亦主之。」後人對於此方的組成多以「理中湯」作為通行方名。以理中湯治療胸痹，是因為無形之氣痞為患，取其溫補之，是「塞因塞用」之法。至於數方療霍亂，是《傷寒論‧386》之論述。而四順湯是乃理中湯的變方。

【原文】胸痹心痛　逆氣，膈中飲不下。小草丸：用小草、桂心、乾薑、細辛、蜀椒出汗各三分，附子二分炮，六物搗下篩，蜜和丸梧子大。先食米汁下三丸，日三服，不知稍增，以知為度。忌豬肉、冷水、生蔥、生菜。范汪東陽方。（12卷‧遠志）

【按語】①小草即遠志。②「出汗」：是將藥物置鐵鍋中清炒去其水分。

胸痺若因心陽不振致飲停心下，會出現心悸，怔忡，胸悶等，此方以桂枝溫通心陽，乾薑、附子、細辛、遠志溫化寒飲，蜀椒溫散寒邪。將其做成丸劑，既便於服用，也能使藥物緩緩地發揮療效。

【原文】冷蟲心痛　川椒四兩，炒出汗，酒一碗淋之，服酒。《壽域神方》。（32卷·蜀椒·椒紅）

【按語】酒淋：待花椒炒乾，將酒倒入，濾去花椒，待溫後服下。酒可將其有效成分溶出。

古人所言心痛部位常涉及前胸和胃脘等處。故有時雖言心，而未必為心臟。是證為冷蟲所致，冷者寒象也，如形寒肢冷，得溫則減等；蟲者或有形或無形，前者如寄生蟲，後者如細菌等。但蟲痛均以陣發性疼痛為特點。本方單以川椒（花椒）為用，意在溫散寒滯，殺蟲止痛；伍酒之大熱溫通，化瘀活血，倍增通絡止痛之功。今凡見陣發性心胸冷痛者亦可選用之。

【原文】產後心痛　惡血沖心，氣悶欲絕。桂心三兩為末，狗膽汁丸芡子大。每熱酒服一丸。《聖惠》。（34卷·牡桂）

【按語】芡子大：指像一個芡實大小，為該丸劑的大小，或可理解為劑量單位。

此證所言惡血沖心，應為寒滯經脈，惡露不下，瘀血內阻，循經犯心，以致氣悶心痛。故方用桂心（肉桂）為君，一則溫經散寒，化瘀通絡，一則平降沖逆之氣，解鬱止痛；配狗膽汁苦寒反佐，以防沖氣格拒，藥不得入；熱酒送下，

散寒通絡之功倍增，實為用藥之妙。

【原文】**冷心氣痛**　乳香一粒，胡椒四十九粒，研，入薑汁，熱酒調服。潘氏《經驗方》。（34 卷・乳香）

【按語】寒滯氣鬱，心脈阻閉，則見冷心氣痛。此證發作每與寒冷激動有關。故治宜以散寒通滯為要。是方所用皆為辛溫香散之品，尤以溫通驅寒為功。如乳香有溫通經絡，散寒化瘀，行氣導滯之功；胡椒為溫散內寒，助陽止痛之品；生薑能散寒和中，降逆平沖；熱酒以散陰寒，活血通絡為功。諸品合用，有溫通經絡，行氣活血，散寒止痛之效。

二、氣鬱血滯

【原文】**久年心痛**　十年、五年者。煎湖茶，以頭醋和勻，服之良。《兵部手集》。（32 卷・茗）

【按語】頭醋為食醋中之佳品，因取之於頭道（即第一道的上清醋）釀製醋而得名。

久年心痛多與氣鬱血滯有關。臨證以時作時止，反覆發作，且發作每與情志不暢相關。故方中以湖茶為君，既可苦涼以清鬱熱，又能醒神以開心結。目前發現其確能興奮心臟，擴張冠狀動脈；配頭醋有溫通經絡，化瘀止痛之功。選藥雖少，但謹守病機，故可奏效。不過此方宜久服，亦可作為中老年人的日常保健飲料。

【原文】**打撲損傷**　惡血攻心，悶亂疼痛者。以乾荷葉五片燒存性，為末。每服三錢，童子熱尿一盞，食前調下，日三服，利下惡物為度。《聖惠方》。（33 卷・蓮藕・荷葉）

【按語】童子熱尿：又名童便。通常以 3 歲以內兒童的

小便為宜。

打撲損傷可致內臟和組織出血。此證所傷部位應在心胸處，血溢脈外，滯於組織之間即為惡血或瘀血。故其以出血和瘀血同在為關鍵，經絡瘀阻則傷處疼痛劇烈，心胸悶亂。是方用乾荷葉炭功能收斂止血；伍童子熱尿功能活血通絡，逐瘀止痛。二藥協同，共奏止血化瘀，療傷止痛之效。一般用於創傷之初期為宜。

【原文】**產後心痛** 惡血不盡也。荷葉炒香為末。每服方寸匕，沸湯或童子小便調下。或燒灰、或煎汁皆可。《救急方》。（33卷·蓮藕·荷葉）

【按語】此證為孕婦產後常見，其下惡露不盡，出血難止；其上經脈不利，瘀阻心痛。故方用炒荷葉（荷葉炭）急止出血；以童子小便通絡化瘀，急止心痛。通常於產後惡血不盡時用之為宜，血止痛消即停，不可久服。

【原文】**九種心痛** 《聖惠方》：用桂心二錢半，為末。酒一盞半，煎半盞飲。立效。《外臺秘要》：桂末，酒服方寸匕，須臾六七次。（34卷·牡桂）

【按語】①九種心痛：其名稱原見《金匱要略·胸痺心痛短氣病脈證並治》。「九種心痛」泛指上腹脘部和前胸部的疼痛。如有蟲心痛、注心痛、風心痛、悸心痛、食心痛、飲心痛、冷心痛、熱心痛、去來心痛（《千金要方》卷十三）。②須臾：表述時間很短，如一會兒。此處為在很短時間內頻頻服用。

是方用桂心（肉桂）溫經散寒，化瘀活血；以酒送下，借其升散溫通之性，可增通絡止痛之效。以方測證，無論何處疼痛，皆與寒滯心經，瘀血阻絡有關。其狀可見心胸處冷

《本草綱目》驗方解

痛不止。本方多於急性疼痛時用之為宜。

【原文】**心氣疼痛** 不可忍。用乳香三兩，真茶四兩，為末，以臘月鹿血和，丸彈子大。每溫醋化一丸，服之。《瑞竹堂經驗方》。（34卷·乳香）

【按語】臘月鹿血的溫補之力要比其他月份鹿血為強。

觀是方以乳香為君，意在行氣解鬱，活血通絡，臨證用之止痛之效尤佳；真茶清利頭目，醒神暢志，可解鬱熱；佐臘月鹿血溫補精血，以固其本。諸品協同，有解鬱行氣，通絡止痛，扶正固本之功。依此推之，此心氣疼痛定由鬱氣內阻，心經不利，血滯絡脈所致無疑。患者發病每與情志逆亂有關，故在方藥治療期間，當輔以心理調適為佳。

【原文】**卒然心痛** 或經年頻發。安息香研末，沸湯服半錢。危氏《得效方》。（34卷·安息香）

【按語】安息香味辛苦氣芳香而性溫，善走心脾二經，有行散氣血，辟穢開竅，通絡止痛之功。本證為突然發作之心胸憋悶疼痛，古人云不通則痛。可見氣血滯塞，心脈痹阻為其病機之關鍵。故單用本品即可。但本方純為治標之劑，尤其長期頻繁復發者，取效後當更方以鞏固療效，且於緩解期進行系統的固本治療方為上策。

【原文】**氣脹心悶** 男女氣脹心悶，飲食不下，冷熱相攻，久患不瘥。厚朴（薑汁炙焦黑）為末。以陳米飲調服二錢匕，日三服。《斗門方》。（35卷·厚朴·皮）

【按語】是方以厚朴為君，功能行氣燥濕，消積導滯，寬中止痛；以陳米飲送下，可奏益氣和中，化食去滯之效。依方義可知，此男女氣脹心悶，應由宿食積滯，脾胃不和，

氣鬱中焦所致。故臨證常以心下脘腹脹悶疼痛，食慾欠佳，或噯腐吞酸為主。

【原文】**胸痹結胸** 胸痹，心中痞堅，留氣結胸，脇下逆氣搶心，枳實薤白湯主之。陳枳實四枚，厚朴四兩，薤白半斤，栝樓一枚，桂一兩，以水五升，先煎枳、朴，取二升去滓，納餘藥，煎三兩沸，分溫三服，當癒。張仲景《金匱要略》。（35卷・枳・枳實）

【按語】①枳實薤白湯：原名為枳實薤白桂枝湯。②栝樓：又名瓜蔞。③桂：即桂枝。

胸痹是指以胸中陽氣閉塞不通為因，出現心胸部痞悶疼痛等症的一類病證。結胸為痰氣結於胸中，阻滯經絡之意。二者病機相類，故可異病同治。枳實薤白湯中以陳枳實、薤白二藥為君，能溫通胸陽，破氣寬胸，消痰祛積；配厚朴、栝樓行氣燥濕，化痰寬胸，可助枳實之力；配桂枝辛散溫通，振奮胸陽，疏通經絡，可增薤白之功。故凡因陰寒痰濕鬱閉所致之胸痹結胸者皆可選用。

【原文】**傷寒胸痛** 傷寒後，卒胸隔閉痛。枳實麩炒為末。米飲服二錢，日二服。《濟眾方》。（35卷・枳・枳實）

【按語】傷寒可讀作傷於寒，或被寒傷。若患者遭受外界風寒之邪侵襲，最易受邪之處為肺。肺居膈上胸中，主氣司呼吸，突遇寒邪，凝斂閉氣，血滯經絡，故必胸痛。是方以麩炒枳實為用，麩炒可制其寒，而專取破氣寬胸之功，氣行則血行，肺絡即通，胸痛則止。

【原文】**卒心痛刺** 鬱李仁三七枚嚼爛，以新汲水或溫

湯下。須臾痛止。卻熱呷薄荷鹽湯。姚和眾至寶方。（36
卷・鬱李・核仁）

【按語】是方單用鬱李仁治療卒心痛刺，非常規用法。
一般臨證多用之潤下通導，以利二便。然《本草新編》記
載：本品還能「通關格，破血潤燥，又其餘枝。雖非常施之
品，實為解急之需」。而急性發作的心胸刺痛，為瘀血阻絡
無疑。據此可知，本方用鬱李仁當取破血之功，以奏通關格
止刺痛之效。方後言「熱呷薄荷鹽湯」，意在疏肝解鬱，通
調氣機，與鬱李仁協同，有行氣以助破血之功，正合氣行則
血行之法。

【原文】**產後血沖**　心胸滿喘，命在須臾。用血竭、沒
藥各一錢，研細，童便和酒調服。《醫林集要》。（34卷・
騏驎竭）

【按語】產後血沖指的是產婦體內瘀血阻絡，循經上沖
至心胸，導致肺氣不降，心脈阻滯，則患者胸滿喘促，氣窒
欲死。據此當急逐內瘀，通絡下氣。本方以血竭、沒藥活血
化瘀，行氣通絡；以童便逐瘀破血，導氣下行；以酒配之更
增通絡活血之功。急病疾治，先去其標，奏效後不必久用。

三、心腎陽虛

【原文】**熱厥心痛**　或發或止，身熱足寒，久不癒者。
先灸太谿、崑崙，引熱下行。內服金鈴散：用金鈴子、玄胡
索各一兩，為末。每服三錢，溫酒調下。潔古《活法機
要》。（32卷・楝・實）

【按語】金鈴子：即川楝子。

熱厥為發熱性病證中出現的一種特殊症狀，患者在身大
熱時兼見四肢末端冰冷，此稱之為厥冷。就病機而言，以熱

邪內盛，氣血逆亂，壅阻經絡，陽氣鬱閉為關鍵。本方法採取艾灸經穴與內服藥物，外內並舉的措施，可奏速效。灸太谿、崑崙，以引熱下行，可制內盛之熱；用金鈴子、玄胡索制散內服，有清熱瀉火，行氣解鬱，活血通絡，涼心止痛之功。

四、痰濁阻滯

【原文】胸痺痰嗽，胸痛徹背，心腹痞滿，氣不得通，及治痰嗽。大瓜蔞去瓤，取子炒熟，和殼研末，麵糊丸梧子大。每米飲下二三十丸，日二服。《杜壬方》。

胸中痺痛引背，喘息咳唾，短氣，寸脈沉遲，關上緊數。用大瓜蔞實一枚切，薤白半斤，以白酒七斤，煮二升，分再服。加半夏四兩更善。仲景《金匱》方。（18卷·栝樓）

【按語】胸痺，痰多咳嗽，胸痛，甚至胸痛徹背，心腹痞滿，氣不得通者，可取炒瓜蔞仁與瓜蔞殼同研末，做成糊丸，每次用米湯送服。瓜蔞為清熱化痰藥，然也能利氣開鬱，導痰濁下行而奏寬胸散結之效，故可用治痰氣互結，胸陽不通之胸痺胸痛。張仲景在《金匱要略》中治療胸痺，還配伍了薤白、白酒，並曰：加半夏更善，此即治療胸痺的著名方劑瓜蔞薤白白酒湯、瓜蔞薤白半夏湯。現今多用這些方治療冠心病心絞痛。

【小結】產生胸痺的病因大致不外陽虛、痰濁、氣滯、血瘀，從臨床上看，這些致病原因多間隙表現，很少單獨出現者，故選方用藥須兼顧。從使用藥物來看，常用的有桂枝、枳實、半夏、瓜蔞、薤白、丹參等，再結合具體病症選加藥物。

健　忘

　　健忘是記憶力減退的一種表現，對往事容易忘記，嚴重者，言談不知首尾，事過轉瞬即忘。健忘與心脾腎關係密切。

　　健忘的常見證型有腎精虧虛健忘，宜填精補髓；心腎不交健忘，宜交通心神，若偏於陰虛者，宜滋陰降火，養心安神；偏於心火熾盛，宜清心降火，滋補腎陰；心脾兩虛健忘，宜補益心脾；痰濁擾心健忘，宜化痰寧心；瘀血攻心健忘，宜活血化瘀，攻逐蓄血。

一、心腎不交

　　【原文】健忘驚悸，心神不足火不降，水不升，健忘驚悸。朱雀丸：用沉香五錢，茯神二兩，為末，煉蜜和，丸小豆大。每食後人參湯服三十丸，日二服。王璆《百一選方》。（34卷·沉香）

　　【按語】火不降，水不升，可視為心腎不交，水虧無以克火，火旺於上，擾亂神志，故神不守舍，而見心慌不安，記憶力減退等症。針對此證，該方用沉香，取其辛香質沉，芳香在上而開心竅，質重走下而納氣，引火下降；配茯苓滲濕健脾以滋化源，寧心安神以定情志；以人參作湯，能大補元氣，生陰化津，助水上升。全方可奏安神定悸，交通心腎，增強記憶之功。

二、痰濁擾心

　　【原文】健忘益智　七月七日，取菖蒲為末，酒服方寸

匕，飲酒不醉，好事者服而驗之。久服聰明。忌鐵器。《千金方》。（19卷·石菖蒲）

【按語】石菖蒲入心經，既能開心竅，又能益心智，安心神，令人不忘，故單用菖蒲研末，以酒送服，即可用治健忘證，且久服使人聰明。現代研究表明，石菖蒲不僅能促進正常小鼠的學習和記憶，對實驗所致病態下的小鼠也具有改善記憶的作用。

【小結】此處選錄的兩首方子只能部分地說明治療健忘的方式方法。從臨床來看，如果是老年人出現的健忘症，以虛損為多見，一般要補益心腎，若年輕人，多因外傷、刺激等所致，多採用活血、安神等來治療。

癥瘕

癥瘕是指腹部結塊，伴有或脹、或痛、或滿、或不適者。癥者有形可徵，固定不移，痛有定處；瘕者假聚成形，聚散無常，推之可移，痛無定處。一般以癥屬血病，瘕屬氣病。因臨床實難截然分開，故稱癥瘕。其發病原因主要由於機體正氣不足，風寒濕熱之邪內侵，或飲食內傷，臟腑功能失調，氣機阻滯，瘀血、痰飲、濕濁等有形之邪凝結不散，日月相積，逐漸形成。

常見證型有氣滯血瘀，宜行氣活血，化瘀消癥；痰濕瘀結，宜化痰除濕，活血消癥；腎虛血瘀，宜補腎活血，消癥散結。

現代醫學中的腹部腫瘤，如子宮肌瘤、卵巢腫瘤、盆腔炎性包塊、子宮內膜異位症結節包塊、肝癌、腸癌、胃癌等

屬於癥瘕的範疇。

一、氣滯血瘀

【原文】**男女諸病**　無極丸：治婦人經血不通，赤白帶下，崩漏不止，腸風下血，五淋，產後積血，癥瘕腹痛，男子五勞七傷，小兒骨蒸潮熱等證，其效甚速。宜六癸日合之。用錦紋大黃一斤，分作四分：一分用童尿一碗，食鹽二錢，浸一日，切曬；一分用醇酒一碗，浸一日，切曬。再以巴豆仁三十五粒同炒，豆黃，去豆不用；一分用紅花四兩，泡水一碗，浸一日，切曬；一分用當歸四兩，入淡醋一碗，同浸一日，去歸，切曬，為末。煉蜜丸梧子大。每服五十丸，空心溫酒下。取下惡物為驗，未下再服。此武當高士孫碧雲方也。《醫林集要》。（17卷·大黃）

【按語】此方單以大黃治療多種疾患，如婦科、男科等各科病症，尤其是治療　瘕為好，以大黃一藥經不同的製法，所發揮的作用亦不同。其中以童便製，可加強大黃的活血化瘀的作用；用酒製，可加強大黃的行散作用；以巴豆製，可加強大黃的消癥之效；以紅花製，亦加強大黃的通瘀之功。縱觀此方的特點，以治療癥瘕為主要作用。從《本草綱目》中所載的有關大黃的方治來看，也多是圍繞此類病證的方子，如治療一切壅滯、痰證、心腹諸疾、腹中痞塊、腹脇積塊、久患積聚、脾癖疳積等。

【原文】**琥珀散**　止血生肌，鎮心明目，破癥瘕氣塊，產後血運悶絕，兒枕痛，並宜餌此方。琥珀一兩，鱉甲一兩，京三棱一兩，延胡索半兩，沒藥半兩，大黃六銖，熬搗為散。空心酒服三錢匕，日再服。神驗莫及。產後即減大黃。《海藥本草》。（37卷·琥珀）

【按語】琥珀散以琥珀為君散瘀止血；伍鱉甲軟堅散結，滋養陰血，兼顧標本；配京三棱、延胡索、沒藥、大黃等品，破血行氣，通絡止痛，涼血止惡露，以助君藥。諸藥協同，有破血行氣，消除癥瘕，通絡止痛之功。尤與婦女產後多虛多瘀之病機相合，再之其破消瘀血腫塊之力較強。故產後見腹部瘀腫疼痛者選用為宜。

【原文】血瘕癥癖　甄權曰：用鱉甲、琥珀、大黃等分作散，酒服二錢，少時惡血即下。若婦人小腸中血下盡，即休服也。（45卷·鱉甲）

【按語】鱉甲長於軟堅散結，乃治療癥瘕要藥，琥珀、大黃均能活血散瘀，且大黃兼能瀉下逐瘀，以利於瘀血排除，以酒調服，可助活血之功。此方現可以用治腹部腫塊、瘀血病證。

二、寒邪凝滯

【原文】產後瘕痛　桂末，酒服方寸匕，取效。《肘後》。（34卷·牡桂）

【按語】瘕者包塊也，產婦所見多於腹部，其發生與寒凝氣滯，瘀血阻滯有關。然瘕塊有聚散不定之特徵，臨證治之多可獲效。本方以酒送下肉桂，意在溫經散寒，通絡消腫，散瘕止痛。

【小結】中醫所說的癥瘕多見於各種腫瘤，尤以婦科癌腫為主。凡治癥瘕，活血為首要的治療大法，其次是軟堅。此處選方雖不多，但臨床對於此病用藥，一般劑量較大，用藥時間較長，耐心、信心、決心很重要，《本草綱目》中介紹了許多動物藥治療癥瘕，效果較好，如土鱉蟲、鱉甲、穿

山甲、水蛭等，可根據病情選用。

癲　狂

癲狂為臨床常見的精神失常疾病，分為癲病或狂病。癲病以精神抑鬱、表情淡漠，沉默痴呆，語無倫次，靜而多喜為特徵。狂病以精神亢奮、狂躁不安，罵詈（ㄌ丨 毀物，動而多怒為特徵。二者均導致臟氣不平，陰陽失調，閉塞心竅，致神機逆亂，臨床症狀不能截然分開，所以統稱為癲狂。本病與七情內傷、飲食失節、先天不足有關。

癲狂常見徵象有痰氣鬱結，宜理氣解鬱，化痰醒脾；痰火擾心，宜清心瀉火，滌痰醒神；心脾兩虛，健脾益氣，養心安神；痰熱瘀結，宜豁痰化瘀，調暢氣血；火盛傷陰，宜育陰潛陽，交通心腎。

現代醫學中的精神分裂症、躁狂抑鬱症可表現癲狂的徵象。

一、痰氣上逆型

【原文】平肝去怯　治善怒發狂。（8卷·鐵落）

【按語】此說源於《本草綱目·鐵落》，為李時珍所述。生鐵落即鐵工打鐵時掉下的鐵屑。以生鐵落治療癲狂源於《黃帝內經》。生鐵落下氣疾，對於癲狂病證，具有鎮肝降逆作用，特別是對於狂躁型的精神病患者有一定效果。此藥可以選用。

二、痰迷心竅證

【原文】鬱金入心及包絡。治血病。《經驗方》治失心

顛狂，用真鬱金七兩，明礬三兩，為末，薄糊丸梧子大，每服五十丸。白湯下。有婦人顛狂十年，至人授此。初服心胸間有物脫去，神氣灑然，再服而蘇。此驚憂痰血絡聚心竅所致。（14卷·鬱金）

【按語】此文見於鬱金「發明」欄內。此方用鬱金配伍明礬治療癲狂，即白金丸。鬱金清心涼血又活血化瘀，能治療心經有痰或痰瘀心中致神志異常；明礬祛痰，李時珍說「鬱金入心去惡血，明礬化頑痰」，能治療痰迷心竅之證。將其作為丸劑則服用方便。

【原文】癲癇心風　遂心丹：治風痰迷心，癲癇，及婦人心風血邪。用甘遂二錢，為末，以豬心取三管血和藥，入豬心內縛定，紙裏煨熟，取末，入辰砂末一錢，分作四丸。每服一丸。將心煎湯調下。大便下惡物為效，不下再服。《濟生方》。（17卷·甘遂）

【按語】甘遂具有治療痰迷心竅的作用。此方將甘遂與豬心、朱砂同用治癲癇，取甘遂逐痰涎之功，朱砂清心熱，豬心則有補養心血作用，使痰涎去，神有所歸，故有治療癲癇的作用。此方可用。

【原文】發狂欲走　瓜蒂末，井水服一錢，取吐即瘥。《聖惠方》。（33卷·甜瓜·瓜蒂）

【按語】狂者多與痰火擾心，神志逆亂，無以約制有關。臨證以為此痰與火交結於心，非急驅之，而無以定神志。依「其高者因而越之」的原則，本方單用瓜蒂催吐，以逐痰火，是為上策。然吐法的攻擊性甚強，易傷正氣，不得久服。一般得吐即止，不必盡劑。奏效後即應更方鞏固。

【原文】**小兒狂躁** 蓄熱在下，身熱狂躁，昏迷不食。厄子仁七枚，豆豉五錢，水一盞，煎七分，服之。或吐或不吐，立效。閻孝忠《集效方》。（36卷·厄子）

【按語】厄子：即栀子。

此證言小兒身熱狂躁，昏迷不食，應與心火熾盛，兼及小腸，神明錯亂直接相關。其稱蓄熱在下，實為見到小腸有熱之象，如小便短赤灼熱等。故凡兒童見高熱之症時，極可能並發昏迷、狂躁等症。是方以厄子仁為君，重在清瀉心經火熱，臨證稱其為苦寒之品，能「通瀉三焦之火」；配豆豉能散鬱熱，解煩躁。二藥協同，可奏急瀉心火，除煩定志之效。今多用於兒科急性發熱性疾患。

【原文】**小兒狂語** 夜後便發。竹瀝夜服二合。姚和眾至寶方。（37卷·竹·慈竹瀝）

【按語】小兒狂語，夜後便發，似與今之小兒夜啼、夢囈相類。根據是方用竹瀝清熱化痰，涼心定驚，可知此證為痰熱擾心，神不守舍所致。

三、痰熱瘀結

【原文】**狂語** 產後血運不知人及狂語。用騏驎竭一兩，研末。每服二錢，溫酒調下。《太平聖惠方》。（34卷·騏驎竭）

【按語】騏驎竭：即血竭。

產後狂語非精神失常。其發生與瘀血內阻，循經上沖，乾擾心神有關。故治療當以活血化瘀，疏通經絡為法。方中以溫酒送下騏驎竭，意取散瘀活血，溫通經絡，正合大法，用之必效。今將此狂語稱為症狀性精神異常。

【原文】**女人異疾**　女人月事退出，皆作禽獸之形，欲來傷人。先將綿塞陰戶，乃頓服沒藥末一兩，白湯調下，即癒。《危氏方》。（34卷・沒藥）

【按語】異疾：異者為行為乖異；疾者為不正常。

月事退出指的是月經閉止。作禽獸之形，欲來傷人是形容患者行為異常，有危害他人傾向，今稱之為精神行為異常。是方急用沒藥，取其破血行氣，芳香醒神之功。說明此閉經應為肝鬱氣滯，瘀血阻閉所致。臨證得效後，當輔以心理調適，並更方鞏固，以絕後患。

【原文】**傷寒熱結**　六七日狂亂，見鬼欲走。以大蚓半斤去泥，用人溺煮汁飲。或生絞汁亦可。《肘後方》。（42卷・蚯蚓）

【按語】熱邪易擾心神，熱盛則生狂亂。地龍（蚯蚓）性寒可去大熱，善能清熱定驚；人尿鹹涼，可滋陰降火，引火熱下行而不致上擾神明。此方在古代用治癲狂，但因人尿不宜被人們所接受，現較少應用。

【小結】中醫一向認為癲狂主要與痰有關，在治療過程中，始終抓住治痰這一要點，對解除疾病有幫助。上述選錄的方子只能部分說明治療癲狂的用藥特點。在《本草綱目》第29卷記載一個病例：「范純佑女喪夫發狂，閉之室中，夜斷窗櫺（ㄌㄧㄥˊ），登桃樹上食桃花幾盡。及旦，家人接下，自是遂癒也。珍按：此亦驚恐傷肝，痰夾敗血，遂致發狂。偶得桃花利痰飲，散滯血之功，與張仲景治積熱發狂用承氣湯，畜血發狂用桃仁承氣湯之意相同。」因為桃花有通大便的作用，也能祛痰飲積滯，所以在治療癲狂時，注意選用或加用通大便這一點很重要。

第三部分　脾胃系

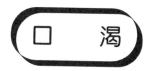

　　口渴是指口中乾渴，時時欲飲水。口渴只是一個症狀，其可見於多種病症中，其與消渴不同。

　　產生口渴的原因有肺胃津傷，宜清瀉肺胃，並養陰生津；胃火亢盛，宜清瀉胃火；脾胃虧虛，宜補益脾胃；腎陰虧虛，宜滋補腎陰；氣化失司，宜化氣滲濕，兼以益陰。

一、肺胃津傷

　　【原文】**產後血渴**　飲水不止。黃芩、麥門冬等分，水煎溫服，無時。《楊氏家藏方》。（13卷・黃芩）

　　【按語】所謂無時，即不拘時，不定時。

　　產後因失血，導致飲水不止，此乃由飲水自救，可以麥冬生津止渴，黃芩清熱，達到消除口渴的作用。此方可以選用。但按照中醫的用藥特點，產後宜溫，若選用溫性的生津止渴作用的藥物則更好。

　　【原文】**膈上煩熱**　多渴，利九竅。滑石二兩搗，水三大盞，煎二盞，去滓，入粳米煮粥食。《聖惠方》。（9卷・

滑石）

【按語】滑石為利尿通淋之藥，乃治療淋證要藥，但由其清熱作用，亦可用於煩熱口渴，古代本草學家認為，其通九竅，使六腑津液得以輸布，故能治療煩熱口渴。今將滑石煎水後，去滑石，以水與粳米煮粥食用，藥療、食療結合，有良好的作用。據此可以用其他藥物與粳米煮粥食用，同樣可以達到該作用。

【原文】**煩躁熱渴** 葛粉四兩，先以水浸粟米半升，一夜漉出，拌勻，煮粥食之。《聖惠方》。（18卷·葛根）

【按語】煩躁熱渴多為熱病耗傷陰津所致。故取清熱又能鼓舞脾胃清陽之氣上升，而有生津止渴之功的葛根，與能益氣，去脾胃之熱而治口渴的粟米同煮粥食用。葛根的生津作用主要是治療脾胃有熱的病證。此方也可以治療消渴。

【原文】**除煩止渴** 生葡萄搗濾取汁，以瓦器熬稠，入熟蜜少許同收。點湯飲甚良。《居家必用》。（33卷·葡萄）

【按語】葡萄為清熱除煩，生津潤燥之食療佳品。臨證尤以除煩熱，止燥渴為功，治秋燥諸疾多用。是方取汁熬稠，入熟蜜同收為製蜜膏之法。製膏之目的主要是便於儲備。若於葡萄收成之季，取鮮汁飲服即可。

【原文】**發熱口乾** 小便赤澀。取甘蔗去皮，嚼汁咽之。飲漿亦可。《外臺秘要》。（33卷·甘蔗）

【按語】熱邪熾盛，最易灼傷津液。故發熱性疾患常伴見口燥咽乾，小便短赤澀滯。甘蔗有清熱生津，利尿通淋之功，為治熱病所常用。但其為食物，有功而力弱，若意在絕

熱之源，理當與他藥配合，方可奏效。

【原文】**時氣煩渴**　生藕汁一盞，生蜜一合，和勻，細服。《聖惠》。（33卷・蓮藕・藕）

【按語】時氣多指一些季節性很明顯的致病因素。一般時氣致病具有傳染性、流行性，易致人發熱煩渴等特徵。是方以生藕汁清熱涼血，生津止渴為君；配生蜜益氣潤肺，意取其食療之功。顯然是針對煩渴之症而設，故於時氣熱病後期用之為宜。

【原文】**霍亂煩渴**　藕汁一鍾，薑汁半鍾，和勻飲。《聖濟總錄》。（33卷・蓮藕・藕）

【按語】霍亂之證有上吐下瀉，揮霍撩亂之勢。急性猛烈之吐瀉，最易損傷胃中津氣。針對此證，方以藕汁、薑汁合用，共奏降逆和胃，益氣生津之功。然霍亂之證多由穢濁之邪傷中所致，病情既急且重。初期尤應以祛邪為要，後期方可扶正調理，生津止渴。

【原文】**傷寒口乾**　生藕汁、生地黃汁、童子小便各半盞，煎溫，服之。《龐安時傷寒論》。（33卷・蓮藕・藕）

【按語】傷寒者被寒傷也。寒傷於外，熱鬱於內，灼傷津液見口乾煩渴。方中以生藕汁、生地黃汁清熱涼血，生津止渴，功力強於單用生藕汁；用童便意在導熱下行。然傷寒證早期多應散寒祛邪，故本方亦應於後期用之，以免戀邪。

二、脾胃虛虛

【原文】**霍亂煩渴**　不止。糯米三合，水五升，蜜一合，研汁分服，或煮汁服。《楊氏產乳》。（22卷・稻）

【按語】霍亂煩渴不止，是因霍亂大吐、大瀉，耗傷陰津所致。糯米雖無養陰之功，但透過補中益氣，不僅使脾胃健運，中焦調和，吐瀉自止。而且氣旺還可使津生渴止。因此，本方將糯米與蜂蜜同研汁分服，或煮汁服，治療霍亂煩渴不止。不過近代用治口渴喜飲，多將糯米研末或磨成漿，加蜂蜜及適量水，煮成稀糊食用。

【原文】小兒熱渴　蓮實二十枚炒，浮萍二錢半，生薑少許，水煎，分三服。《聖濟總錄》。（33 卷·蓮藕·蓮實）

【按語】蓮實：即蓮子肉，或稱蓮子米、蓮仁。此方所用應為鮮嫩蓮子肉，並不去心。

小兒之體嬌嫩，又為純陽，受邪之害，最易化熱傷津，而見煩渴之症。方中用蓮實既能清熱除煩，又能益肺健脾，生津止渴；伍浮萍宣散風熱之邪；佐生薑和胃降逆，顧護後天。由此可知此證當與風熱外襲有關，病情較輕淺。治宜祛邪為先，不必強力生津，邪祛則津自生。

三、氣化失司

【原文】傷寒口渴　邪在臟也，豬苓湯主之。豬苓、茯苓、澤瀉、滑石、阿膠各一兩，以水四升，煮取二升。每服七合，日三服。嘔而思水者，亦主之。張仲景方。（37 卷·豬苓）

【按語】傷寒邪在臟也，此言寒邪循經入腑，阻滯於足太陽膀胱之中。膀胱藏津液，主開合。邪滯則氣化不能，開合失常，津液蓄積，上不能輸布全身，可見口渴，下不能排尿於外，可見小便短少。故豬苓湯所用豬苓、茯苓、澤瀉、滑石等品，皆有滲濕利尿之功，可除蓄水；蓄水得除，氣化

功能恢復，經氣暢達，津氣自可升達，口渴得除；配阿膠滋陰養血，可扶正固本，而滋化源。此傷寒口渴，彼傷寒口乾，症似相同，但治法選方迥異，因病機有別也。

【小結】傳統治療口渴的方法是養陰生津。此處選錄的部分方子和治法，歸納有：①內服藥物；②利尿；③藥物、食物煮粥食；④飲用藥汁等。其中由利小便來達到治療口渴的方法則別具一格。此種方法在後代的本草書中亦有相似的論述，所以學習前人的經驗，學法是很重要的。

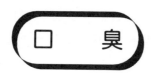

口臭是一個症狀，是病者自覺口中散發出難聞的氣味，或雖自己感覺不到，但別人感到明顯的異味。

口臭的常見證型有濕熱內蘊，宜清熱解毒，化濕除臭；心火上炎，宜清心降火，利尿除臭；陰虛火旺，宜滋陰降火，香口除臭；痰熱壅肺，宜清肺化痰，辟穢除臭；腸胃食積，宜消積導滯，爽口除臭。

濕濁內蘊

【原文】**口齒氣臭** 《百一選方》：用香白芷七錢，為末，食後井水服一錢。《濟生方》：用白芷、川芎等分，為末，蜜丸茨實大，日噙之。（14卷·白芷）

【按語】白芷具有芳香氣味，俗稱香白芷，有香口除臭之功，將其內服，用治口中臭味，據此可將白芷用於多種原因所致的口臭，配伍川芎可以加強其作用。

【原文】**香口辟臭**　豆蔻、細辛為末，含之。《肘後方》。（14卷・豆蔻）

【按語】此處豆蔻即草豆蔻。將草豆蔻、細辛研末，含於口中，達到香口祛臭的作用，此方是可行的。不過應用細辛劑量不宜過大，因為細辛有麻醉作用，會引起咽喉部不適，甚至中毒的現象。在取藥物香口方面，草豆蔻具有良好的作用，早在漢代的《名醫別錄》中就有記載其「去口臭氣」。

【原文】**香口辟臭**　益智子仁一兩，甘草二錢，碾粉舐之。《經驗良方》。（14卷・益智子）

【按語】益智仁具有溫脾之功，能祛脾胃濕濁，脾愛暖而喜芳香，故用益智仁配伍甘草略有香口之功。此方作用不是很強，但可以選用。

【原文】**香口去臭**　藿香洗淨，煎湯，時時噙漱。《摘玄方》。（14卷・藿香）

【按語】藿香氣芳香，具有很好的香口，祛除口中臭氣的作用，將其煎水漱口，具有較好的作用。在李時珍之前的王好古就有如此認識，所以此方可以選用。

【原文】**口中臭氣**　香薷一把，煎汁含之。《千金方》（14卷・香薷）

【按語】香薷其氣芳香，將其煎水含漱，具有香口祛臭的作用，其作用與藿香、草豆蔻、白芷、白豆蔻等作用相似，可以使用。

【小結】此處選錄的均是香口的方法。一般多用芳香之品，這裡介紹了採用口服法、口含法、口舐、噙漱的幾種方

法。這些法則均可以選用。

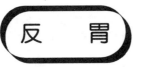
反　胃

　　反胃是指飲食入胃，宿穀不化，由胃返出之病。《金匱要略》稱為胃反。本病的病因多由飲食不當，飢飽不常，或嗜食生冷，損及脾陽；或憂愁思慮，傷及脾胃；中焦陽氣不振，寒從內生，導致脾胃虛寒，不能腐熟水穀，飲食停留，逆而向上，終致嘔吐而出。

　　反胃常見證型有胃氣上逆，宜降逆和胃，理氣消食；脾胃虛寒，宜溫中健脾，降氣和胃。

　　另外還有吐酸也和反胃有關係，吐酸是指胃中酸水上泛，又稱泛酸。若隨即嚥下稱為吞酸，若隨即吐出者稱為吐酸，可單獨出現，也可與胃痛兼見。其發病不外寒熱二端。

　　吐酸的常見證型有熱證，宜清瀉肝火，和胃降逆；寒證，宜溫中散寒，和胃制酸。

一、脾胃虛寒

　　【原文】**反胃吐食**　灶中土年久者，為末，米飲服三錢，經驗。《百一選方》。（7卷・伏龍肝）

　　【按語】灶中土即伏龍肝。伏龍肝具有溫中止嘔的作用，若脾胃虛寒導致嘔吐，在有條件的情況下，將伏龍肝煎水內服有止吐的作用。其方法簡單，實用，就地取材，不失為一個良好的驗方。

　　【原文】**久冷反胃**　《經驗方》：用大附子一個，生薑一斤，銼細同煮。研如麵糊。每米飲化服一錢。《衛生家寶

方》：用薑汁打糊，和附子末為丸，大黃為衣。每溫水服十丸。《斗門方》：用最大附子一個，坐於磚上，四面著火漸逼，以生薑自然汁淬之。依前再逼再淬，約薑汁盡半碗乃止，研末。每服一錢，粟米飲下，不過三服瘥。或以豬腰子切片，炙熟蘸食。方便集：用大附子一個，切下頭子，剜一竅，安丁香四十九個在內，仍合定，線扎，入砂銚內，以薑汁浸過，文火熬乾，為末。每挑少許，置掌心舐（ㄕˋ）吃。日十數次。忌毒物、生冷。（17卷·附子）

【按語】寒邪凝聚於胃，致胃寒反胃，今取附子、生薑溫胃散寒，以米飲護胃，此方可以選用。第二方用了大黃為衣（即將大黃作為丸藥的外衣），機理一樣。後面幾張方子均是如此用法達到散寒止痛之功。一般來說，附子用治沉寒痼冷，效果極佳。此處即是如此用法。因其溫陽散寒作用強，所以又用附子治療虛寒泄瀉。

【原文】反胃吐食 用胡椒醋浸，日乾，如此七次，為末，酒糊丸梧子大。每服三四十丸，醋湯下。《聖惠方》：用胡椒七錢半，煨薑一兩，水煎，分二服。是齋《百一方》：用胡椒、半夏（湯泡）等分，為末，薑汁糊丸梧子大。每薑湯下三十丸。戴原禮方。（32卷·胡椒）

【按語】半夏（湯泡）：半夏有毒，內服應炮製後入藥。湯泡為一種炮製方法，能去除其表面黏液，避免出現刺激咽喉的副作用。

此處反胃嘔吐是由胃中寒積所致。胡椒乃辛、大溫之品，可下氣溫腸胃，除寒濕治反胃。七度醋浸曬乾，其意有二，一者酸收下氣助胡椒，二者取日光陽熱之性。酒味辛甘苦，性大熱可助胡椒溫胃散濕氣。諸藥合力可奏化寒積降逆氣，和胃止吐之功。

另《聖惠方》以胡椒、半夏、薑汁同用。其中半夏尤為止嘔要藥，用於痰飲或胃寒所致之嘔吐者為宜；配合有「嘔家聖藥」之稱的生薑，既可減半夏之毒，又能溫中和胃，化痰止嘔。而奏散寒祛痰，降逆和胃之效。

【原文】**反胃吐食**　朝食暮吐，暮食朝吐，旋旋吐者。用甘蔗汁七升，生薑汁一升，和勻，日日細呷之。《梅師方》。（33卷・甘蔗）

【按語】胃為燥土之腑，喜潤而惡燥。若胃津受損，則胃氣失和，中焦逆亂，即見反胃吐食，食滯不化。故是方以甘蔗汁為君，生津潤燥，緩急安中；配有「嘔家聖藥」之稱的生薑汁和胃降逆，消食止吐。

【原文】**反胃吐食**　石蓮肉為末，入少肉豆蔻末，米湯調服之。《直指方》。（33卷・蓮藕・蓮實）

【按語】石蓮肉：為陳蓮子肉，用於此證時當去心。

是方以石蓮肉為君，能益氣健脾；配肉豆蔻能溫中散寒，行氣開胃。二藥協同，功能補中益氣，散寒行氣，和中開胃。以之測知，此證發生與中焦氣虛，寒滯於胃，氣機上逆有關。

【原文】**反胃吐食**　《袖珍方》：用母丁香一兩為末，以鹽梅入搗和，丸芡子大。每噙一丸。《聖惠方》：用母丁香、神麴（炒）等分，為末。米飲服一錢。（34卷・丁香）

【按語】神麴：今處方名為神曲，入藥前炒焦，其消食化積作用倍增。

《袖珍方》用母丁香，有溫中散寒，平降逆氣之功；配鹽梅以消食開胃。故用於因寒滯中焦，氣逆於上的反胃吐

食，並兼見食慾較差的患者為宜。

《聖惠方》中配炒神麴，意取消食導滯之功。可知所治之反胃吐食，與寒滯於胃，食積不化有關。故用於兼見噯吐酸腐的患者為宜。

【原文】**反胃關格**　氣噎不通。丁香、木香各一兩。每服四錢，水一盞半，煎一盞。先以黃泥做成碗，濾藥汁於內，食前服。此方乃椽史吳安之傳於都事蓋耘夫有效，試之果然。土碗取其助脾也。《德生堂經驗方》。（34卷·丁香）

【按語】關格之證多見上下不通，食入即吐之狀，病情多半篤重。所致原因甚多。是方用丁香、木香協同，可奏散寒溫中，行氣和胃，平沖降逆之功。故知此反胃關格應由寒滯中焦，胃氣逆亂，格拒於上所致。

二、胃氣上逆

【原文】**反胃上氣**　蘆根、茅根各二兩，水四升，煮二升，分服。《千金方》。（15卷·蘆根）

【按語】蘆根、茅根均能清瀉胃熱，是治療胃氣上逆的常用之品，如噁心、嘔吐、呃逆等，同用則可加強作用，但二藥作用不強，在民間常將二藥用來煎水內服，此方藥源豐富，價廉宜取，故受到人們的青睞。

【原文】**醋心上攻**　如濃醋。用茱萸一合，水三盞，煎七分，頓服。近有人心如蜇破，服此，二十年不發也。累用有效。《兵部手集》。（32卷·吳茱萸）。

【按語】醋心上攻指的是心下胃脘處泛酸，氣逆於前胸正中（即食道）。與今之反流性食道炎相類。是方單用吳茱萸，能溫散肝胃之寒，疏解調和中焦之氣。故可推知，此證

由肝鬱寒滯，胃氣失和所致。

【小結】產生反胃的原因有多種，而以脾胃虛寒者最為多見，上述節錄的方子多偏於胃寒，在治療方面，多選用溫胃散寒的法則。在用藥方面，則多選用生薑、乾薑、高良薑、丁香等。臨床上，如果偶然出現的反胃，一般可以選用理療的辦法就可以達到治療的目的。

蟲　證

蟲證多見於小兒，種類甚多，以蛔蟲、蟯蟲、薑片蟲、鉤蟲發病最為普遍。腸道蟲證，輕者影響小兒的正常生長發育，重者可出現各種病候或合併症。

蛔蟲在古代又稱蛕（ㄏㄨㄟ）蟲、蚘（ㄏㄨㄟ）蟲、長蟲，一般宜驅殺蛔蟲，調理脾胃；若蛔厥者，宜安蛔定痛，繼則驅蛔。蟯蟲者，宜殺蟲止癢，結合外治。薑片蟲者，宜驅蟲為主，配合健脾益氣，滲濕。鉤蟲者，以驅蟲為主，兼以調理脾胃。

一、蛔蟲病證

【原文】小兒蛔痛，口流涎沫。使君子仁為末，米飲五更調服一錢。《全幼心鑒》。（18 卷·使君子）

【按語】小兒因蛔蟲而致腹痛，口流涎沫者。可取使君子仁研末，用米湯在五更時調服一錢。使君子為驅殺蛔蟲之要藥，且味甘氣香而不苦，故對小兒蛔蟲腹痛用之尤宜。在服法方面，也可以將使君子仁炒香用。

【原文】消渴有蟲　苦楝根白皮一握切焙，入麝香少許，水二碗，煎至一碗，空心飲之，雖困頓不妨。下蟲如蚘而紅色，其渴自止。消渴有蟲，人所不知，洪邁《夷堅志》。（32卷・楝・根及白皮）

【按語】蟲：即指蚘蟲。今之驅蚘用是方不必配麝香。

消渴者見多飲、多食、多尿。有蟲者言其病因，即蟲生於內，外見消渴。病因已然，急驅殺之無疑。苦楝根白皮味苦性寒，毒性強，單用即為驅蟲、殺蟲之品；若配麝香少許，取其辛香走竄，古有「蟲得辛則伏」一說。故配之能助君藥驅蟲之力。

【原文】製殺諸蟲　生蕪荑、生檳榔各四兩，為末，蒸餅丸梧子大。每服二十丸，白湯下。《本事方》。（35卷・蕪荑）

【按語】蕪荑、檳榔皆為驅殺腸道寄生蟲之要藥。臨證單用即可，聯合用之能增強驅蟲之效。所謂諸蟲一般指腸道的幾種主要的寄生蟲，如蚘蟲、絛蟲、鉤蟲、蟯蟲等。

【原文】疳熱有蟲　瘦悴，久服充肥。用榆仁一兩，黃連一兩，為末，豬膽汁七枚和，入碗內，飯上蒸之，一日蒸一次，九蒸乃入麝香半錢，湯浸蒸餅和，丸綠豆大。每服五七丸至一二十丸，米飲下。錢氏《小兒直訣》。（35卷・蕪荑）

【按語】榆仁：即蕪荑。

疳者疳積也，為兒童常見的脾胃疾病。病機以脾胃虛弱，氣血不足為關鍵。臨證多見腹大形瘦，納呆面花，神疲乏力等症，亦有兼現發熱者。究其病因，蟲積腸道者多見。是方以榆仁為君，驅殺蟲積；伍黃連既能清熱燥濕，又能降逆和胃；佐豬膽汁能導熱下行，以防格拒，亦能消食祛積；

入麝香辛香可助君藥驅蟲。今可用於因腸道寄生蟲病而見營養缺乏性表現的患兒。

二、條蟲病證

【原文】下寸白蟲　雷丸，水浸去皮，切焙為末。五更初，食炙肉少許，以稀粥飲服一錢匕。須上半月服，蟲乃下。《經驗方》。（37卷・雷丸）

【按語】寸白蟲即條蟲也。此蟲為腸道寄生蟲中形體最大者。然其排出的妊娠節片，寸長而色白，故為寸白蟲。

寸白蟲發生多與生吃被此蟲感染的豬、牛肉有關。雷丸具有驅殺條蟲之功。用之驅蟲，劑量應足夠，服藥應安排在五更初（即清晨），意在畢其功於一役。因此藥有毒，切忌連續服用。

【小結】通常所說的蟲證，包括腸道寄生蟲、皮膚寄生蟲以及能夠引起皮膚瘙癢的某些病證也屬於蟲證的範疇。前人未有認識到血液的寄生蟲。此處節錄的方子，偏於治療蟲證腸道寄生蟲。從達到治療的目的來看，包括直接殺死蟲體、麻痺蟲體、將其排出於體外。

古代用治寄生蟲的藥物，主要是針對蛔蟲者，根據蛔蟲的特點，「得辛則伏、得酸則安、得苦則下，得甘則翻，見洞就鑽」的認識，一般選用辛、苦、酸味的藥物，如花椒、川楝子、苦楝皮、烏梅等，不用甘味藥，但使君子是例外。同時配合瀉下藥作用更好。至於選用殺寸白蟲的藥物則比較少用。

第三部分　脾胃系

吐　血

吐血的特點是發病急劇，吐血前多有噁心、胃脘不適，頭暈等證。血隨嘔吐而出，常伴有食物殘渣等胃內容物，血色多為咖啡色或紫暗色，也可為鮮紅色，大便色黑如漆，或呈暗紅色。一般多有胃痛、脇痛、黃疸、癥積等病史。

吐血的常見證型有胃熱壅盛，宜清胃瀉火，化瘀止血；肝火犯胃，宜瀉肝清胃，涼血止血；氣虛血溢，宜健脾益氣，補血止血，脾胃虛寒，宜補益脾胃，溫中止血。

一、虛寒吐血

【原文】**吐血衄血**　伏龍肝末半升，新汲水一升，淘汁和蜜服。《廣利方》。（7卷·伏龍肝）

【按語】伏龍肝即長年燒柴火的灶膛中的黃土。按古人解釋，因灶有神，故號為伏龍肝。伏龍肝具有溫中止血的作用，常用治虛寒性的吐血、衄血、便血、崩漏等出血證。若出血而與蜜同用，是可取的。此方除用於上述出血外，還用於其他出血病證。

【原文】**吐血不止**　紫參、人參、阿膠炒等分，為末，烏梅湯服一錢。一方去人參，加甘草，以糯米湯服。《聖惠方》。（12卷·紫參）

【按語】紫參即拳參，又名紅蚤休，具有清熱解毒，涼肝息風，涼血止痢的作用。阿膠乃止血要藥，炒後稱阿膠珠，若止血宜用蒲黃炒。人參補氣，烏梅有收斂作用，四藥同用，故可治療吐血。

【原文】**吐血不止** 《經驗方》：用荊芥連根洗，搗汁半盞服。乾穗為末亦可。《聖惠方》：用荊芥穗為末，生地黃汁調服二錢。（14卷·假蘇）

【按語】假蘇即荊芥。將荊芥炒炭則稱為荊芥炭，具有止血的作用，可用治多種出血的病證，如吐血、咳血、咯血、便血、崩漏等。此處將荊芥搗汁服，臨床用之並不多，一般認為將其炒炭才有止血之功。至於配伍生地汁，是因為其也有止血之功。《本草綱目》記載還可用治鼻衄、九竅出血、口鼻出血、尿血、崩中不止、大便下血等。

【原文】**吐血下血** 《肘後》：用桂心為末，水服方一寸匕。王璆曰：此陰乘陽之症也，不可服涼藥。南陽趙宜德暴吐血，服二次而止。其甥亦以二服而安。（34卷·牡桂）

【按語】桂心本為溫助陽氣，散寒通絡，引火歸源之品。此處吐血下血用之有效，說明本證出血與陽氣虧虛，陰寒內生，攝血不能有關，屬虛寒型出血證，患者必兼見形寒肢冷等症。故王璆曰：此陰乘陽之症也，不可服涼藥。可見止血塞流應辨明致病之因，方可投方治之。

【原文】**卒然吐血** 烏賊骨末，米飲服二錢。《聖惠》。（44卷·烏賊魚）

【按語】烏賊骨又名海螵蛸，其性質收澀，長於收斂止血，用治各種出血。此方用其治療吐血是可以選用的，但只能治標，血止之後，應針對病因從本治之。

【原文】**吐血不止** 《千金翼》：用阿膠（炒）二兩，蒲黃六合，生地黃三升，水五升，煮三升，分三服。《經驗》：治大人、小兒吐血。用阿膠（炒）、蛤粉各一兩，辰

砂少許，為末。藕節搗汁，入蜜調服。（50 卷・阿膠）

【按語】阿膠甘平，為止血要藥，可單味炒黃為末用，治療陰虛血熱吐血不止，配蒲黃、生地黃同用又加強作用；蒲黃功能活血止血止痛，可治療多種出血證，尤善治血瘀出血；生地黃清熱養陰、涼血止血，主治陰虛血熱出血；此處用蛤粉拌炒阿膠主要是加強阿膠的養陰潤肺止血作用，更適用於陰虛吐血；藕節具有良好的止血作用，為常用止血藥物；辰砂即朱砂，用辰砂之目的是取其安神鎮驚作用，使出血患者情緒穩定。諸藥配伍，對於吐血不止，療效很好。

二、血熱吐血

【原文】**吐血衄血**　方同。（10 卷・代赭石）

【按語】「方同」是指方源於《斗門方》。代赭石具有清熱涼血止血，降逆的作用，為較好的止血藥。因為能降胃氣，故可用治吐血。其止血方面尤其是治療上部出血和崩漏多用。一般是將其火煅後，米醋淬，研末後服用。也有配伍複方中使用的。在止血方面還可用於便血等。

【原文】**男女吐血**　地榆三兩，米醋一升，煮十餘沸，去滓，食前稍熱服一合。《聖惠方》。（12 卷・地榆）

【按語】地榆具有很好的止血作用，臨床主要治療便血，但吐血也可以使用。加醋可加強止血之功。

【原文】**吐血不止**　黃連一兩搗散，每服一錢，水七分，入豉二十粒，煎至五分，去滓溫服。大人、小兒皆治。《簡要濟眾方》。（13 卷・黃連）

【按語】吐血的原因有多種，若因熱邪所致，耗傷血絡導致出血，以黃連清熱瀉火解毒，應該有良好的療效。另外

在黃芩條下介紹其治吐血，其機理亦如此。

【原文】**吐血便血** 地黃汁六合，銅器煎沸，入牛皮膠一兩，待化入薑汁半杯，分三服，便止。或微轉一行，不妨。《聖惠方》。（16卷·地黃）

【按語】牛皮膠亦稱黃明膠，有止血作用。取地黃止血，一般多炒炭用，生地、熟地均可。此方可以治療多種出血的病證，如吐血、衄血、便血、尿血、月經過多等。今吐血便血，用地黃配伍牛皮膠同用，是為了加強止血作用。此方可以使用。

【原文】**吐血衄血** 陽乘於陰，血熱妄行，宜服四生丸。陳日華云：屢用得效。用生荷葉、生艾葉、生柏葉、生地黃等分，搗爛，丸雞子大。每服一丸，水三盞，煎一盞，去滓服。《濟生方》。（33卷·蓮藕·荷葉）

【按語】吐血者出於胃；衄血者出於鼻。熱入血分，迫其妄行為病機關鍵。症雖不同，病機一也。故皆可以四生丸治之。方中生荷葉、生艾葉、生柏葉皆為止血良藥，合用止血之功倍增；生地黃涼血清熱之要藥，可清除血分邪熱，以澄源絕根。諸藥協同，有標本兼顧，塞流澄源並舉之妙。

【原文】**憂恚嘔血** 煩滿少氣，胸中疼痛。柏葉為散，調服二方寸匕。《聖惠方》。（34卷·柏·柏葉）

【按語】憂恚者情志抑鬱不暢，多見煩滿少氣之症。氣鬱日久，經絡阻滯，化熱生火，可見胸中疼痛，嘔血吐血。臨證以柏葉為散，取柏葉可收斂止血，取散劑散也，以調鬱滯；配米飲（即米湯）以益氣安中。但是方僅算治標救急之劑，施用時應配合心理調適，方可鞏固。

三、火熱壅盛

【原文】**吐血下血**　因七情所感，酒色內傷，氣血妄行，口鼻俱出，心肺脈破，血如湧泉，須臾不救。用人參焙，側柏葉蒸焙，荊芥穗燒存性，各五錢，為末。用二錢入飛羅麵二錢，以新汲水調如稀糊服，少頃再啜，一服立止。華佗《中藏經》。（12卷·人參）

【按語】啜（彳ㄨㄛˋ，飲、吃意）。七情內傷，又傷酒色，出現身體多處出血，是急危重證，當務之急是馬上止血，故以人參補氣攝血，側柏葉、荊芥炭焙、炒後加強止血的作用。此方不用煎劑，而是將其入麵粉用水調稀糊用有止血作用。

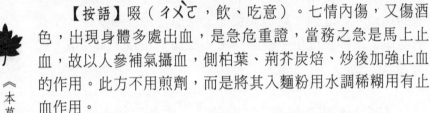

【原文】**吐血衄血**　治心氣不足，吐血衄血者，瀉心湯主之，大黃二兩，黃連、黃芩各一兩，水三升，煮一升，熱服取利。張仲景《金匱玉函》。（17卷·大黃）

【按語】大黃具有清熱涼血的作用，主要用治血熱妄行的病症，而黃連、黃芩瀉火解毒，對於因血熱病症常作為首選，三藥同用，具有很好的瀉心火，解熱毒之功，故可以同用。除用治吐血，亦用治衄血、咳血等多種病症。

【原文】**勞心吐血**　蓮子心七個，糯米二十一粒，為末，酒服。此臨安張上舍方也。是齋《百一方》。（33卷·蓮藕·蓮薏）

【按語】勞心者常處心積慮，暗耗陰血，陽亢化火，迫血妄行，故見吐血。此證以蓮子心為君，善清心火，而安神志；配糯米益中氣，和脾胃，助化源。二品協同，有益陰血，清心火，安神志，止吐血之效。

【原文】嘔血熱極　黃檗蜜塗，炙乾為末。麥門冬湯調服二錢，立瘥。《經驗方》。（35卷・黃檗）

【按語】熱極為火，迫血妄行，即見嘔血。其血色紅而質稠，常伴見煩躁不寧，便秘尿黃，舌紅苔黃等症。本方所用黃檗（即黃柏）為清熱瀉火，涼血止血之品；配麥門冬湯清心火而安神志，養陰津而滋肺胃。兩相協同，既能絕熱極之源，收溢出之血，又能滋陰養液，潤臟安神。

四、血瘀吐血

【原文】吐血不定　茜根一兩，搗末。每服二錢，水煎冷服。亦可水和二錢服。周應《簡要濟眾方》。（18卷・茜草）

【按語】茜草苦寒，善走血分，既能化瘀止血，又能涼血止血，故可用治多種出血證，治療吐血不止，單用茜草搗末，水煎冷服即可。也可用水調和藥末服用。

【原文】墜馬血瘀　積在胸腹，唾血無數者。乾藕根為末，酒服方寸匕，日二次。《千金方》。（33卷・蓮藕・藕）

【按語】此唾血因墜馬所致，屬跌打損傷，血溢經脈之證。故以出血、瘀血為關鍵。其治重在止血化瘀。是方以乾藕根（蓮藕節）止血；以酒溫通經脈，活血化瘀。臨證可奏止血活血，化瘀通絡之功。

【原文】卒暴吐血　雙荷散：用藕節、荷蒂各七個，以蜜少許擂爛，用水二鍾，煎八分，去滓，溫服。或為末丸服亦可。《聖惠》。（33卷・蓮藕・藕節）

【按語】卒暴吐血指的是突然較大量吐血之狀。依急者

治標的原則，治此證首選塞流止血之法。雙荷散用藕節、荷蒂，皆為化瘀、收斂止血之品，凡內生出血症尤多用之。但兩藥純為治標之品，若奏效後當更方以澄源復舊。

【原文】**吐血不止** 嫩荷葉七個，擂水服之，甚佳。又方：乾荷葉、生蒲黃等分，為末。每服三錢，桑白皮煎湯調下。《肘後方》：用經霜敗荷燒存性，研末。新水服二錢。（33卷·蓮藕·荷葉）

【按語】臨證以為內生出血，無非火、氣、瘀三因。若見吐血不止之急重狀，多與火熱盛於血分，迫血妄行有關。是方單用嫩荷葉既能清瀉胃熱，又能收斂止血。突出急治其標的法則。若上方療效欠佳，可更用後方，乾荷葉收斂止血之功強於嫩荷葉；加生蒲黃以止血活血，能增強止血之效，而無留瘀之弊；以桑白皮湯送下，意在清瀉肺胃之火。故其涼血止血之功明顯強於前方。

【小結】吐血既是一個單獨的病症，也可以見於其他疾病的演變過程中。上述選錄的方子，兩種情況均有。按出血的原因來看則有多種，上述選用的藥物也是可以的。從現在臨床對藥物的使用來看，一般宜選用白及、三七、阿膠、側柏葉等。從用藥的方法來看，除了煎服以外，還可將藥物做成散劑、丸劑等。

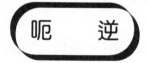

呃　逆

呃逆是指胃氣上逆動膈，以氣逆上沖，喉間呃呃連聲，聲短而頻，難以自制為主要表現的病證。其呃聲或高或低，或疏

或密，間歇時間不定。常伴有胸膈痞悶，脘中不適，情緒不安等。呃逆多由受涼、飲食不當、情志不遂和正氣虧虛等所致。

呃逆常見證型有胃中寒冷，宜溫中散寒，降逆止呃；胃火上逆，宜清胃泄熱，降逆止呃；氣機鬱滯，宜順氣解鬱，和胃降逆；脾胃陽虛，宜溫補脾胃，降逆止呃；胃陰不足，宜養陰生津，降逆止呃。其治療總以理氣和胃，降逆平呃為原則。

現代醫學所說的單純性膈肌痙攣、胃腸神經官能證、胃炎、胃擴張、胸腹腔腫瘤、肝硬化晚期、腦血管病、尿毒症等均可引起呃逆。

一、氣機鬱滯

【原文】**心下結氣**　凡心下硬，按之則無，常覺膨滿，多食則吐，氣引前後，噯呃不除，由思慮過多，氣不以時而行則結滯，謂之結氣。人參一兩，橘皮去白四兩，為末，煉蜜丸梧子大，每米飲下五六十丸。《聖惠方》。（12卷‧人參）

【按語】「心下」現多指胃脘部位。胃脘氣機不暢，又硬，乃虛象，自覺膨脹呃逆不除，又為氣滯，當補氣、順氣，故以橘皮行氣，人參補氣，蜜丸者，便於服用。

【原文】**時珍曰**　病後呃逆不止，聲聞鄰家。或令取刀豆子燒存性，白湯調服二錢即止。此亦取其下氣歸元，而逆自止也。（24卷‧刀豆）

【按語】此段文字見於「發明」欄內。刀豆味甘，性溫，甘能補益，溫能散寒。歸脾、胃、腎經。故可溫中下氣，益腎補元，並能止呃逆。可見刀豆所治病後呃逆不止，應為虛寒呃逆，即中焦和腎氣虛寒。因為胃中虛寒或腎虛氣不歸元者，用之可溫中降逆，下氣歸元，使呃逆自止。臨證除本方所言，單用燒存性研末服外，亦可與丁香、柿蒂等藥同用。

二、胃熱上逆

【原文】**溫病熱噦** 乃伏熱在胃，令人胸滿氣逆，逆則噦；或大下後胃中虛冷，亦致噦也。茅根切，葛根切各半斤，水三升，煎一升半，每溫飲一盞，噦止即停。同上。（13卷・白茅）

【按語】「同上」，是指此方源於龐安常《傷寒總病論》。呃逆是臨床上常見的病證，此方所致呃逆乃熱病所致，白茅根具有清瀉胃熱的作用，若胃熱胃氣上逆則呃逆，茅根的此作用是一種間接關係；葛根具有鼓舞胃氣的作用，若胃中濁氣不降，清陽不升，呃逆不止，可以使用茅根、葛根。

三、脾胃虛寒

【原文】**呃噫不止** 川椒四兩炒研，麵糊丸梧子大。每服十丸，醋湯下，神效。邵以正經驗方。（32卷・蜀椒・椒紅）

【按語】呃噫者又稱呃逆，俗稱打噫。症見膈上之氣上沖出咽喉，呃呃連聲不能自制。臨證以胃氣上逆為病機關鍵。本方單用川椒。其有溫中散寒，暖脾和胃之功。據此推知，此證氣逆呃噫必由寒滯中焦所致，故患者應伴見口淡乏味，脘腹畏冷，四肢欠溫等症。

【原文】傷寒咳逆，呃噫，日夜不定者。用蓽澄茄、高良薑各等分，為末。每服二錢，水六分，煎十沸，入酢少許，服之。《蘇頌圖經》。（32卷・蓽澄茄）

【按語】蓽澄茄、高良薑兩藥皆為溫中散寒，行氣和胃之品。以方測證可知，此呃噫，日夜不定者，與寒滯中焦，胃氣上逆有關。取是方，散寒氣，暖脾胃，自奏和中止呃之效。

【原文】**胃冷久呃** 沉香、紫蘇、白豆蔻仁各一錢,為末。每柿蒂湯服五七分。吳球《活人心統》。(34卷·沉香)

【按語】久呃者病重也,今稱為頑固性呃逆。胃冷者病機也,寒滯胃中,氣逆於上。對之單方必難奏效。故方中以沉香降逆順氣;以紫蘇散寒寬中;用白豆蔻溫中行氣,降逆止呃;用柿蒂湯平沖逆,止呃噫。諸藥多為性溫香散之品,組合用之散寒降逆之力倍增,故凡呃逆重證用之為宜。

【原文】傷寒呃逆及噦逆不定。丁香一兩,乾柿蒂(焙)一兩,為末。每服一錢,煎人參湯下。《簡要濟眾方》。(34卷·丁香)

【按語】丁香、柿蒂皆有平沖降逆之功,臨證相須為用,名為丁香柿蒂湯。凡見呃逆之症皆可選用。但應視之為治標之劑,宜對症而設。若欲求痊癒,當在此方基礎上辨證加味,以得標本兼顧之效。

【小結】呃逆可以單獨出現,也可以見於其他疾病之中。呃逆單獨表現者病情較輕,若見於別的疾病中,則病情重。此處選錄的方子,多用於獨立的呃逆病症。以虛寒性者多見,故溫中散寒為治療呃逆的主要方法,藥物多選用丁香、柿蒂,一般而言,止嘔的藥物多同時亦能止呃。

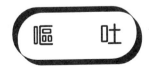

嘔　吐

嘔吐是指胃失和降,氣逆於上,迫使胃中之物從口中吐出的一種病證。一般以有物有聲謂之嘔,有物無聲謂之吐,

無物有聲謂之乾嘔，臨床嘔與吐常同時發生，故合稱為嘔吐。嘔吐病程長者，常伴有精神萎靡，倦怠乏力，食慾不佳等。嘔吐常見的病因是很多的，如外感六淫、內傷七情、情志不遂、稟賦不足，病後體虛，均可影響於胃，使胃失和降，胃氣上逆，產生嘔吐。

嘔吐常見證型有外邪犯胃，宜解表祛邪，化濁和胃；飲食內停，宜消食化滯，和胃降逆；痰飲內阻，宜化痰降逆，溫中和胃；肝氣犯胃，宜疏肝理氣，和胃降逆；脾胃氣虛，宜益氣健脾，和胃降逆；脾胃陽虛，宜溫中健脾，和胃降逆；胃陰不足，宜滋陰養胃，降逆止嘔。

現代醫學所說的神經性嘔吐、急性胃炎、胃黏膜脫垂症、幽門痙攣、賁門痙攣、十二指腸壅積症、心源性嘔吐以及急性胰腺炎、急性膽囊炎、尿毒症等均可表現為嘔吐徵象。

一、胃寒嘔吐

【原文】**胃寒氣滿** 不能傳化，易飢不能食。人參末二錢，生附子末半錢，生薑二錢，水七合，煎二合，雞子清一枚，打轉空心服之。《聖濟總錄》。（12卷·人參）

【按語】知飢而不能食，這是胃病而脾未病，因胃寒，故以附子、生薑溫裡散寒，人參補虛，雞子清即雞蛋清。此方是先將前三藥煎後，再加雞蛋清攪和後服用。現臨床一般不用生附子內服，可將其改為製附片應用。

【原文】**胃寒嘔噁** 不能腐熟水穀，食即嘔吐。人參、丁香、藿香各二錢半，橘皮五錢，生薑三片，水二盞，煎一盞，溫服。《拔萃方》。（12卷·人參）

【按語】丁香、藿香、橘皮、生薑均具有溫胃降逆止嘔的作用，人參補虛，故對於胃寒嘔噁可以選用。在上述止嘔藥

中，生薑是最常用的止嘔藥。孫思邈認為其乃「嘔家聖藥」。

【原文】**虛寒嘔噦**　飲食不下。細辛去葉半兩，丁香二錢半，為末。每服一錢，柿蒂湯下。（13卷·細辛）

【按語】脾胃虛寒而致嘔噦，又導致飲食不下，可以細辛、丁香、柿蒂煎服，丁香、柿蒂同用，即丁香柿蒂湯，其溫中降逆止嘔，乃治療脾胃虛寒嘔逆的要方，加入細辛則溫散力更強。

【原文】**霍亂吐利**　火炙高良薑令焦香。每用五兩，以酒一升，煮三四沸，頓服。亦治腹痛中噁。《外臺》。（14卷·高良薑）

【按語】霍亂，主要表現為上吐下瀉，可因寒、因熱、因濕、因暑等多種原因。此方用高良薑治療吐瀉，是因為其溫中散寒。李時珍說：「心脾冷痛，用高良薑，細銼微炒為末，米飲服一錢，立止。太祖高皇帝御制周顛仙碑文，亦載其有驗云。」此方對於因寒邪所致吐利可以選用。藥雖一味，但療效是確切的。《本草綱目》記載，此方亦治霍亂腹痛，霍亂嘔甚，腳氣欲嘔。

【原文】**霍亂脹滿**　未得吐下。用生蘇搗汁飲之，佳。乾蘇煮汁亦可。《肘後方》。（14卷·蘇）

【按語】蘇即紫蘇。紫蘇具有寬中行氣，調理脾胃的作用，能治療濕阻氣滯病證所致的噁心、嘔吐、腹脹、腹痛、腹瀉等多種病證。今霍亂而不能吐下即（乾霍亂），導致腹部脹滿不適，故以紫蘇理氣，單用一味即有效果。此方可以選用。

【原文】**霍亂乾嘔不止**　吳茱萸（泡炒）、乾薑（炮）

等分，水煎服之。《聖濟錄》。（32卷·吳茱萸）。

【按語】霍亂者嘔吐下瀉並見，且來勢迅猛。此證多發病較急，病情較重。本證見乾嘔不止，可能與胃中無食有關。《聖濟總錄》用吳茱萸、炮乾薑皆為溫熱驅寒之要藥。其中吳茱萸尤擅驅厥陰肝經之寒滯，炮乾薑則長於驅太陰脾經之寒滯。二藥協同有暖肝溫脾，散寒行氣，和中平亂之功。以方測之，此霍亂乾嘔應由寒滯肝脾，中焦逆亂所致。

【原文】**霍亂煩悶**　茶末一錢煎水，調乾薑末一錢，服之即安。《聖濟總錄》。（32卷·茗）

【按語】茶葉苦涼清熱，醒神除煩；乾薑辛熱散寒，和中暖胃。二品合用有辛開苦降，兼去寒熱，調和中焦之功。以方測證可知，此霍亂煩悶的發生與寒熱錯雜，鬱於中焦，脾胃不和所致。是方藥簡量小，用於輕症較為適宜。

二、胃虛嘔吐

【原文】**胃虛噁心**　或嘔吐有痰。人參一兩，水二盞，煎一盞，入竹瀝一杯，薑汁三匙，食遠溫服，以知為度，老人尤宜。《簡便方》。（12卷·人參）

【按語】因胃虛噁心嘔吐挾痰，故以人參補虛，竹瀝、薑汁化痰止嘔。所謂「食遠」，是指飯後。從對人參的認識來看，人參是不能止嘔的，但從傳統的用藥來看，人參常用於嘔吐病證，如《傷寒論》半夏瀉心湯、生薑瀉心湯、旋覆代赭湯等都用了人參，故後人治嘔吐也常加用人參。這主要是針對胃虛而採用補虛之法。

【原文】**反胃嘔吐**　飲食入口即吐，困弱無力，垂死者。上黨人參三大兩拍破，水一大升，煮取四合，熱服，日

再。兼以人參汁，入粟米、雞子白、薤白，煮粥與啖。李直方司勛，于漢南患此，兩月餘，諸方不瘥。遂與此方，當時便定。後十餘日，遂入京師。絳每與名醫論此藥，難可為儔也。李絳《兵部手集方》。（12卷·人參）

【按語】「絳每與名醫論此藥，難可為儔也。」絳，李絳，《兵部手集方》的作者。儔（イ又，伴侶），意即無藥可與之相提並論。

胃氣虛弱，以致飲食入口即吐，以人參煎服。兼以粟米、雞蛋白、薤白煮粥食，加人參汁應用是有效的。粟米具有和中、除熱的作用，對於因脾胃虛熱，反胃嘔吐者可以選用；雞子白即雞蛋白，一般將固體的（煮熟）稱雞蛋白，液體的（生用）稱雞蛋清或雞子清。雞蛋白具有解毒的作用。薤白行氣。諸藥合用，達到固護胃氣，和中補虛之功。

【原文】**食入即吐**　人參半夏湯：用人參一兩，半夏一兩五錢，生薑十片，水一斗，以杓揚二百四十遍，取三升，入白蜜三合，煮一升半，分服。張仲景《金匱》方。（12卷·人參）

【按語】考張仲景《金匱要略》並無人參半夏湯。但無論是《傷寒論》抑或是《金匱要略》均常用人參、半夏、生薑來治療嘔吐，此方可以選用。

【原文】**妊娠吐水**　酸心腹痛，不能飲食。人參、乾薑炮等分，為末，以生地黃汁和丸梧子大。每服五十丸，米湯下。《和劑局方》。（12卷·人參）

【按語】妊娠嘔吐酸水，不能飲食，若因為虛損所致，可以用人參、炮薑補虛，溫暖中焦。至於用生地汁，可根據病情靈活選用。一般來說，生地是不用於嘔吐證的。

【原文】**產後嘔逆**　別無他疾者。白朮一兩二錢，生薑一兩五錢，酒水各二升，煎一升，分三服。《婦人良方》。（12卷・朮）

【按語】產後因身體虛弱，出現嘔吐呃逆，可用白朮補脾，生薑溫中止嘔，至於加酒，可根據情況靈活選用。此方也可用於其他嘔吐病證。

【原文】**脾虛反胃**　白豆蔻、縮砂仁各二兩，丁香一兩，陳廩米一升，黃土炒焦，去土研細，薑汁和丸梧子大。每服百丸，薑湯下。名太倉九。《濟生方》。（14卷・白豆蔻）

【按語】白豆蔻、砂仁均具有芳香化濕，行氣溫中止嘔之效，自古以來，二藥均作為止嘔要藥，同用可加強其作用。丁香亦能溫中降逆，為治療嘔逆的常用之藥。若因為脾胃虛弱，胃氣上逆而嘔吐，三藥可同用。陳廩（ㄌㄧㄣˇ）米即陳大米，一般認為，陳米有保護脾胃的作用。若濕熱者，此方不宜。

【原文】**嘔吐反胃**　大半夏湯：半夏二升，人參三兩，白蜜一升，水一斗二升和，揚之一百二十遍。煮取三升半，溫服一升，日再服。亦治膈間支飲。《金匱要略》。（17卷・半夏）

【按語】半夏乃是治療嘔吐的要藥，具有很好地降逆止嘔作用。此方源於張仲景的《金匱要略》，胃反嘔吐的主要症狀是朝食暮吐，暮食朝吐，宿食不化，乃中焦虛寒，脾胃功能失職，不能腐熟運化食物，此方中半夏開結降逆，人參、白蜜補虛潤燥，達到補脾和胃，降逆止嘔之效。從《本草綱目》來看，以半夏治療嘔吐的方子很多，包括支飲作嘔、噦逆欲死、嘔噦眩悸、傷寒乾噦（ㄨㄚ，湖北方言，即

乾嘔）、嘔逆厥逆、胃寒噦逆、小兒痰吐、妊娠嘔吐等多種
嘔吐病證。

【原文】**霍亂吐瀉** 煩渴欲絕。用粳米二合研粉，入水
二盞研竹，和淡竹瀝一合，頓服。《普濟》。（22 卷·粳）

【按語】霍亂吐瀉，病因有飲食生冷不潔，或感受寒
邪、暑濕、疫癘之氣。而粳米治療霍亂主要不在辟疫癘，解
暑濕，而是取其補中益氣之功，以止煩渴，養腸胃，使中氣
充足，脾胃健運，嘔吐泄瀉自止。嘔吐泄瀉即止，則不再耗
傷陰津，加之氣旺津生，故煩渴欲絕自癒。

【原文】**小兒嘔吐** 不止。丁香、生半夏各一錢，薑汁
浸一夜，曬乾為末，薑汁打麵糊丸黍米大。量大小，用薑湯
下。《全幼心鑒》。（34 卷·丁香）

【按語】小兒臟腑嬌嫩，尤以脾胃為甚。凡寒熱之邪、
起居失常、飲食不潔（節）等皆可致其損傷，而見嘔吐不
止。本方聯用丁香、生半夏、生薑汁等三品，意在突出溫中
散寒，燥濕調氣，降逆和胃之功，有功專力宏，迅速奏效之特
點。依此方義可知此小兒嘔吐為寒濕內困，胃失和降所致。

生半夏為有毒之品，用薑汁浸一夜可奏減毒之效，以保
用藥安全。生半夏若不經炮製（如此方的薑汁浸）切忌內
服，尤其是小兒。

【原文】**胃冷嘔逆** 氣厥不通。母丁香三個，陳橘皮一
塊（去白焙），水煎，熱服。《十便良方》。（34 卷·丁
香）

【按語】母丁香為平沖降逆之要藥，兼能散寒順氣；陳
橘皮為理氣調中，燥濕化痰，降逆止嘔之首選。兩藥配合，

既能散寒順氣，燥濕調中，又能降逆止嘔。故凡胃冷濕滯之嘔逆用之必效。

丁香入藥有公、母之分。公丁香為由青轉紅的花蕾；母丁香為將要成熟的果實。母丁香的降逆和胃之力雖弱於公丁香，但有藥力持久的優點。

三、胃熱嘔吐

【原文】**反胃上氣**　食入即吐。茅根、蘆根二兩，水四升，煮二升，頓服得下，良。《聖濟總錄》。（13卷·白茅）

【按語】茅根、蘆根均具有清熱止嘔的作用，若胃熱胃氣上逆而現噁心嘔吐，可以二藥用之，不過其作用並不強，一般只宜作為輔助藥物使用。

【原文】**乾嘔不息**　蔗汁溫服半升，日三次。入薑汁更佳。《肘後方》。（33卷·甘蔗）

【按語】蔗汁即甘蔗汁。其有清熱生津，甘潤和胃之功。臨證云：「胃為燥土，喜潤惡燥」，若燥熱襲胃，則津傷氣逆，故乾嘔不息。又言「入薑汁更佳」，此薑汁由生薑榨得。生薑為「嘔家聖藥」，與甘蔗汁協同，清潤和胃之力倍增。今多用於秋燥時節的胃腸疾病。

四、痰濁嘔吐

【原文】**痰壅嘔逆**　心胸滿悶，不下飲食。厚朴一兩，薑汁炙黃為末。非時米飲調下二錢匕。《聖惠方》。（35卷·厚朴·皮）

【按語】痰壅指的是痰涎壅滯於肺胃兩臟，經絡阻滯，氣機鬱閉，故見嘔逆，心胸滿悶之狀。因此是方用厚朴以燥

濕袪痰，行氣除滿，消積通腸；以薑汁炙炒，可增和胃降逆之功。藥雖一味，用法精妙，確能奏效。

五、濕阻嘔吐

【原文】霍亂吐利　扁豆、香薷各一升，水六升，煮二升，分服。《千金》。（24卷・藊豆）

【按語】霍亂吐利，有因飲食生冷不潔所致者，有因感受寒邪、暑濕、疫癘之氣所為者。而扁豆則對暑濕所致吐瀉用之最宜。因暑多夾濕，夏日暑濕傷中，脾胃不和，易致嘔吐、泄瀉。扁豆既能補脾和中，又可化濕。並「止泄痢，消暑」（《本草綱目》），故用之可一舉多得。香薷則長於發散風寒，並有化濕和中，解暑之功，二者合用，更能增強和中化濕解暑之力。且尤宜於暑月乘涼飲冷，外感於寒，內傷於濕之吐瀉。

【小結】嘔吐是臨床極為常見的病症。既可單獨出現，也可見於其他疾病之中的某一階段。根據臨床表現，可以由多種原因造成。除上述所用方法及方子外，現臨床一般將嘔吐按病機分，有氣滯嘔吐，可以選用紫蘇、白豆蔻、砂仁、陳皮等；胃寒嘔吐宜選用生薑、吳茱萸、高良薑等；濕濁嘔吐宜選用藿香、香薷、佩蘭等；痰濁嘔吐宜選用半夏、陳皮等；胃熱嘔吐宜選用黃連、蘆根、竹茹等；妊娠嘔吐宜選用藿香、砂仁等。

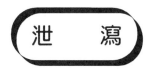

泄瀉

泄瀉是以排便次數增多，糞質稀溏或完穀不化，甚至瀉

出如水樣為主症的病證。古時將大便溏薄而緩者稱為泄，將大便清稀如水而勢急者稱為瀉。其發病可由感受外邪、飲食不節、情志失調、病後體虛、稟賦不足等所致。

泄瀉常見的證型有寒濕內盛，宜散寒化濕，和中止瀉；濕熱傷中，宜清熱化濕，利濕止瀉；食滯腸胃，宜消食導滯，理氣止瀉；脾胃虛弱，宜健運脾胃，補虛止瀉；腎陽虛衰，宜溫腎健脾，固澀止瀉；肝氣犯脾，宜疏肝理氣，扶脾止瀉。泄瀉在治療上一般要通利小便，古有「治瀉不利小便，非其治也」的說法。

泄瀉可見於現代醫學中的多種疾病，如急性腸炎、腸易激綜合徵，吸收不良綜合徵、腸道腫瘤、腸結核、炎症性腸病。

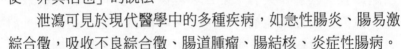
一、脾虛泄瀉

【原文】**脾虛泄瀉**　白朮五錢，白芍藥一兩，冬月用肉豆蔻煨，為末，米飯丸梧子大。每米飲下五十丸，日二。《丹溪心法》。（12 卷・朮）

【按語】白朮具有健脾止瀉的作用，白芍收斂平肝，對於因肝鬱克化脾土所致泄瀉有良好的作用。肉豆蔻富含油脂，一定要煨用才可以使用。

【原文】**久瀉滑腸**　白朮炒、茯苓各一兩，糯米炒二兩，為末，棗肉拌食，或丸服之。《簡便方》。（12 卷・朮）

【按語】白朮補氣健脾，促進水濕運化，茯苓利水消腫，使水濕從前陰排泄，故可治療久瀉，因水濕減少，後陰大便亦變乾，故可用治滑腸。至於糯米、棗肉也都能助脾胃，故可用。

【原文】**老小滑瀉**　白朮半斤黃土炒過，山藥四兩炒，

為末，飯丸。量人大小，米湯服。或加人參三錢。《瀕湖集簡方》。（12卷・朮）

【按語】白朮以黃土炒後，能加強健脾止瀉的作用，山藥補益脾氣兼收斂，同用故可治療滑瀉的病證。此方目前仍然是治療泄瀉的常用之方。

【原文】**老人常瀉**　白朮二兩，黃土拌蒸，焙乾去土，蒼朮五錢，泔浸炒，茯苓一兩，為末，米糊丸梧子大，每米湯下七八十丸。《簡便方》。（12卷・朮）

【按語】白朮、蒼朮均能健脾止瀉，白朮以土炒，蒼朮以米泔水浸炒，作用加強，茯苓以健脾止瀉為主要作用，而米湯又有護腸胃的作用，諸藥合用，有補益又助健運之功，對於老年人泄瀉可以使用，而對於其他年齡段的人也可以用。

【原文】**小兒久瀉**　脾虛，米穀不化，不進飲食。溫白丸：用白朮炒二錢半，半夏曲二錢半，丁香半錢，為末，薑汁麵糊丸黍米大，每米飲隨大小服之。《全幼心鑒》。（12卷・朮）

【按語】脾虛久瀉，又飲食難進，故以白朮健脾補氣，半夏曲消食，丁香醒脾溫中。此方可用。

【原文】**脾濕水瀉**　注下，困弱無力，水穀不化，腹痛甚者。蒼朮二兩，白芍藥一兩，黃芩半兩，淡桂二錢。每服一兩，水一盞半，煎一盞，溫服。脈弦頭微痛，去芍藥，加防風二兩。《保命集》。（12卷・蒼朮）

【按語】脾困致水濕內停，泄瀉，腹痛，故以蒼朮健運脾胃而止瀉，白芍補虛緩急而止痛，黃芩清熱燥濕而止瀉，淡桂助陽化氣而治水停。諸藥合用，對脾虛者可以使用。至

於頭痛，白芍可去也可不去，防風具有治頭痛的作用，故可以加用。

【原文】久泄食減　糯米一升，水浸一宿瀝乾，慢炒熟，磨篩，入懷慶山藥一兩。每日清晨用半盞，入砂糖二匙，胡椒末少許，以極滾湯調食。其味極佳，大有滋補。久服令人精暖有子，秘方也。松篁《經驗方》。（22卷·稻）

【按語】篁：ㄏㄨㄤˊ。糯米味甘性溫，入脾胃經。能補脾胃之氣，去中焦虛寒，故適用於脾胃虛寒之久泄食減。配伍懷慶山藥意在加強補中益氣之功，且山藥兼有澀性，還能增強止瀉之效。入砂糖、胡椒末，不僅可調味而增進食慾，並能祛中焦及大腸寒邪，二者與糯米、山藥合用，共奏健脾益氣，溫中止瀉之功。近代常用糯米治療消化性潰瘍，有保護消化道黏膜的作用。但因糯米性極柔黏，難以消化，故用量不宜太大，以免黏滯反傷脾胃。

【原文】飱瀉不化及久痢。小椒一兩炒，蒼朮二兩土炒，碾末，醋糊丸梧子大。每米飲服五十丸。《普濟》。（32卷·蜀椒·椒紅）

【按語】小椒：即花椒。

飱（ㄙㄨㄣ）瀉係由肝鬱脾虛，清陽不升所致，常見腸鳴腹痛，大便稀溏，挾有食物殘渣等症的一種病證。久痢指的是痢疾日久不癒，且反覆加重的病變。其病機為脾腎虛弱，中氣不足。兩證病變皆以脾虛為要，以瀉為特徵，故臨證有「無瀉不由脾」之說。本方以小椒溫助脾腎，扶陽化氣；配蒼朮（土炒）燥濕健脾，和中止瀉；以醋糊為丸，既能引藥入肝，疏解鬱滯，抑木運脾，又能奏收斂澀腸之效。諸品合用，對飱瀉、久痢等證有治標止瀉之功。瀉止後當辨證更方

以求固本，鞏固療效，防止復發。

【原文】**多年脾泄**　老人多此，謂之水土同化。吳茱萸三錢泡過，入水煎汁，入鹽少許，通口服，蓋茱萸能暖膀胱，水道既清，大腸自固。他藥雖熱，不能分解清濁也。孫氏《仁存方》。（32卷・吳茱萸）。

【按語】脾泄意指因脾臟的運化功能失職，清陽不升，精濁混雜，水穀不分，下注後陰而出。是方雖單用吳茱萸，但以鹽引之，其法的確精妙。其一本品性溫熱，能走肝脾二經，以散寒助陽，調氣通經；其二得鹹走腎，可奏助陽化氣，暖膀胱之效。老人多年脾泄必以陽虛為本。陽氣虧虛，氣化不行，水穀不能分道而治，精濁混雜而下偏走後陰。故臨證治瀉有「開支河」一法，即解決排小便的問題。小便能正常排出，大便自然變實。俗謂「利小便，實大便」。本方遵此法，而走變數，不用利水之品，而取吳茱萸的溫化之功，正合本證陽虛之本。

【原文】**饗泄滑痢**　不止。白茯苓一兩，木香（煨）半兩，為末。紫蘇木瓜湯下二錢。《百一選方》。（37卷・茯苓・茯神）

【按語】滑痢者因大腸失固所致，以反覆瀉痢不止為特徵；殘瀉係由肝鬱脾虛，清陽不升所致。本方以白茯苓滲濕利尿，健脾助運，且含「開支河」之意，即所謂利小便而實大便，今凡治泄瀉多選用之；煨木香既能調理肝脾之氣，又善行大腸之氣，尤為治泄瀉常用；再以紫蘇木瓜湯送下，意取寬中行氣，化濕消積之功，與主方協同共奏祛濕健脾，行氣止瀉之功。由此可知是證為濕阻氣滯，脾失健運所致無疑。

二、暑濕泄瀉

【原文】**濕瀉暑瀉**　白朮、車前子等分，炒為末，白湯下二三錢。《簡便方》。（12卷·朮）

【按語】白湯即白開水。水濕、暑濕為患而致泄瀉，可用白朮健脾燥濕利水，車前子具有通利小便的作用，因治瀉不利小便，非其治也，故以其通利前陰，使水濕從前陰排泄，故二藥同用能治濕瀉暑瀉。

【原文】**暑月暴瀉**　壯脾溫胃，及療飲食所傷。曲朮丸：用神曲炒，蒼朮米泔浸一夜焙，等分為末，糊丸梧子大。每服五十丸，米飲下。《和劑局方》。（12卷·蒼朮）

【按語】暑濕暴瀉，若因脾胃受損致飲食難進，故用炒神曲助健運，米泔水浸泡蒼朮後炒用，既去其燥性，又加強健運脾胃作用，此方可用。

【原文】導小腸熱，止暑濕瀉痢。（16卷·車前）

【按語】此乃李時珍的論述。《本草綱目》中介紹「歐陽公常得暴下病，國醫不能治。夫人買市人藥一帖，進之而癒。力叩其方，則車前子一味為末，米飲服二錢匕。云此藥利水道而不動氣，水道利則清濁分，而穀藏自止矣。」治療泄瀉，用車前子取其通利小便的作用，使水濕從小便而出，達到使大便水分減少的目的，從而達到治療瀉痢。這就是所謂利小便，實大便的作用。中醫形容為「開支河」。此方法直到現在仍不失為治療泄瀉的主要法則。

【原文】**夏月濕瀉**　川椒炒取紅、肉豆蔻煨各一兩，為末，粳米飯丸梧子大。每量人米飲服百丸。（32卷·蜀椒·

《本草綱目》驗方解

椒紅）

【按語】夏月之氣候特徵為暑、濕俱盛。古人云：「天暑下迫，地濕上蒸」，最易傷人。中醫稱脾屬太陰濕土，主濕而惡濕。脾被濕困則運化失職，中焦升降逆亂，清濁不分，混雜而下則泄瀉不止。故夏月多患泄瀉之證，然臨證有陽暑、陰暑之別，前者以暑濕為主，後者以寒濕為主。夏月人有貪涼飲冷之習慣，過貪則易生寒濕。臨證辨屬陰暑之類。是方以川椒溫散中寒，助陽扶脾；配肉豆蔻溫散寒滯，行氣除濕，健脾止瀉。兩藥配合，能溫散中寒，祛濕止瀉，夏月寒濕泄瀉證用之尤宜。

【原文】**暑月水泄**　五倍子末，飯丸黃豆大。每服二十丸，荷葉煎水下，即時見效。《余居士選奇方》。（39卷・五倍子）

【按語】五倍子收斂固澀，可澀腸止瀉；荷葉具清香之氣，具有很好的清暑利濕，升發脾胃清陽之氣的作用。以荷葉煎水送服五倍子，既清暑利濕，又能升發清陽，解暑、止瀉並施，使暑濕所困之脾陽得司其運化。不過若舌苔厚膩則不要用，因為五倍子斂濕。

三、寒濕泄瀉

【原文】**飧瀉久痢**　椒朮丸：用蒼朮二兩，川椒一兩，為末，醋糊丸梧子大。每服二十丸，食前溫水下。惡痢久者，加桂。《保命集》。（12卷・蒼朮）

【按語】飧，晚飯。飧瀉，大便泄瀉清稀，並有不消化的食物殘渣伴腸鳴腹痛。蒼朮健運脾胃而能止瀉，川椒溫中散寒可用於瀉痢，因此二藥均性溫，只宜於寒證，若痢疾屬於濕熱者，不可使用。

【原文】**老小泄瀉** 小兒水瀉，及人年五十以上患瀉。用椒二兩，醋二升，煮醋盡，慢火焙乾碾末，瓷器貯之。每服二錢匕，酒或米飲下。譚氏。（32卷·蜀椒·椒紅）

【按語】水瀉：即指瀉下物清稀，水多於其他雜物，或瀉出物如水樣。如今之小兒秋季腹瀉可見此種大便。

小兒與五十歲以上的成人在生理上有一個較相似的特點，即脾胃功能相對較弱，更易受邪而患泄瀉之證。通常脾虛濕盛，陽氣不升是老小泄瀉的主要病機。本方用醋製花椒，意在溫助脾陽，澀腸止瀉。今一般用於反覆發作的慢性老小泄瀉較為適宜。但仍為治標之劑，奏效後當更方鞏固。

【原文】**中滿洞瀉** 厚朴、乾薑等分為末，蜜丸梧子大。每服五十丸，米飲下。鮑氏方。（35卷·厚朴·皮）

【按語】中滿者指的是患者有脘腹脹滿之症，一般與脾胃氣滯，運化失職有關；洞瀉者以泄瀉頻繁，大便清稀為特徵。洞有洞穿之意，形容患者存在大腸失固的病變。針對此證，鮑氏方用厚朴行氣燥濕，消積除滿；配乾薑溫中散寒，助陽暖脾。全方可奏散寒行氣，燥濕消積，除滿止瀉之功。由是可知此證為寒濕困脾所致。

四、濕熱泄瀉

【原文】**小兒熱瀉** 黃檗削皮，焙為末，用米湯和，丸粟米大。每服一二十丸，米湯下。《十全博救方》。（35卷·檗木）

【按語】檗木：亦名黃檗，即黃柏。

熱瀉即指因濕熱內蘊大腸，燥化傳導失職所致的病證，今又稱為大腸濕熱證。臨證以急性發作，腹痛即瀉，每日數次，瀉下黃褐色稀糊樣便，氣味臭穢，肛門灼熱，排便滯澀

等症為常見。本證為小兒多發，每每與飲食不潔有關。據其病機，施治當以清熱燥濕，解毒止瀉為法。故是方單用黃柏，看似簡練，但實有標本兼顧之妙。黃柏有清熱燥濕，瀉火解毒之功，且尤善走下焦，入大腸，除濕熱。用之祛濕熱之邪，邪去則正自安。今治兒童、成人的細菌性感染所致的腸炎仍可首選此方。

五、腎虛泄瀉

【原文】**五更腎泄**　凡人每至五更即溏泄一二次，經年不止者，名曰腎泄，蓋陰盛而然。脾惡濕，濕則濡而困，困則不能治水。水性下流，則腎水不足。用五味子以強腎水，養五臟；吳茱萸以除脾濕，則泄自止矣。五味去梗二兩，茱萸湯泡七次五錢，同炒香，為末。每日陳米飲服二線。許叔微《本事方》。（18卷‧五味子）

【按語】五更腎泄即每當黎明之前，患者大便溏泄一或二次，且久瀉不癒，此多為腎陽虛衰，陽氣當至不至，陰氣極而下行所致，故名腎泄。

腎陽不足，脾失溫暖，則脾腎兩虛。脾主運化，喜燥而惡濕，脾虛則運化失職，水液代謝障礙，濕邪內生。泄瀉經久不癒，水性下流，則腎水不足。因此，用五味子以滋腎水，養五臟，具有較好的澀腸止瀉之功；配伍吳茱萸之辛熱苦燥之品，既能益腎溫脾，又能助陽止瀉。二者合用，腎陽得補，脾濕可去，大腸得以固澀，則五更腎泄自止。

臨證若再配伍補骨脂、肉豆蔻同用，其效力更佳，如治療五更泄瀉的著名方劑四神丸（《證治准繩》）。

【原文】**久泄不止**　豬腎一個批開，摻骨碎補末，煨熟食之，神效。《瀕湖集簡方》。（50卷‧豕）

【按語】久泄因腎氣虛損所致。豬腎味鹹入腎，能補腎強腰；骨碎補溫補腎陽，為治療腎虛久泄不止之常用藥。二物合用，藥食相施，可治療腎陽虛久泄不止，其療效肯定，此方對於泄瀉日久，有良好的作用，如配伍補骨脂、益智仁、吳茱萸等則療效更佳。

【原文】少陰下利不止，厥逆無脈，乾嘔煩者，以白通湯加豬膽汁主之。蔥白四莖，乾薑一兩，生附子一枚，水三升，煮一升，入入尿五合，豬膽汁一合，分服再服。張仲景《傷寒論》。（50卷・豕）

【按語】白通湯加豬膽汁方主治少陰病下利不止，厥逆無脈，乾嘔煩者。豬膽汁苦寒，本方用豬膽汁含義有二：一是引陽入陰，使熱藥不被寒邪所格拒，以利於發揮回陽救逆作用；二是借苦潤護養陰津，緩薑附燥烈傷陰之弊。附子啟下焦之陽；乾薑溫中土之陽；取蔥白辛散通陽之力，配薑、附破陰散寒，並引上越的虛陽而歸返。全方配伍破陰回陽，宣通上下，達到治療陰盛格陽之少陰下利的目的。一般來說，此種下利屬於危重症候。

【小結】泄瀉的原因有多種，在治療泄瀉方面，無論是哪一種原因，都需要利水，中醫向來就有「治瀉不利小便，非其治也」的認識，凡是治療泄瀉，要保持小便通暢，又可以使後陰的水濕部分的從前陰分流，故有「利小便，實大便」的說法，前人形象的形容為「開支河」。

故上述節錄的方子在選用時，可以適當加用利小便的藥物，可能達到的效果會更好。在選用藥物方面，如車前子、茯苓、薏苡仁、澤瀉、豬苓等可以適當應用。

$$\boxed{\text{胃 痛}}$$

胃痛又稱胃脘痛，是以上腹胃脘部近心窩處疼痛為主的病證。其疼痛有脹痛、刺痛、隱痛、劇痛等不同性質。胃痛發病機理，主要有外邪犯胃、飲食傷胃，情志不暢、脾胃素虛等，導致胃氣鬱滯，胃失和降，不通則痛。

胃痛常見證型有寒邪客胃，宜溫胃散寒，行氣止痛；飲食傷胃，宜消食導滯，和胃止痛；肝氣犯胃，宜疏肝解鬱，理氣止痛；濕熱中阻，宜清化濕熱，理氣和胃；瘀血停胃，宜通絡化瘀，理氣和胃；胃陰虧損，宜養陰益胃，和中止痛；脾胃虛寒，宜溫中健脾，和胃止痛。治療上以理氣和胃為大法。在選用本處方治時，須要靈活掌握。

現代醫學所說的急性胃炎、慢性胃炎、胃潰瘍、十二指腸潰瘍、功能性消化不良、胃黏膜脫垂等病以上腹部疼痛為主要症狀者，屬於中醫學胃痛的範疇。

一、氣滯胃痛

【原文】心腹氣痛　烏藥水磨濃汁一盞，入橘皮一片，蘇一葉，煎服。《集簡方》。（34 卷‧烏藥）

【按語】①水磨濃汁：為烏藥入藥前的一種加工方法，即將烏藥蘸水在粗糙的石質面上研磨，以得到極細藥末。②蘇：即紫蘇。此方用葉，又稱蘇葉。

氣痛者由氣機鬱滯所致，患者有心腹部撐脹而痛的感覺。本方所選烏藥、橘皮、蘇葉等三藥皆為行散氣鬱之要藥。烏藥偏走中、下二焦，善行肝腎之氣，且能順氣降逆，散寒止痛，凡寒凝氣滯之疼痛證尤為常用；橘皮、蘇葉等偏

治中、上二焦病變，尤擅行肺脾之氣，亦能寬中燥濕，散寒健脾，故為治氣滯之證所首選。以方測證，本證氣痛當以氣滯為患。見是證用是方，定可奏效。

二、瘀血胃痛

【原文】膜外氣疼及氣塊。玄胡索不限多少，為末，豬胰一具，切作塊子，炙熱蘸末，頗食之。《勝金方》。（13卷·延胡索）

【按語】延胡索是止痛要藥，李時珍說：「能行血中氣滯，氣中血滯，故專治一身上下諸痛，用之中的，妙不可言。」此方將延胡索與豬胰一起食用，是藥物與食物同用，方法簡單，對於氣滯血瘀致各部位疼痛均有效果。如頭痛、胸痛、胃痛、脅痛、腹痛、痛經、跌打損傷等。在《本草綱目》中還有將延胡索與當歸、橘紅；延胡索與茴香同用者，均取延胡索的止痛之功。

三、寒邪客胃

【原文】**心腹脹痛** 氣短欲絕。桂二兩，水一升二合，煮八合，頓服之。《肘後方》。（34卷·牡桂）

【按語】古人認為心腹者心下之腹，今多指脘腹部上脘處。心腹之處脹痛，胸肺之氣滯塞，則見氣短欲絕，今多見患者呼吸困難。由是方單用桂（桂枝）以溫通胸陽，散寒活絡，平降沖逆之義，可知此證應為寒邪侵襲，胸陽鬱閉，氣機逆亂所致。

四、濕熱阻滯

【原文】**胃脘火痛** 大山巵子七枚或九枚炒焦，水一盞，煎七分，入生薑汁飲之，立止。復發者，必不效。用玄

明粉一錢服，立止。《丹溪纂要》。（36卷・厄子）

【按語】山厄子（今寫為山梔子、梔子）為大苦大寒之品，有清熱解毒，瀉火涼血，利尿除濕等功能。古人云：其能「通瀉三焦之火」。本方以之治胃脘火痛，灼熱煩悶者，當有立竿見影，標本兼顧之效。然其大苦大寒之性，易傷中陽，為護脾胃，方後言「入生薑汁飲」既能抑梔子之偏性，以絕傷胃之弊，又能和胃降逆，以平火熱炎上之勢，此所謂「去性取用」。

關於復發者原方無效時，加用玄明粉立刻見效的記載，可知其證已變。主方單用梔子，所清的為無形之熱；加用玄明粉後，是方即能通便瀉火，故其所清的當為有形之火。此火由燥屎與熱邪搏結而生，患者定有大便秘結，非通瀉之品不足以除之。

【小結】胃痛也是臨床常見的疾病。上述節錄的四種方法及用藥，均為臨床多見。關於用藥，一般宜選用諸如延胡索、白芍藥、甘草等，再結合具體病症加用藥物，一般不宜用刺激性強的藥物，或者作用猛烈之品，以免對胃產生不良反應。

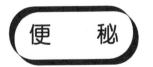

便　秘

便秘是指糞便在腸道滯留過久，秘結不通，排便周期長，或周期不長，但糞便乾結，排出艱難，或糞便不硬，雖有便意，但便而不暢。便秘的發病原因可因飲食不節，情志失調，外邪犯胃，稟賦不足等。其總的治療原則是通瀉腑實。

便秘常見的證型有熱結便秘，宜瀉熱導滯；氣滯便秘，宜順氣通腑；冷結便秘，宜散寒通便；氣虛便秘，宜益氣通便；血虛便秘，宜養血潤燥；陰虛便秘，宜滋陰通便；陽虛便秘，宜溫陽通便；腸燥津虧，宜潤腸通便。

現代醫學所說的功能型便秘、腸道激惹綜合徵、腸炎恢復期腸蠕動減弱等，均可出現便秘。

一、氣虛便秘

【原文】**老人秘塞**　綿黃芪、陳皮去白各半兩，為末。每服三錢，用大麻子一合，研爛。以水濾漿，煎至乳起，入白蜜一匙，再煎沸，調藥空心服，甚者不過二服。此藥不冷不熱，常服無秘塞之患，其效如神。《和劑局方》。（12卷·黃芪）

【按語】老人體虛便秘，用黃芪補氣，陳皮行氣，能加強腸道的蠕運作用，有利於大便的排泄，而大麻子、白蜜也有通便的作用，故此方對於虛性便秘是有效的。

【原文】產後秘塞出血多。以人參、麻子仁、枳殼麩炒為末，煉蜜丸梧子大。每服五十丸，米飲下。《濟生方》。（12卷·人參）

【按語】產後氣虛，腸道津虧，故以人參補氣，麻子仁潤腸通便，枳殼行氣以促進腸道大便下排，將枳殼以麩炒是為了加強其作用，而蜂蜜也有通便的作用，故同用可以治便秘。

二、氣滯便秘

【原文】**消風順氣**　老人大腸秘澀。防風、枳殼麩炒一兩，甘草半兩，為末，每食前白湯服二錢。《簡便方》。

（13卷·防風）

【按語】產生便秘的原因有多種，若氣滯者，以枳殼順氣，促進腑氣通順，又以防風祛風，促進大腸的運化功能，配以甘草補虛，可以用治便秘。

【原文】**產後秘塞**　以蔥涎調蠟茶末，丸百丸，茶服自通。不可用大黃利藥，利者百無一生。郭稽中婦人方。（32卷・茗）

【按語】蔥涎：即將新鮮大蔥或小蔥揉搓至爛所得的汁液。其有溫通陽氣，順氣寬腸之功。

婦女產後的機體以多虛多瘀為基本特徵。大便所以秘塞，皆因氣血不足，無水舟停，推蕩無力等所致。通常不宜用瀉藥攻之，如大黃。妄攻則會重傷正氣，秘塞癒重。本方用蔥涎調蠟茶末為丸口服，有輕清誘導，增水行舟之妙。藥雖無益氣養血之功，但有誘導通便之效。大便得通，胃氣得降，中焦乃和，飲食得入，氣血自生。然方小藥輕，輕證用之為宜。

三、腸燥便秘

【原文】**大便不通**　《簡要濟眾方》：用牽牛子半生半熟，為末。每服二錢，薑湯下。未通，再以茶服。一方：加大黃等分。一方：加生檳榔等分。（18卷・牽牛子）

【按語】《簡要濟眾方》治療大便不通，單用生、熟牽牛子各半，研末後薑湯送服。若未通，再以茶送服。說明牽牛子瀉下非僅能治療水腫，其亦可瀉下去積而通利大便。一方配等分大黃是為了加強瀉下之力；一方配等分生檳榔，是取檳榔行氣消積，瀉下導滯之功，使大腸氣暢，而便秘自通。同時下文還論及牽牛子對風搏肺臟，傳於大腸，津液乾燥所致的大腸風秘，亦可配桃仁同用。現在臨床上亦可以將

牽牛子用治腸燥便秘。

【原文】**服食法**　麻子仁一升，白羊脂七兩，蜜蠟五兩，白蜜一合，和杵蒸食之，不飢耐老。《食療》。（22卷·大麻）

【原文】**耐老益氣**　久服不飢。麻子仁二升，大豆一升，熬香為末，蜜丸。日二服。《藥性論》。（22卷·大麻）

【按語】麻子仁即火麻仁。其質潤多脂，既能潤腸通便，又能滋養補虛而「堅筋骨，明耳目，耐飢渴，延年」（《別錄》）。若「久服，輕身不老」（《神農本草經》）。故上文《食療本草》、《藥性論》皆取其服之，以達到耐老不飢之效。根據現代研究，大便通暢，可減少毒素的吸收，而且火麻仁不僅能潤腸通便，還能降低血壓、阻止血脂上升，並能抗癌。故精血不足，腸燥便秘的中老年人，以及高血壓、高血脂、癌症患者服用更為適宜。其不僅可與白羊脂、蜜蠟、白蜜等配伍同用，亦可單用煮粥服食。

【原文】**大便不通**　麻子煮粥，如上法服之。《肘後方》。麻子仁丸治脾約，大便秘而小便數。麻子仁二升，芍藥半斤，厚朴一尺，大黃、枳實各一斤，杏仁一升，熬研，煉蜜丸梧桐子大。每以漿水下十丸，日三服。不知再加。張仲景方。（22卷·大麻）

【按語】上文兩方中的麻子仁，皆取潤腸通便作用，以治療便秘。然張仲景《傷寒論》中的麻子仁丸是由小承氣湯加火麻仁、杏仁、芍藥、白蜜所組成，主治大便秘結而小便頻數的脾約證，其雖為潤下劑，但方中含大黃、枳實、厚朴等破滯之品，故體虛、年老者不宜常服。若為體虛、年老的

患者，可選用《肘後方》治療大便不通的方法，單用火麻仁煮粥，並可加蔥、椒、鹽等調料，空腹服食。

這裡需要強調的是，張仲景的麻仁丸雖然是用來治療便秘的，但是對於此方的應用不可隨意，這是因為方中含有大黃的原因。大黃雖然能通導大便，但同時又能澀腸。大黃含有蔥醌衍生物，有通便作用，而當蔥醌衍生物發揮作用後，緊接著其中的鞣質發揮作用，而鞣質具有收斂作用，會導致大便秘結，所以當長期便秘的病人，是不能服用麻仁丸的，否則會越用藥則大便越秘結。

【原文】**產後秘塞** 許學士云：產後汗多則大便秘，難於用藥，惟麻子蘇子粥最穩。不惟產後可服，凡老人諸虛風秘，皆得力也。用大麻子仁、紫蘇子各二合，洗淨研細，再以水研，濾取汁一盞，分二次煮粥啜之。《本事方》。（22卷・大麻）

【按語】許學士，即許叔微。

產後汗多，耗傷陰津，大便秘結，閉塞不通，難於用藥。意為若用苦寒瀉下之品，勢必更加傷陰劫液，故惟有用麻子蘇子粥最穩。因火麻仁、紫蘇子皆質潤多脂，功能潤腸通便，尤其火麻仁還能滋養補虛，用之既能通利大便，又無傷陰之弊。另外，麻子蘇子粥不僅產後便秘可服，而且對老人津血不足，或風搏肺臟，傳於大腸，津液乾燥之風秘，亦可服食。

【原文】**小兒秘澀** 枳殼（煨，去穰）、甘草各一錢，以水煎服。《全幼心鑒》。（35卷・枳・枳殼）

【按語】小兒胃腸柔弱，極易受邪，而氣極逆亂。胃腸之氣宜降而不宜逆，宜通而不宜滯。此證見大便秘澀，難以

排出，則腸氣不通，胃氣不降，孩子必不欲食。本方以煨枳殼為君，能行氣消積，推蕩大腸，促使排便。然恐枳殼過猛，耗傷其正氣，特配甘草（多用炙甘草）以緩其力，並兼以益氣健脾，顧護正氣。

【原文】老人虛秘　柏子仁、松子仁、大麻仁等分，同研，溶蜜蠟丸梧子大。以少黃丹湯，食前調服二三十丸，日二服。寇宗奭。（34卷·柏·柏實）

【按語】①寇宗奭撰的《本草衍義》，此處以人名代書名。②柏實：即柏子仁。

人步入晚年，機體的各臟腑組織的功能即開始逐漸衰退，常表現為氣血虧虛。所謂虛秘指的即是因氣血虧虛所致的大便秘結不通。是方所用柏子仁、松子仁、大麻仁三品皆為植物的種仁，富含油脂，兼為食療之品，有養血益陰，潤腸通便之功。尤適用治老人虛秘。一般應較長時間服用，還可奏有病治病，無病養身之效。今多用於功能性便秘症。且可不用黃丹湯送服。

【原文】大腸虛閉　因汗多，津液耗涸者。沉香一兩，肉蓯蓉酒浸焙二兩，各研末，以麻仁研汁作糊，丸梧子大。每服一百丸，蜜湯下。嚴子禮《濟生方》。（34卷·沉香）

【按語】是方用沉香能順氣降逆，寬腸導滯；配肉蓯蓉能益精養血，溫腎壯陽，潤腸通便。兩藥合用，可奏滋陰壯陽，順氣導滯，潤腸通便之效，寓攻補並舉，標本兼顧之義。以方測知，此證為過汗傷津，耗氣損陽，進至陰陽受損，下焦虛弱，腸氣鬱閉，轉運不能，燥屎內結所致，故而大腸虛閉不通。然虛者衰之，實者塞之，臨證當辨為虛實夾雜之證。根據「虛則補之，實則瀉之」的原則，用本方定可獲效。

《本草綱目》驗方解

【原文】**大便不通**　張仲景《傷寒論》云：陽明病，自汗，小便反利，大便硬者，津液內竭也，蜜煎導之。用蜜二合，銅器中微火煎之，候凝如飴狀，至可丸，乘熱捻作挺，令頭銳，大如指，長寸半許。候冷即硬，納便道中，少頃即通也。一法：加皂角、細辛（為末）少許，尤速。張仲景《傷寒論》。（39卷‧蜂蜜）

【按語】便道：即肛門。

蜂蜜味甘質潤，具有潤腸通便之功。本方將蜂蜜製成栓劑，納入肛門內，其潤腸之功更捷。細辛性質辛香走竄，能通利九竅，宣利肺氣；皂角為皂莢的果實，其味辛性走竄，能通肺及大腸氣，而有通便作用，既可單用，也可配細辛同用，研末與蜂蜜一同製成栓劑，起效更速，但體虛之人慎用。

【小結】便秘要採取通便的方法來治療，一般採用的方法有潤下、攻下、峻下。而以潤下為多用。常用的潤下藥如麻仁、鬱李仁、杏仁、瓜蔞仁、桃仁、當歸、肉蓯蓉、鎖陽、蜂蜜、蘇子等。便秘尤以老年人腸燥便秘為多見。在治療方面，不宜輕易選用攻下、峻下之品，因為大黃會帶來不良後果，也不宜輕易應用（關於大黃用法方面的特點，見前關於麻仁丸的解說）。

消　渴

消渴是以多飲、多食、多尿、消瘦（俗稱三多一少）、乏力，或尿有甜味為主要臨床表現的一種病證。其發病原因有稟賦不足、飲食失節、情志失調、勞欲過度等所致。其主要是陰津虧虛，燥熱偏盛。根據徵象不同，又有上消、中

消、下消之分。但在辨證時，三者往往不可絕對劃分。

上消的常見證型有肺熱津傷，宜清熱潤肺，生津止渴。中消的常見證型有胃熱熾盛，宜清胃瀉火，養陰補液；氣陰虧虛，宜益氣健脾，生津止渴。下消的常見病證有腎陰虧虛，宜滋陰固腎；陰陽兩虛，宜滋陰溫陽，補腎固澀。

現代醫學中的糖尿病以及甲狀腺機能亢進、尿崩症與本病證相似。

一、上消證

【原文】消渴飲水 《千金方》：作粉法：取大栝樓根去皮寸切，水浸五日，逐日易水，取出搗研，濾過澄粉曬乾。每服方寸匕，水化下，日三服。亦可入粥及乳酪中食之。《肘後方》：用栝樓根薄切炙，取五兩，水五升，煮四升，隨意飲之。《外臺秘要》：用生栝樓根三十斤，以水一石，煮取一斗半，去滓，以牛脂五合，煎至水盡。用暖酒先食服如雞子大，日三服，最妙。《聖惠方》：用栝樓根、黃連三兩，為末，蜜丸梧子大。每服三十丸，日二服。又玉壺丸：用栝樓根、人參等分，為末，蜜丸梧子大。每服三十丸。麥門冬湯下。（18卷·栝樓）

【按語】治療消渴飲水，《千金方》將栝樓根切製，用水浸泡後取出搗研為末，過濾澄粉曬乾（即天花粉），單用，或入粥中煮食，或入乳酪中食之。《肘後方》單用瓜蔞根煎湯隨意飲服。《外臺秘要》將瓜蔞根煎煮取汁，與牛脂合用。《聖惠方》以之配黃連，製成蜜丸服用。玉壺丸則以之與人參做成蜜丸，並用麥門冬湯送服。

上述種種，說明瓜蔞根可用治多種消渴。因瓜蔞根性寒清熱，入肺胃二經，既善清肺胃之熱，又能生津止渴，故若為內熱消渴，單用即可。若內熱消渴，氣陰兩傷者，可與人

參同用，即玉壺丸。總之，不論單用或配伍應用皆可。另外，取瓜蔞根生津止渴作用，《本草綱目》在本條附方中還介紹了亦可用治傷寒煩渴思飲、百合病之口渴等。

【原文】消渴尿多　入地三尺桑根，剝取白皮炙黃黑，剉，以水煮濃汁，隨意飲之。亦可入少米。勿用鹽。《肘後方》。（36 卷・桑・桑根白皮）

【按語】桑根剝取白皮：又稱桑根白皮，或桑白皮。其有瀉肺熱，利小便之功。

此消渴尿多應屬消渴病中之上消。其病機當與津傷肺燥，水道失調有關，故患者常見口渴、多飲、多尿等症。是方以甘寒之桑白皮能除燥熱，調水道，恢復津液正常輸布。因而可奏止渴縮尿之效。

【原文】下虛消渴　上盛下虛，心火炎爍，腎水枯涸，不能交濟而成渴證。白茯苓一斤，黃連一斤，為末，熬天花粉作糊，丸梧子大。每溫湯下五十丸。德生堂《經驗方》。（37 卷・茯苓・茯神）

【按語】下虛者腎水枯涸也。下焦腎水虧虛，無以上濟，則心火難以下潛，獨亢於上，消爍陰津。故患者可見久病煩渴，頻飲尿多，腰膝酸軟，夜寐不安，潮熱盜汗等症。臨證常稱之為心腎不交。

其治療當遵瀉南（心火）補北（滋腎生津）為大法。本方以白茯苓寧心健脾，調節水液輸布；用黃連清心瀉火，助火下潛；配天花粉清瀉火熱，滋腎生津。諸藥合用，能上清心火，下滋腎陰，交通心腎，安神止渴。今亦為治糖尿病所常用。

二、中消證

【原文】三消骨蒸　黃連末，以冬瓜自然汁浸一夜，曬乾又浸，如此七次，為末，以冬瓜汁和丸梧子大。每服三四十丸，大麥湯下。尋常渴，只一服見效。《易簡方》。（13卷‧黃連）

【按語】黃連具有清熱燥濕，瀉火解毒的作用，尤其善於清退心胃的熱邪，冬瓜亦能清熱兼利尿，南北朝時的陶弘景認為：將冬瓜搗汁服，止消渴煩悶，解毒。（見《本草綱目》28卷冬瓜）將黃連反覆經冬瓜汁浸後，使冬瓜汁浸入黃連中。大麥亦治「消渴除熱，益氣調中」（《別錄》）消渴而出現骨蒸勞熱，以黃連為丸，具有清熱解毒的作用，此方無論對於上、中、下三消均可以選用。但偏重於中消證。以黃連來治療消渴病證，在《肘後方》有單用黃連末，蜜丸梧子大服者。也有將其與瓜蔞根、生地同用者。還有用黃連入豬肚內蒸爛為丸食用者。《本草綱目》引用《千金方》介紹：用黃芩、大黃、黃連研末為丸，每日三次，連續服用一個月有很好的效果。

【原文】消渴引飲　白芍藥、甘草等分，為末每用一錢，水煎服，日三服。鄂渚辛祐之患此九年，服藥止而復作。蘇朴授此方，服之七日頓癒，古人處方，殆不可曉，不可以平易而忽之也。陳日華《經驗方》。（14卷‧芍藥）

【按語】白芍藥具有養血斂陰之功，配伍甘草則酸甘斂陰，為治療陰傷病證的主藥，二藥合用，即芍藥甘草湯，使陰液恢復，故可止消渴。此方藥雖簡單，但療效明顯，故云不可以認為方子平常而忽視它。

【原文】**消渴飲水**　用上元板橋麥門冬鮮肥者二大兩，宣州黃連九節者二大兩，去兩頭尖三五節，小刀子調理去皮毛了，吹去塵，更以生布摩拭秤之，搗末。以肥大苦瓠汁浸麥門冬，經宿，然後去心，即於臼中搗爛，納黃連末和搗，並手丸如梧子大。食後飲下五十丸，日再。但服兩日，其渴必定。若重者，即初服一百五十丸，二日服一百二十丸，三日一百丸，四日八十丸，五日五十丸。合藥要天氣晴明之夜，方浸藥。須淨處，禁婦人雞犬見之。如覺可時，只服二十五丸，服訖覺虛，即取白羊頭一枚治淨，以水三大斗煮爛，取汁一斗以來，細細飲之。勿食肉，勿入鹽。不過三劑平復也。崔元亮《海上集驗方》。（16卷·麥門冬）

【按語】板橋，古鎮名，在今山東膠州市。宣州，唐代轄境相當於安徽省長江以南，黃山、九華山以北地區及江蘇溧水、溧陽等地。有認為上二藥以此處者佳。

麥冬具有養陰清熱，生津止渴，滋養肺胃的作用，為治療肺胃陰傷所致消渴的要藥。黃連清熱瀉火解毒，祛心胃熱毒，苦瓠亦能清熱瀉火，今取麥冬、黃連、苦瓠汁同治，加強作用，對於消渴病證是可以選用的。至於「禁婦人雞犬見之」，乃糟粕，不必在意。

【原文】**消渴心煩**　用小麥作飯及粥食。《心鏡》。（22卷·小麥）

【按語】此消渴心煩，為心陰虛損所致。小麥甘涼，主歸心經。既能養心除煩，又能潤燥止渴，故對心陰虛損所致的五心煩熱，口渴之證，單用做飯食或煮粥食用，即可獲「除熱，止燥渴咽乾」（《名醫別錄》）之效。

【原文】**胃熱消渴**　以陳粟米炊飯，食之。良。《食醫

心鏡》。（23卷·粟）

【按語】粟米即小米。其性質偏涼，功能「主養腎氣，去胃脾中熱，益氣」（《名醫別錄》）。故可用治胃熱消渴，尤以陳粟米味苦性寒，用之更良。可將陳粟米做飯（或煮粥），長期食用，以輔佐藥物的治療。

【原文】**消渴飲水** 日夜飲水數斗者。《心鏡》：用雄豬肚一枚，煮取汁，入少豉，渴即飲之，肚亦可食。煮粥亦可。仲景豬肚黃連丸：治消渴，用雄豬肚一枚，入黃連末五兩，栝樓根、白粱米各四兩，知母三兩，麥門冬二兩，縫定蒸熟，搗丸如梧子大。每服三十丸，米飲下。《食醫心鏡》。（50卷·豬）

【按語】豬肚甘溫，能補中益氣止渴，治療消渴，李時珍說「以胃治胃」；栝樓根又名天花粉，味甘性寒，善於生津止渴，善治消渴；知母甘寒質潤，能瀉肺火、滋肺陰；瀉腎火、滋腎陰；瀉胃火、滋胃陰，治療陰虛內熱之消渴證；麥門冬味甘柔潤，性偏寒，長於滋養胃陰，生津止咳，廣泛用於口渴及消渴證；方中用黃連取其苦寒清熱之性以治療消渴之熱性症狀。諸藥伍用，對於消渴飲水多者有很好的療效。縱觀全方，以治中消為主，兼治上消、下消。

【原文】消中，上盛下虛水火偏盛，消中等證。黃檗一斤，分作四分，用醇酒、蜜湯、鹽水、童尿浸洗，曬炒為末，以知母一斤，去毛切搗熬膏和，丸梧子大。每服七十丸，白湯下。《活人心統》。（35卷·黃檗）

【按語】消中，又稱中消。臨證以消穀善飢為特點。其病機關鍵為陰虛胃熱，治宜清胃除熱，滋陰生津。依此法，選黃檗（黃柏）清熱瀉火；配知母瀉火除熱，滋生陰津。二

藥合用，有清瀉胃火，養陰生津，潤燥止渴之功。今可用於糖尿病、甲狀腺功能亢進等病見中消的患者。

三、下消證

【原文】**強中消渴**　豬腎薺苨湯：治強中之病，莖長興盛，不交精液自出，消渴之後，即發癰疽。皆由恣意色欲，或餌金石所致，宜此以制腎中熱也。用豬腎一具，薺苨、石膏各三兩，人參、茯苓、磁石、知母、葛根、黃芩、栝樓根、甘草各二兩，黑大豆一升，水一斗半，先煮豬腎、大豆取汁一斗，去滓下藥，再煮三升，分三服。後人名為石子薺湯。又薺苨丸：用薺苨、大豆、茯神、磁石、栝樓根、熟地黃、地骨皮、玄參、石斛、鹿茸各一兩，人參、沉香各半兩，為末。以豬肚治淨煮爛，杵和丸梧子大。每服七十丸，空心鹽湯下。並《千金方》。（12 卷・薺苨）

【按語】強中，是指陰莖堅硬勃起，久久不痿，精液自泄的證候。常伴有小便多，唇口乾燥，乃陰虛陽亢，命門火旺之象。消渴以陰虛內熱多見，故方中選用清熱補氣固腎的藥物。李時珍在《本草綱目》中載薺苨（甜桔梗）「主咳嗽消渴強中」，而石膏、知母、葛根、黃芩、瓜蔞根（天花粉）、磁石清熱養陰，人參、茯苓、豬腎、大豆、甘草補益正氣，故可以使用。後方薺苨丸同樣以補氣養陰，清熱生津為主組方。

【原文】**消渴不止**　下元虛損，牛膝五兩為末，生地黃汁五升浸之，日曝夜浸，汁盡為度，蜜丸梧子大，每空心溫酒下三十丸。久服壯筋骨，駐顏色，黑髮，津液自生。《經驗後方》。（16 卷・牛膝）

【按語】消渴乃常見疾患，以陰虛為多見，牛膝能引火

下行，治療實火和虛火病證。今取生地黃汁浸入牛膝中後以蜜為丸，達到補虛清熱，養陰生津之功。因為牛膝有補益肝腎，強壯筋骨的作用，故能駐顏色，黑髮，使津液自生。

【原文】消中易飢　肉蓯蓉、山茱萸、五味子為末，蜜丸梧子大，每鹽酒下二十丸。《醫學指南》。（12卷·肉蓯蓉）

【按語】消中即消渴之義。肉蓯蓉、山茱萸、五味子均能補腎，對於腎陰陽兼虛均可使用。

【原文】消渴不止　菟絲子煎汁，任意飲之，以止為度。《事林廣記》。（18卷·菟絲子）

【按語】此亦為消渴病證，可單用菟絲子煎湯，任意飲用，以消渴癒為度。消渴證與肺脾腎密切相關，病機主要為陰虛燥熱，亦有氣陰兩傷，或陰陽俱虛者。菟絲子既能補陽，又能補陰，為平補肝腎陰陽之品，故其治療消渴也是取補益之功，主治腎虛消渴。而且臨證除單用煎湯飲用外，亦可單用研末蜜丸服。

【原文】腎虛消渴難治者。黑大豆炒、天花粉等分，為末，麵糊丸梧子大，每黑豆湯下七十丸，日二。名救活丸。《普濟方》。（24卷·大豆）

【按語】李時珍曰：「大豆有黑、青、黃、白、斑數色，惟黑色入藥。」現今臨床常用之品有黑大豆、黃大豆。二者營養成分相同，功用相似，但根據中醫理論，認為黑大豆長於補腎，故腎虛諸證用之更多。本方即取其補腎陰，潤腎燥之功，與能清熱生津止渴的天花粉同研為末，製成丸劑，每次再以黑豆湯送服，一日2次，用於腎虛消渴難治者

亦有療效，故名救活丸。

【原文】**消渴飲水**　五倍子為末，水服方寸匕，日三服。《危氏得效方》。（39卷·五倍子）

【按語】消渴病由肺胃腎三臟陰虛所致，而出現各種燥熱之證。五倍子味酸，性偏寒涼，可清降肺火，生津止渴。故可用於消渴病由於肺陰虛，口渴多飲之證。因為五倍子有收斂作用，故多用治下消病證。

【小結】消渴病症在理論上分為上消、中消、下消，但在實際的臨床應用中很難截然分開，因此，在治療方面往往同時選用治療上消、中消以及下消的藥物，而清熱、養陰、生津是其大法。適當選用收澀之品則有利於保護津液，事實上有些收澀藥如五味子、烏梅、訶子等就有生津之功，在應用時可以加用。

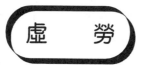

虛勞

虛勞又稱虛損，是以臟腑功能失調，氣血陰陽虧損，久虛不復成勞為主要病機，以五臟虛證為主要臨床表現的多種慢性虛弱證候的總稱。其發病原因有稟賦薄弱、素質不強，煩勞過度、損傷五臟，飲食不節、損傷脾胃，大病久病、失於調理，誤治失治、損耗精氣等。虛勞病程一般週期長，甚至為痼疾。有氣血陰陽虛損之分。

氣虛的常見證型有肺氣虛，宜補益肺氣；心氣虛，宜補氣養心；脾氣虛，宜健脾益氣；腎氣虛，宜益氣補腎。

血虛的常見證型有心血虛，宜養血寧心；肝血虛，宜補

血養肝。

陰虛的常見證型有肺陰虛，宜養陰潤肺；心陰虛，宜養心滋陰；脾胃陰虛，宜養陰和胃；肝陰虛，宜滋養肝陰；腎陰虛，宜滋補腎陰。

陽虛的常見證型有心陽虛，宜益氣溫陽；脾陽虛，宜溫中健脾；腎陽虛，宜溫補腎陽。

其總的治療原則是虛則補之，損者益之。

現代醫學中的多種慢性消耗性和功能衰退性疾病，均可表現虛勞的徵象。

一、氣虛證

【原文】**治渴補虛** 男子婦人諸虛不足，煩悸焦渴，面色萎黃，不能飲食，或先渴而後發瘡癤，或先癰疽而後發渴，並宜常服此藥，平補氣血，安和臟腑，終身可免癰疽之疾。用綿黃者箭杆者去蘆六兩，一半生焙，一半以鹽水潤濕，飯上蒸三次，焙銼，粉甘草一兩，一半生用，一半炙黃為末。每服二錢，白湯點服，早晨、日午各一服，亦可煎服，名黃耆六一湯。《外科精要》。（12卷·黃耆）

【按語】氣虛而致煩渴，身體不適，以黃芪、甘草補氣，是可以應用的。尤其應用於瘡癤，癰疽應是有效的。此方介紹的將黃芪去蘆（蘆：即根部頂端接近藤的部位）、甘草分別生用和製用後服用，有一定效果。

【原文】**人參膏** 用人參十兩細切，以活水二十盞浸透，入銀石器內，桑柴火緩緩煎取十盞，濾汁，再以水十盞，煎取五盞，與前汁合煎成膏，瓶收，隨病作湯使。丹溪云：多欲之人，腎氣衰憊，咳嗽不止，用生薑、橘皮煎湯化膏服之。浦江鄭兄，五月患痢，又犯房室，忽發昏運，不知

人事，手撒目暗，自汗如雨，喉中痰鳴如曳鋸聲，小便遺失，脈大無倫，此陰虧陽絕之證也。予令急煎大料人參膏，仍與灸氣海十八壯，右手能動，再三壯，唇口微動，遂與膏服一盞，半夜後服三盞，眼能動，盡三斤，方能言而索粥，盡五斤而痢止，至十斤而全安，若作風治則誤矣。一人背疽，服內托十宣藥已多，膿出作嘔，發熱，六脈沉數有力，此潰瘍所忌也。遂與大料人參膏，入竹瀝飲之，參盡一十六斤，竹筏百餘竿而安。後經旬餘，值大風拔木，瘡起有膿，中有紅線一道，過肩胛，抵右肋。予曰：急作參膏，以芎、歸、橘皮作湯，入竹瀝、薑汁飲之。盡三斤而瘡潰，調理乃安。若癰疽潰後，氣血懼虛，嘔逆不食，變證不一者，以參、耆、歸、朮等分，煎膏服之，最妙。（12卷·人參）

【按語】將一味人參熬成膏劑，隨病情需要而隨時服用，主要用治虛損病證。按古人的認識，以桑柴火熬製膏藥效果最好。若因咳嗽不已用生薑、橘皮煎湯而沖服人參膏，對於虛寒證是有效的。文中舉鄭某因痢疾又房勞，致氣虧自汗如雨，小便失禁，陰虧陽絕，故以人參大補而安。瘡瘍背疽，前人最忌風藥，因此病為體虛重證，故以人參膏加竹瀝，人參用了一十六斤，竹子用了一百多根（製竹瀝用），後又用人參膏加川芎、當歸、橘皮煎湯，再加竹瀝、生薑汁而安。並認為癰疽潰後氣血虧虛可以人參、黃芪、當歸、白朮，熬膏服用效果好。

【原文】**四君子湯**　治脾胃氣虛，不思飲食，諸病氣虛者，以此為主。人參一錢，白朮二錢，白茯苓一錢，炙甘草五分，薑三片，棗一枚，水二鍾，煎一鍾，食前溫服，隨證加減。《和濟局方》。（12卷·人參）

【按語】四君子湯是治療氣虛的要方。若脾胃虛弱者將

人參、白朮、茯苓、炙甘草、薑棗煎水溫服，是流傳至今的名方。

【原文】**脾胃虛弱**　不思飲食。生薑半斤取汁，白蜜十兩，人參末四兩，銀鍋煎成膏，每米飲調服一匙。《普濟方》。（12卷·人參）

【按語】此方將人參、生薑、蜂蜜熬膏，用米湯送服來治療脾胃虛弱有效。因人參大補脾氣，生薑溫胃暖中，蜂蜜滋養脾胃。

【原文】**產後血運**　人參一兩，紫蘇半兩，以童尿、酒、水三合，煎服。《醫方摘要》。（12卷·人參）

【按語】產後因血虛而致眩暈，故以人參大補元氣，取補氣生血之效。紫蘇能行氣，以防人參壅氣。用酒、水煎，可以選用。至於用童便者，理論上講，童便能活血化瘀，宜於祛除瘀血殘留，但人們感情上難以接受，故可以不用。也可以其他藥物代替。

【原文】**產後不語**　人參、石菖蒲、石蓮肉等分，每服五錢，水煎服。《婦人良方》。（12卷·人參）

【按語】產後因氣血大虧，故以人參大補元氣，以石菖蒲、石蓮子開竅，標本兼治，可以選用。

【原文】**產後諸虛**　發熱自汗。人參、當歸等分，為末，用豬腰子一個，去膜切小片，以水三升，糯米半合，蔥白二莖，煮米熟，取汁一盞，入藥煎至八分，食前溫服。《永類方》。（12卷·人參）

【按語】產後諸虛，以氣虛為主，用人參、當歸補益氣

血，將其為末後，又用豬腰子、糯米、蔥白煮粥食用，藥食兼用，此方可取。

【原文】**聞雷即昏**　一小兒七歲，聞雷即昏倒，不知人事，此氣怯也。以人參、當歸、麥門冬各二兩，五味子五錢，水一斗，煎汁五升，再以水五升，煎滓取汁二升，合煎成膏。每服三匙，白湯化下。服盡一斤，自後聞雷自若矣。楊起《簡便方》（12卷・人參）

【按語】此是因氣虛所致昏倒，乃心氣虛膽怯，故以人參補氣，當歸補血，麥冬養陰，五味子收斂心氣，熬膏應用，乃服用方便。實際上此方乃生脈散加當歸而成。

【原文】**離魂異疾**　有人臥則覺身外有身，一樣無別，但不語。蓋人臥則魂歸於肝，此由肝虛邪襲，魂不歸舍，病名曰離魂。用人參、龍齒、赤茯苓各一錢，水一盞，煎半盞，調飛過朱砂末一錢，睡時服。一夜一服，三夜後，真者氣爽，假者即化矣。夏子益怪證奇疾方。（12卷・人參）

【按語】因心肝氣虛血虧，神不守舍，故臥則覺身外有物，以人參補氣，龍齒、朱砂鎮靜安神，赤茯苓寧心，故有效。所謂「調飛過朱砂末」即將朱砂水飛（將朱砂置於容器內加上適量的水，研成極細粉末狀），去掉容器底部雜質者。

【原文】**房後困倦**　人參七錢，陳皮一錢，水一盞半，煎八分，食前溫服，日再服，千金不傳。趙永庵方。（12卷・人參）

【按語】行房後感覺困倦，是身體虧虛，用人參補氣，陳皮行氣健脾，可以補益身體，此方可以應用。「千金不傳」是說此方實用價值高。

【原文】**虛勞發熱**　愚魯湯：用上黨人參、銀州柴胡各三錢，大棗一枚，生薑三片，水一鍾半，煎七分，食遠溫服，日再服，以瘥為度。《奇效良方》。（12卷·人參）

【按語】有一種說法，上黨原產人參，後因安史之亂致上黨人參絕種，此處所謂上黨人參即好人參。銀州，地名，於563年置。治所在儒林（今榆林東南）。有認為銀州柴胡即銀柴胡，亦有認為是柴胡，筆者以為是銀柴胡。銀柴胡養陰涼血退虛熱，人參補氣，大棗、生薑調和營衛，故同用可治虛勞發熱，以飯後服用為好。

【原文】虛勞吐血甚者，先以十灰散止之，其人必困倦，法當補陽生陰，獨參湯主之。好人參一兩，肥棗五枚，水二鍾，煎一鍾服，熟睡一覺，即減五六，繼服調理藥，葛可久《十藥神書》。（12卷·人參）

【按語】虛勞而導致吐血，先將血止住，故以十灰散止血。因失血，故有困倦。血屬於陰，補氣可以攝血，故用人參補陽生陰，加大棗是因為其能補血治虛勞。

【原文】**長松酒**　滋補一切風虛，乃廬山休休子所傳。長松一兩五錢，狀似獨活而香，乃酒中聖藥也。熟地黃八錢，生地黃、黃耆蜜炙、陳皮各七錢，當歸、厚朴、黃柏各五錢，白芍藥煨、人參、枳殼各四錢，蒼朮米泔製、半夏製、天門冬、麥門冬、砂仁、黃連各三錢，木香、蜀椒、胡桃仁各二錢，小紅棗肉八個，老米一撮，燈心五寸長一百二十根，一料分十劑，絹袋盛之。凡米五升，造酒一尊，煮一袋，窖久乃飲。《韓氏醫通》。（12卷·長松）

【按語】窖（ㄐㄧㄠ，窖藏），窖久，即窖藏時間久。李時珍云：長松「補益長年」，將其與熟地、生地、黃芪、當

歸、厚朴、黃柏、白芍、人參、枳殼、蒼朮、半夏、天冬、麥冬、砂仁、黃連、木香、蜀椒、胡桃仁、紅棗、米、燈心一起用來泡酒，應該是有效的。因此方為補氣、補血、養陰、祛風、祛濕之品組成，故可以應用。

【原文】**白朮膏**　服食滋補，止久泄痢。上好白朮十斤，切片，入瓦鍋內，水淹過二寸，文武火煎至一半，傾汁入器內，以渣再煎，如此三次，乃取前後汁同熬成膏，入器中一夜，傾去上面清水，收之。每服二三匙，蜜湯調下。千金良方。（12卷·朮）

【按語】白朮具有補益脾胃的良好作用。將白朮熬膏，用來滋補，治久瀉久痢是尤宜於身體的。

【原文】**枳朮丸**　消痞強胃，久服令人食自不停也。白朮一兩，黃壁土炒過，去土，枳實麩炒，去麩，一兩，為末，荷葉包飯燒熟，搗和丸梧子大。每服五十丸，白湯下。氣滯，加橘皮一兩。有火，加黃連一兩。有痰，加半夏一兩。有寒，加乾薑五錢，木香三錢。有食，加神曲、麥 各五錢。潔古家珍。（12卷·朮）

【按語】白湯，即白開水。麥糵（ㄋㄧㄝ），即麥芽。白朮以土炒後，能加強走脾胃的作用，即強胃。枳實因有破氣之功，以麩炒後，能緩和峻烈之性，以免損傷正氣，為消痞要藥。根據病證不同，可分別加用不同的藥物來增強其作用。

【原文】**枳朮湯**　心下堅，大如盤，邊如旋杯，水飲所作。寒氣不足，則手足厥逆，腹滿脇鳴相逐。陽氣不通即身冷，陰氣不通即骨疼。陽前通則惡寒，陰前通則痺不仁。陰

陽相得，其氣乃行；大氣一轉，其氣乃散。實則失氣，虛則遺尿，名曰氣分，宜此主之。白朮一兩，枳實七個，水五升，煮三升，分三服。腹中軟即散。仲景《金匱玉函》。（12卷·朮）

【按語】心下，指胃脘。此方源於張仲景《金匱要略》。原文為「心下堅，大如盤，邊如旋盤，水飲所作，枳朮湯主之。枳朮湯方：枳實七枚，白朮二兩，上二味，以水五升，煮取三升，分溫三服，腹中軟即當散也。」因脾虛氣滯，失於輸轉，致水氣痞結於胃部，故心下堅，以枳朮湯散結，健脾利水。

【原文】**參朮膏**　治一切脾胃虛損，益元氣。白朮一斤，人參四兩，切片，以流水十五碗浸一夜，桑柴文武火煎取濃汁熬膏，入煉蜜收之，每以白湯點服。《集簡方》。（12卷·朮）

【按語】白湯，即白開水。此方以白朮、人參先用水浸泡後煎取濃汁，後以蜂蜜收膏，再以白開水沖服，可以治療氣虛病證。此方可用。

【原文】**返本丸**　補諸虛百損。用黃犍牛肉（去筋、膜）切片，河水洗數遍，仍浸一夜，次日再洗三遍，水清為度。用無灰好酒同入壇內，重泥封固，桑柴文武火煮一晝夜，取出（如黃沙為佳，焦黑無用）焙乾為末聽用。山藥（鹽炒過）、蓮肉（去心，鹽炒過，並去鹽）、白茯苓、小茴香（炒）各四兩，為末。每牛肉半斤，入藥末一斤，以紅棗蒸熟去皮和搗，丸梧子大。每空心酒下五十丸，日三服。《乾坤生意》。（50卷·牛·黃牛肉）

【按語】牛肉甘溫，能補中益氣，治勞傷虛寒；山藥能

補腎氣、養腎陰，補脾氣、養胃陰，補肺氣、養肺陰，有氣陰雙補之功，治療氣陰兩虛證；蓮肉能補脾益腎，養心血；白茯苓增強脾胃健運作用，使水穀得化，氣血生化來源充足，以治氣血虛弱之證；紅棗補氣養血安神，為氣血虛弱者常用食品；小茴香具溫通之性加強氣血流通，或取其溫陽之性以助陽氣。

諸藥配伍能使虛弱之體返回到原本健康的狀態，故名返本丸。縱觀此方，氣血陰陽均補，但以補氣為主。

【原文】**補中強志** 益耳目聰明。用蓮實半兩去皮心，研末，水煮熟，以粳米三合作粥，入末攪勻食。《聖惠方》。（33卷·蓮藕·蓮實）

【按語】虛勞者正氣虧虛也。然正氣包括氣、血、陰、陽四個部分。臨證尚應辨明虛至何臟何腑？是方單用蓮實（去皮心，即蓮子），意在健脾補腎，益氣澀精。說明此方適用於脾腎氣虛所致的虛勞證。脾腎不足則耳失聰、目失明。故文中指出其能益耳目聰明。

【原文】**補虛益損** 水芝丹：用蓮實半升，酒浸二宿，以牙豬肚一個洗淨，入蓮在內，縫定煮熟，取出曬乾為末，酒煮米糊丸梧子大。每服五十丸，食前溫酒送下。《醫學發明》。（33卷·蓮藕·蓮實）

【按語】《神農本草經》曾記載：蓮實能「補中養神，益氣力，除百疾。久服，輕身耐老，不飢延年。」今用之仍取其益氣健脾，補腎澀精之功。且具有藥食兼用之妙。水芝丹中用之配血肉有情之品豬肚，意在「以臟養臟」。故是方功專補氣養陰，健脾益胃，尤宜用於中老年人的脾胃虛損證候。後天之本得固，飲食得消，則正氣自復。該方既能治療

虛證，又能強身防病。

【原文】雞頭粥，益精氣，強志意，利耳目。雞頭實三合，煮熟去殼，粳米一合煮粥，日日空心食。《經驗後方》。（33卷·芡實）

【按語】雞頭實，又名芡實，為睡蓮科植物芡的成熟種仁。其功似蓮實，亦善補脾益腎。然其味澀而固精止瀉之功則強於蓮實。民間常以之為食充飢，可見藥食兼用之性自在其中。今用多取其能補能澀，開源節流之特點。故凡脾腎虧虛，精關失固所致的滑泄之證，如遺精、滑精、遺尿、尿頻、夜尿多、久瀉難癒、帶下清稀量多等。

二、血虛證

【原文】**益氣固精**　補血黑髮益壽，有奇效。還筒子半兩，芡實半兩，金銀花二兩，破故紙酒浸，春三、夏一、秋二、冬五日，焙研末二兩，各研末，蜜糊丸梧子大。每服五十丸，空心鹽湯溫酒任下。鄭西泉所傳方。《鄧才雜興方》。（12卷·赤箭·還筒子）

【按語】還筒子：李時珍說：天麻子從莖中落下，俗名還筒子。此方用天麻子、芡實、金銀花、破故紙（補骨脂）焙後研末，以蜜為丸，補血黑應該是有一定作用的。臨床治療黑一般應採用補腎、袪風、活血、益氣的方法。

【原文】**不老丹**　補脾益腎，服之，七十亦無白髮。茅山蒼朮刮淨，米泔浸軟，切片四斤：一斤酒浸焙，一斤醋浸焙，一斤鹽四兩炒，一斤椒四兩炒。赤、白何首烏各二斤，泔浸，竹刀刮切，以黑豆、紅棗各五升，同蒸至豆爛，曝乾。地骨皮去骨一斤。各取淨末，以桑椹汁和成劑，鋪盆

內，汁高三指，日曬夜露，取日月精華，待乾，以石臼搗末，煉蜜和丸梧子大。每空心酒服一百丸。此皇甫敬之方也。王海藏《醫壘元戎》。（12卷·蒼朮）

【按語】將蒼朮以不同的方法炮製而成製蒼朮，何首烏製成製首烏，具有很好的補血作用，地骨皮以桑椹子汁製共用治白髮，此方可用，因為製首烏乃烏髮要藥，地骨皮、桑椹子亦有烏髮之功，蒼朮祛風，合用之，是有效果的。一般認為，茅山蒼朮最好，茅山，在今江蘇西南部，傳說西漢茅盈三兄弟在此修道，故名。茅山蒼朮乃道地藥材。

【原文】**補脾滋腎**　生精強骨，真仙方也。蒼朮去皮五斤，為末，米泔水漂，澄取底用。脂麻二升半，去殼研爛，絹袋濾去渣，澄漿拌朮，暴乾。每服三錢，米湯或酒空心調服。孫氏《集效方》。（12卷·蒼朮）

【按語】脂麻即黑芝麻。蒼朮健脾，黑芝麻滋腎補血，具有強壯作用，可以選用。

【原文】**面黃食少**　男婦面無血色，食少嗜臥。蒼朮一斤，熟地黃半斤，乾薑炮各一兩，春秋七錢，夏五錢，為末，糊丸梧子大，每溫水下五十丸。《濟生拔萃方》。（12卷·蒼朮）

【按語】熟地乃補血要藥，若因脾胃功能失常，後天不足，導致面無血色，故以蒼朮健運脾胃，熟地補血，乾薑溫暖脾胃，可以選用。

【原文】**七寶美髯丹**　烏鬚髮，壯筋骨，固精氣，續嗣延年。用赤白何首烏各一斤，米泔水浸三四日，瓷片刮去

皮，用淘淨黑豆二升，以沙鍋木甑，鋪豆及首烏，重重鋪蓋蒸之。豆熟，取出去豆，暴乾，換豆再蒸，如此九次，曝乾為末。赤白茯苓各一斤，去皮研末，以水淘去筋膜及浮者，取沉者捻塊，以人乳十碗浸勻，曬乾研末。牛膝八兩去苗，酒浸一日，同何首烏第七次蒸之，至第九次止，曬乾。當歸八兩，酒浸曬。枸杞子八兩，酒浸曬。菟絲子八兩，酒浸生芽，研爛曬。補骨脂四兩，以黑脂麻炒香。並忌鐵器，石臼為末，煉蜜和丸彈子大，一百五十丸。每日三丸。侵晨溫酒下，午時薑湯下，臥時鹽湯下。其餘並丸梧子大，每日空心酒服一百丸，久服極驗。忌見前。《積善堂方》。（18卷·何首烏）

【按語】侵晨：即天剛亮。

　　本方闡明了七寶美髯丹的主要功效是烏鬚髮，壯筋骨，固精氣，令人有子，延年益壽。並詳細介紹了藥物組成及製作要領、服用方法。方中何首烏功能補肝腎，強筋骨，益精血，烏鬚髮，為君藥。枸杞子、菟絲子均能入肝腎而平補肝腎陰陽。牛膝補肝腎，強筋骨。當歸補血養肝，與枸杞子、菟絲子、牛膝同用，可相互協同，加強何首烏補肝腎，強筋骨，益精血之作用。補骨脂為溫補腎陽藥，可助陰藥之生化，寓「陽中求陰」之意。茯苓利水滲濕，並健脾補中，可防止純用補藥而影響脾胃運化。諸藥同用，尤善治肝腎不足，精血虧虛之鬚髮早白，腰膝酸軟，不育不孕等證。現代研究本方有延緩機體衰老的作用。

【原文】**服食胡麻**　《抱朴子》云：用上黨胡麻三斗，淘淨甑蒸，令氣遍。日乾，以水淘去沫再蒸，如此九度。以湯脫去皮，簸淨，炒香為末，白蜜或棗膏丸彈子大。每溫酒化下一丸，日三服。忌毒魚、狗肉、生菜。服至百日，能除

《本草綱目》驗方解

一切瘤疾，一年身面光澤不飢，二年白髮返黑，三年齒落更生，四年水火不能害，五年行及奔馬，久服長生。若欲下之，飲葵菜汁。孫真人云：用胡麻三升，去黃褐者，蒸三十遍，微炒香為末。入白蜜三升，杵三百下，丸梧桐子大。每旦服五十丸。人過四十以上，久服明目洞視，腸柔如筋也。《神仙傳》云：魯女生服胡麻餌尤，絕穀八十餘年，甚少壯，日行三百里，走及獐鹿。（22卷·胡麻）

　　服食巨勝，治五臟虛損，益氣力，堅筋骨。用巨勝九蒸九暴，收貯。每服二合，湯浸布裹，挼去皮，再研，水濾汁煎飲，和粳米煮粥食之。（22卷·胡麻）

　　白髮返黑，烏麻九蒸九曬，研末，棗膏丸，服之。《千金方》。（22卷·胡麻）

　　【按語】胡麻又名芝麻、油麻、巨勝等。其有黑芝麻、白芝麻之分。一般所云胡麻多指黑芝麻。白芝麻多用於榨取油脂食用；黑芝麻長於補益肝腎，尤善烏鬚黑髮。故《千金方》取烏麻九蒸九曬，研末製成棗膏丸內服，可使白髮返黑。現代研究表明，黑芝麻有抗衰老作用，可使實驗動物的衰老現象推遲發生；並可降低血中膽固醇含量，有防止動脈硬化作用。因此，古有服食胡麻、巨勝二法，實際皆是用治五臟虛損，補益氣力，強健筋骨，以達到長生延年益壽之效。黑芝麻尤其是在烏髮方面有極好的作用。此方可以應用。

　　【原文】**虛損積勞**　治男女因積虛或大病後，虛損沉困，酸疼盜汗，少氣喘憊，或小腹拘急，心悸胃弱，多臥少起，漸至瘦削。若年深，五臟氣竭，則難治也。用烏雌雞一頭，治如食法，以生地黃一斤（切），飴糖一升，納腹內縛定，銅器貯，於瓶中蒸五升米熟，取出，食肉飲汁，勿用鹽。一月一作，神效。姚僧坦方。（48卷·雞·黑雌雞肉）

【按語】《名醫別錄》言烏雌雞甘溫能補虛羸，治療虛勞羸瘦；此處所使用的地黃應為熟地黃，熟地黃能大補腎陰、填精益髓，腎陰得補則五臟陰液皆補；飴糖味甘性溫，能補中益氣，為具營養作用的補脾益氣藥，可改善脾氣虛弱及營養不良症狀，脾胃得補則後天生化有源。所以此方對於脾腎兩虛者有良好的效果。

若大病、久病之後可以使用此方。

三、陰虛證

【原文】服食法　《聖惠方》：用黃精根莖不限多少，細銼陰乾搗末。每日水調末服，任多少。一年內變老為少，久久成地仙。《臞（ㄑㄩ）仙神隱書》：以黃精細切一石，用水二石五斗煮之，自旦至夕，候冷，以手接碎，布袋榨取汁煎之。渣焙乾為末，同入釜中，煎至可丸，丸如雞頭子大。每服一丸，日三服。絕糧輕身，除百病。渴則飲水。（12卷·黃精）

【按語】挼：（ㄖㄨㄛ，揉搓）。絕糧：即不吃糧食。歷代對於黃精的評價很高，如具有「補中益氣，除風濕，安五臟，久服輕身延年不飢。」（《別錄》）「補五勞七傷，助筋骨，耐寒暑，益脾胃，潤心肺。單服九蒸久暴食之，駐顏斷穀。」（《日華子本草》）黃精具有補陰、補氣的作用，將黃精做成丸劑久服，持之以恆，定能奏效。但黃精主要還是補陰。

【原文】補虛精氣　黃精、枸杞子等分，搗作餅，日乾為末，煉蜜丸梧子大。每湯下五十丸。《奇效良方》。（12卷·黃精）

【按語】黃精、枸杞子均能養陰補益精氣，將其曬乾研

末，做成蜜丸，有補虛的作用。現在人們常將黃精、枸杞子泡酒服。

【原文】**補益勞傷**　精敗面黑。用蓯蓉四兩，水煮令爛，薄細切研精羊肉，分為四度，下五味，以米煮粥空心食。《藥性論》。（12卷・肉蓯蓉）

【按語】空心即空腹。肉蓯蓉具有補益肝腎的作用，同羊肉以米同煮粥食用，有強壯之功。《本草經》認為其「養五臟，強陰，益精氣，多子，婦人癥瘕，久服輕身。」也有「悅顏色」的作用，故可治精敗面黑。

【原文】**服食甘菊**　玉函方云：王子喬變白增年方：用甘菊，三月上寅日採苗，名曰玉英；六月上寅日採葉，名曰容成；九月上寅日採花，名曰金精；十二月上寅日採根莖，名曰長生。四味並陰乾，百日取等分，以成日合搗千杵為末，每酒服一錢匕。或以蜜丸梧子大，酒服七丸，一日三服。百日，身輕潤澤；一年，髮白變黑；服之二年，齒落再生；五年，八十歲老翁，變為兒童也。孟詵云：正月採葉，五月五日採莖，九月九日採花。（15卷・菊）

【按語】自古以來，人們就認為菊花具有延年益壽的作用，對於虛損病證有良好的效果。此方將菊花按不同的季節採收，再將春夏秋冬所採的四種不同的菊的藥材，搗末同用可以使身體輕健，皮膚潤澤，毛髮變黑，牙齒再生，顯得更加年輕。此方雖然現並不多用，但單用菊花亦有同樣作用，一般是將其研末內服，亦可做成丸劑、散劑。

【原文】**服食白菊**　太清靈寶方引：九月九日白菊花二斤，茯苓一斤，並搗羅為末。每服二錢，溫酒調下，日三服。或以煉過松脂和丸雞子大，每服一丸。主頭眩，久服令

入好顏色不老。〔藏器曰〕抱朴子言劉生丹法，用白菊汁、蓮花汁、地血汁、樗汁，和丹蒸服也。（15卷·菊）

【按語】以菊花泡酒或以菊花、茯苓研末做成丸劑，有嫩膚的作用，古代本草記載其能輕身耐老，變白不老，均是說菊花的良好作用，若要達到養生的作用，亦可與其他藥物同用。

【原文】白菊花酒　天寶單方：治丈夫婦人久患頭風眩悶，頭髮乾落，胸中痰壅，每發即頭旋眼昏，不覺欲倒者，是其候也，先灸兩風池各二七壯，並服此酒及散，永瘥。其法：春末夏初，收白菊軟苗，陰乾搗末，空腹取一方寸匕和無灰酒服之，日再服，漸加三方寸匕。若不飲酒者，但和羹粥汁服，亦得。秋八月合花收暴乾，切取三大斤，以生絹袋盛，貯三大斗酒中，經七日服之，日三次，常令酒氣相續為佳。蘇頌《圖經》。（15卷·菊）

【按語】將菊花泡酒內服，歷來就有此種用法，李時珍認為：「菊花酒，治頭風，明耳目，去痿痺，消百病。用甘菊花煎汁，同麴、米釀酒。或加地黃、當歸、枸杞諸藥亦佳。」（《本草綱目·25卷·酒》）此酒藥物單一，製作方法簡單，每日少量服用無副作用，可以選用。

【原文】瓊玉膏　常服開心益智，髮白返黑，齒落更生，辟穀延年。治癲疽勞瘵，咳嗽唾血等病，乃鐵甕城申先生方也。生地黃汁十六斤取汁，人參末一斤半，白茯苓末二斤，白沙蜜十斤，濾淨拌勻，入瓶內，翁（ㄖㄨㄛˊ，弱）封，安沙鍋中，柔柴火煮三日夜。再換蠟紙重封，浸井底一夜，取起，再煮一伏時。每以白湯或酒點服一匙。丹溪云：好色虛人，咳嗽唾血者，服之甚捷。國朝太醫院進御服食，

議加天門冬、麥門冬、枸杞子末各一斤，賜名益壽求真膏。
臞仙方：加琥珀、沉香半兩。（16卷·地黃）

【按語】瓊玉，乃美玉。意即此方作用良好。本方乃申鐵瓮方。全方具有滋陰潤肺，益氣補脾之功。主治陰虛勞瘵，乾咳少痰，咽燥咯血，肌肉消瘦，氣短乏力。其主要針對肺腎陰虛，而脾亦虛之證。方中重用生地滋補腎陰，又清熱涼血以降虛火而止血；人參補益肺脾，茯苓健脾寧神，滲濕化痰，人參、茯苓與白蜜相合，則補氣健脾之功益彰。全方以膏劑合用，從本緩治，可方便長期使用。此方的特點是養陰滋潤，輔以益氣和中，有氣陰雙補，動靜相合，脾腎兼顧，其配伍十分嚴謹。

《扶壽精方》所載瓊玉膏，在組成中加天冬、麥冬、枸杞三味，則滋陰清熱之功更強。《臞仙方》（朱權）方之瓊玉膏加琥珀、沉香，可安神、降氣。

【原文】**男女虛損**　或大病後，或積勞後，四體沉滯，骨肉酸痛，吸吸少氣，或小腹拘急，腰背強痛，咽乾唇燥，或飲食無味，多臥少起，久者積年，輕者百日，漸至瘦削。用生地黃二斤，麵一斤，搗爛，炒乾為末。每空心酒服方寸匕，日三服。忌如法。《肘後方》。（16卷·地黃·熟地黃）

【按語】此方單用生地一味藥治療各種虛損，是因為其具有養陰之功，將其炒乾後應用，可減少滋膩的特性，防止對於脾胃的損傷。《本草綱目》記載：男子多陰虛，宜用熟地黃，女子多血熱，宜用生地黃。生地黃酒炒則不妨胃，熟地黃薑汁炒則不泥膈。故此處將生地黃用酒送服。《本草綱目》中對於生地、熟地多用來治療虛損病證。如將其泡酒為地黃酒，將其煮粥為地黃粥。亦取其明目補腎，固齒烏鬚，治療虛勞困乏等多種病證。

【原文】**骨蒸煩熱** 青蒿一握，豬膽汁一枚，杏仁四十個去皮尖炒，以童子小便一大盞，煎五分，空心溫服。《十便良方》。（15卷・青蒿）

【按語】青蒿是治療虛熱病證的要藥。能清解暑熱，除陰虛內熱，退骨蒸潮熱，豬膽汁清熱解毒，二藥合用加強清熱之功。童便活血化瘀，杏仁入肺，走上，今將青蒿與豬膽汁等同用，對於陰虛內熱者是可以選用的。

從《本草綱目》在「青蒿」中收錄的15首方子來看，其中青蒿與童便一起使用的竟有5方，《本草綱目》載童便有「滋陰降火，消瘀血，止吐衄諸血。」（見52卷・人尿）所以青蒿與童便同用，能加強降火退虛熱的作用。不過現臨床已很少使用童便了。

【原文】**虛損百病** 久服髮白再黑，返老還童。用女貞實（十月上巳日收，陰乾，用時以酒浸一日，蒸透曬乾）一斤四兩；旱蓮草（五月收，陰乾）十兩，為末；桑椹子（三月收，陰乾）十兩，為末，煉蜜丸如梧子大。每服七八十丸，淡鹽湯下。若四月收桑椹搗汁和藥，七月收旱蓮搗汁和藥，即不用蜜矣。《簡便方》。（36卷・女貞・實）

【按語】①女貞實：即女貞子。②四月收桑椹搗汁，七月收旱蓮搗汁：適時採收，其新鮮藥材所含的甘甜汁液十分豐富，可直接用作製丸所需的黏合劑，故不必用蜂蜜。

是方所用女貞子、旱蓮草、桑椹子三藥，皆為甘寒之性，有滋陰養血，補益肝腎之功。以方測知，所謂虛損百病指的應是因肝腎陰虛所致的一類虛證。古人云：「腎其華在髮」。臨證常見腎陰虧虛，髮失所養，非脫即白。尤其是中老年人腎陰逐漸衰少，故常見頭髮花白。若常服此方滋補肝腎陰血，自能養髮烏髮。

《本草綱目》驗方解

四、陽虛證

【原文】**仙茅丸**　壯筋骨，益精神，明目，黑髭鬚。仙茅二斤，糯米泔浸五日，去赤水，夏月浸三日，鋼刀刮銼陰乾，取一斤，蒼朮二斤，米泔浸五日，刮皮焙乾，取一斤；枸杞子一斤，車前子十二兩；白茯苓去皮，茴香炒，柏子仁去殼，備八兩；生地黃焙，熟地黃焙，各四兩；為末，酒煮糊丸如梧子大。每服五十丸，食前溫酒下，日二服。《聖濟總錄》。（12卷·仙茅）

【按語】仙茅具有強壯筋骨的作用，蒼朮明目，均以米泔水製後，可減輕其燥性，枸杞子、車前子明目，茯苓健脾，茴香行氣，柏子仁、生地、熟地補益心血，諸藥合用，故有補虛強壯之功。縱觀全方，以治陽虛為主。

【原文】**男女虛勞**　男子女人五勞七傷，下元久冷，一切風病，四肢疼痛，駐顏壯氣，烏髭鬚。補骨脂一斤，酒浸一宿，曬乾，卻用烏油麻一升和炒，令麻子聲絕，簸去，只取補骨脂為末，醋煮麵糊丸如梧子大。每服二三十丸，空心溫酒、鹽湯任下。《經驗後方》。（14卷·補骨脂）

【按語】補骨脂具有溫補腎陽之功，李時珍認為：「治腎虛，通命門，暖丹田，斂精神。」在古代將其作為治療虛損病證的常用藥，《本草綱目》介紹一病例，某人「為南海節度，年七十有五，越地卑濕，傷於內外，眾疾俱作，陽氣衰絕，服乳石補藥，百端不應。元和七年，有訶陵國舶主李摩訶，知予病狀，遂傳此方並藥。予初疑而未服。摩訶稽首固請，遂服之。經七八日而覺應驗。自爾常服，其功神效。十年二月，罷郡歸京，錄方傳之。用破故紙十兩，淨擇去皮，洗過曝，搗篩令細。胡桃瓤二十兩，湯浸去皮，細研如

泥。即入前末，更以好蜜和，令如飴糖，瓷器盛之。旦日以暖酒二合，調藥一匙服之，便以飯壓。如不飲酒以暖熟水調之。彌久則延年益氣，悅心明目，補添筋骨。」此方是將補骨脂與胡桃肉一起合服，可加強其補腎之功。若單用補骨脂則補腎，故云其治療男女虛勞。

【原文】陽氣虛損　《簡便方》用菟絲子、熟地黃等分，為末，酒糊丸梧子大。每服五十丸。氣虛，人參湯下；氣逆沉香湯下。《經驗方》：用菟絲子二兩，酒浸十日，水淘，杜仲焙研蜜炙一兩，以薯蕷末酒煮糊丸梧子大。每空心酒下五十丸。（18卷·菟絲子）

【按語】菟絲子雖為平補肝腎陰陽之品，然其平而偏溫，補益陰陽之中，偏於補陽，故對腎陽虛損諸證用之更佳，而且其補陽又無損陰之弊，若配伍熟地同用，還可收到陽得陰助，生化無窮之效。若兼有氣虛者，配伍人參同用，可利用人參的補脾益肺之功，以助氣血生化之源，促進陽氣恢復。若腎陽虛，氣逆於上咳喘者，用沉香湯送服，可加強溫腎之力，而收納氣平喘之效。

《經驗方》以之配伍杜仲、山藥同用，製成糊丸，空腹用酒飲服，治療陽氣虛損，其效力更強。

【原文】草還丹　益元陽，補元氣，固元精，壯元神，乃延年續嗣之至藥也。山茱萸酒浸取肉一斤，破故紙酒浸焙乾半斤，當歸四兩，麝香一錢，為末，煉蜜丸梧子大。每服八十一丸，臨臥鹽酒下。吳旻《扶壽方》。（36卷·山茱萸）

【按語】破故紙：又名補骨脂。

山茱萸功擅平補肝腎陰陽，兼能收斂固澀，有補澀兼備

之效，歷來被視補益藥中的上佳之品。是方以之為君，配補腎壯陽之破故紙；養血活血之當歸；辛散溫通之麝香，共奏補腎壯陽，益陰養血，活血通絡之效。故凡肝腎虧虛，久病絡阻之腰膝酸痛，神疲乏力，齒搖耳鳴，遺精滑泄等皆可用之。

【原文】**虛勞不足**　五加皮、枸杞根白皮各一斗，水一石五斗，煮汁七斗，分取四斗，浸麴一斗，以三斗拌飯，如常釀酒法，待熟任飲。《千金方》。（36 卷‧五加）

【按語】枸杞根白皮：又名地骨皮。

五加皮功能補益肝腎，祛風除濕，強筋健骨，為攻補兼備之品；枸杞根白皮為入血分，涼血退虛熱之藥。是方將二藥配合釀酒，既能增強壯陽除濕，活血通絡，強筋健骨之效，又能抑制枸杞根白皮之寒性，以避其傷陽之弊，以揚其退虛熱之效。觀是方之義，可知此虛勞不足當以腎陽虛，陰寒盛，浮陽越，經脈阻為本。今多用於風濕痹病之中、晚期患者。中老年人平素若見腰腿酸痛或軟弱，亦可常飲，不過飲酒量應比治療劑量少。

【原文】**小兒行遲**　三歲不能行者，用此便走。五加皮五錢，牛膝、木瓜二錢半，為末。每服五分，米飲入酒二三點調服。《全幼心鑒》。（36 卷‧五加）

【按語】牛膝：有川牛膝和懷牛膝之分。但懷牛膝更長於補益肝腎，故本方宜選之。

小兒行遲多與先天稟賦不足，或後天失養，以致腎精虧虛，骨骼發育障礙，肉弱筋軟有關。臨證施治常以補益肝腎，強筋健骨為法。本方用五加皮、牛膝補益肝腎，壯陽起痿，能助養先天之本，而奏強筋健骨之效；配木瓜以舒筋活

絡，化濕運脾，消食健胃，既能調理筋脈，而利關節，又能顧護後天之本，以生氣血。三藥合用，有標本兼顧，燮理脾腎之功。

【原文】**五勞七傷** 陽虛無力。《經驗後方》：用羊腎一對（去脂切），肉蓯蓉一兩（酒浸一夕去皮），和作羹，下蔥、鹽、五味食。《正要》：治陽氣衰敗，腰腳疼痛，五勞七傷。用羊腎三對，羊肉半斤，蔥白一莖，枸杞葉一斤，同五味煮成汁，下米作粥食之。（50 卷・羊）

【按語】羊腎甘溫，能補腎氣虛弱，益精髓，壯陽益胃，治療陽氣衰敗；肉蓯蓉能補腎陽益精血，補而不峻，平補腎陰腎陽，此方對於各種虛損病證有溫補之功；後方以枸杞補益肝腎精血；羊肉治虛勞寒冷，五勞七傷。諸藥伍用對於陽氣衰敗，腰腳疼痛，虛損病證有很好的療效。

【原文】**斑龍丸** 治諸虛。用鹿茸（酥炙，或酒炙亦可）、鹿角膠（炒成珠）、鹿角霜、陽起石（煅紅，酒淬）、肉蓯蓉（酒浸）、酸棗仁、柏子仁、黃芪（蜜炙）各一兩，當歸、黑附子（炮）、地黃（九蒸九焙）各八錢，辰朱砂半錢，各為末，酒糊丸梧子大。每空心溫酒下五十丸。《澹寮》。（51 卷・鹿）

【按語】鹿茸係指雄鹿頭上尚未骨化而帶茸毛的幼角，鹿角膠為鹿角煎熬濃縮而成的膠塊，鹿角霜為鹿角熬膏所存殘渣。三者功效相似，以鹿茸作用最強。鹿茸功能補腎陽、益精血、強筋骨，李時珍認為其「生精補髓、養血益陽、強筋健骨、治一切虛損」。陽起石溫腎壯陽，治男子陽痿遺精、女子宮冷不孕及腰膝冷痛；肉蓯蓉補腎陽、益精血，補而不峻，治療腎陰陽虧虛；黃芪補脾肺之氣；當歸為補血要

藥；黑附子助心陽、溫脾陽、補腎陽，用於陽氣衰弱證；熟地黃大補腎陰、填精益髓，治一切陰虛證；酸棗仁、柏子仁養心肝陰血以安神，治療虛勞心煩不眠。方中基本都是補藥，能補氣、血、陰、陽之虛，但以補陽為主，故可治療各種虛勞證，療效很好。

【小結】虛勞產生的原因有多種，既有氣血陰陽的不足，又有精、津液的虧損。治療虛勞，總的治療原則是補虛，但在具體選用藥物時，除了辨氣血陰陽以外，還必須辨其兼夾證，如氣血兩虧，氣陰兩虛，陽氣不足，陰血虧虛，陰陽兩虛，這樣選用藥物才能有的放矢。上述節錄的方子，雖分為氣血陰陽虛損四類，但也有同時兼夾幾種虛損者。在選用藥物時，補氣藥最容易使人發胖，對體胖之人應適當加用瘦身藥；補血藥一般滋膩，容易礙脾胃，一般宜少佐健運之品；補陰藥容易戀邪，故不宜大劑量使用；補陽藥容易上火，宜少佐降氣之品，這樣應用補虛藥治療虛勞，就不會導致不良反應。上述節錄的方子可以選用。

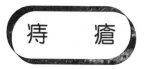

痔　瘡

痔瘡是直腸末端黏膜下和肛管皮下的靜脈叢瘀血、曲張所形成的靜脈團。痔瘡多見於成年人。痔瘡可分為內痔、外痔和混合痔。痔瘡主要由於飲食不節，過食醇酒厚味、辛辣生冷刺激，或飢飽失常，或起居失慎，久坐久立，負重遠行，或房事過度，或久瀉久痢，或長期便秘，或妊娠生產，或腹部腫瘤壓迫等，從而導致風濕燥熱內生，氣血不調，經絡阻滯，瘀血濁氣下注肛門。

痔瘡的常見證型有風傷腸絡，宜清熱涼血祛風；濕熱下注，宜清熱滲濕，散血消腫；氣滯血瘀，宜清熱利濕，祛風活血；脾虛下陷，宜補中益氣。

一、濕熱下注

【原文】**外痔腫痛**　白頭翁草，一名野丈人。以根搗塗之，逐血止痛。《衛生易簡方》。（12卷·白頭翁）

【按語】將白頭翁搗亂外敷，可治痔瘡腫痛，因為其具有清熱解毒的作用。根據此方介紹，也可以使用其他清熱解毒之品，同樣可以取得良好效果。

【原文】**積熱下血**　聚金丸：治腸胃積熱，或因酒毒下血，腹痛作渴，脈弦數。黃連四兩，分作四分：一分生用，一分切炒，一分炮切，一分水浸，曬研末。條黃芩一兩，防風一兩，為末，麵糊丸如梧子大。每服五十丸，米泔浸枳殼水，食前送下。冬月加酒蒸大黃一兩。楊氏家藏方。（13卷·黃連）

【按語】痔瘡多由濕熱、氣機阻滯導致大便困難所致。

此方用治便血是因為腸胃有積熱或酒毒所致，黃連經過四種不同的方法進行加工，有利於更好地發揮清熱解毒，燥濕清腸的作用，黃芩功用與黃連相似，從對黃芩、防風的應用來看，二藥炒後則偏於走血分，能更好地發揮止血作用，而枳殼用米泔水浸，寬中理氣，促進腸道濡運，以利於大便排泄，加強走脾胃大腸的作用，四藥合用是治腸風下血的妙藥。

【原文】**下部漏瘡**　苦參煎湯，日日洗之。《直指方》。（13卷·苦參）

【按語】苦參具有清熱燥濕，殺蟲止癢的作用，將苦參

煎水外洗具有良好的效果，此方單用一味藥其簡單有效，方法簡便，便於實施。從臨床上應用來看，可以加用諸如黃連、白鮮皮、芒硝、冰片等同用。

【原文】**痔瘻腫痛**　以馬兜鈴於瓶中燒煙，薰病處良。《日華子諸家本草》。（18卷·馬兜鈴）

【按語】馬兜鈴主入肺經，善清肺熱，並可入大腸，清除大腸積熱。況痔瘻屬大腸，大腸與肺相表裡，清肺熱則大腸之熱亦清。此處雖是以煙薰患處而治之，其實臨床配生地黃等藥內服亦有良效，或者煎湯薰洗患處亦可。根據此法，亦可以選用其他藥物薰洗患處。

二、脾虛下陷

【原文】**大便下血**　藕節曬乾研末，人參、白蜜煎湯，調服二錢，日二服。《全幼心鑒》。（33卷·蓮藕·藕節）

【按語】藕節為止血之品，有收斂止血之功；人參為補氣要藥，凡氣虛證尤常用之；白蜜既能補氣養肺，又能潤腸通便。三品合用，功能益氣健脾，收斂止血，潤滑腸道。據此可知此大便下血，應由脾虛氣弱，血失統攝，大腸不利所致，臨證多呈慢性反覆少量大便出血，但經久不癒。

三、血熱出血

【原文】**大腸下血**　隨四時方向，採側柏葉燒研。每米飲服二錢。王渙之舒州病此，陳宜父大夫傳方，二服癒。《百一選方》。（34卷·柏·柏葉）

【按語】側柏葉為止血要藥，既能清熱涼血，又能收斂固澀。本方後示將之燒研，今稱側柏葉炭，製炭意在突出和增強其止血的作用。據此判斷，此大腸下血其量不小，其色

鮮紅。臨證治之當遵急止其血的原則，單方投之，功專力大，意取速效。

但此法僅得治標之效，若欲求痊癒，則應更方鞏固。

【原文】**大腸下血**　《經驗方》：用槐花、荊芥穗等分，為末。酒服一錢匕。《集簡方》：用柏葉三錢，槐花六錢，煎湯日服。《袖珍》：用槐花、枳殼等分，炒存性為末，新汲水服二錢。（35卷・槐・槐花）

【按語】槐花性寒涼，有清熱涼血，解毒止血之功，尤善走大腸而止血，上述三方均以之為君，概取其功。《經驗方》配荊芥穗能增強其止腸風下血之功；《集簡方》配柏葉能增強其止血熱所致的大腸下血之功；《袖珍方》配枳殼可奏調氣止血之功，適用於大腸下血兼有氣滯者。

【原文】**酒毒下血**　槐花（半生半炒）一兩，山梔子（焙）五錢，為末。新汲水服二服。《經驗良方》。（35卷・槐・槐花）

【按語】酒毒者熱毒也。酗酒者多易為酒毒所傷。酒善走血分，酒毒內盛，其熱入血分，迫血妄行，可見下血不止。依辨證論治的原則，清熱解毒，涼血止血當為大法。是方遵之，用槐花清熱涼血，解毒止血。其生品長於清熱涼血，炒製後偏於止血，故用藥強調半生半炒，意在充分發揮其全部功能。方中配「通瀉三焦之火」的山梔子，意在加強全方的清熱瀉火，解毒涼血之功，以求速效。

【原文】**下血不止**　棕櫚皮半斤，栝樓一個，燒灰。每服二錢，米飲調下。《百一選方》。（34卷・棕櫚・皮）

【按語】棕櫚皮功專收斂止血，燒灰後又名棕櫚炭，收

斂止血之力倍增，故凡因內、外傷所致的急性較大量出血不止時常選用之。本方配栝樓（燒灰，又名瓜蔞）能潤燥滑腸，以避免因棕櫚炭過澀而致腸閉不通的副作用發生。不過，此方純為治標之劑，血止後當即刻停用，更方鞏固。注：此處燒灰，實則炒炭。

【原文】**大腸痔疾**　五倍子煎湯薰洗，或燒煙薰之，自然收縮。《仁齋直指方》。（39卷·五倍子）

【按語】五倍子收斂作用好，可解毒散腫，消痔。用之煎湯薰洗，可直接作用於患處，借其酸收之性而使痔瘡痛癢消失。此法可以仿照。現臨床多用芒硝、苦參等薰洗。

【原文】**風痔腫痛發、歇不定者，是也。白僵蠶二兩，洗銼，炒黃為末，烏梅肉和，丸梧桐子大。每薑蜜湯空心下五丸，妙。《勝金方》。（39卷·白僵蠶）

【按語】此種痔瘡時發時止，乃因痔瘡日久而不癒，故以僵蠶解毒散結，祛風止痛；烏梅酸澀，收斂止血。烏梅對於久痔不癒可達到止血目的。兩藥合用，可治痔瘡腫痛、便血、痔血之證。

【原文】**痔瘡疼痛**　《直指》：用赤足蜈蚣焙為末，入片腦少許，唾調傅之。孫氏《集效》：用蜈蚣三四條，香油煮一二沸，浸之，再入五倍子末二三錢，瓶收密封。如遇痛不可忍。點上油，即時痛止，大效。（42卷·蜈蚣）

【按語】蜈蚣長於攻毒散結，通絡，有很強的止痛之功；冰片清熱消腫止痛。兩藥同用，其消腫止痛功效顯著。五倍子解毒消腫，又收斂止血；與蜈蚣同用，則即能解毒消腫止痛，且能防止痔瘡出血。此方可以選用。

【原文】**大腸下血** 不拘大人小兒，臟毒腸風及內痔，下血日久，多食易飢。先用海螵蛸炙黃，去皮研末。每服一錢，木賊湯下。三日後，服豬臟黃連丸。《直指方》。（44卷·烏賊魚）

【按語】腸風下血，多由腸道濕熱所致。海螵蛸收斂止血；木賊疏風清熱，兼能止血。二藥均能治療後陰出血。此方現可用其治療痔瘡、便血。

四、血瘀出血

【原文】**血痔腸風** 血竭末，傅之。《直指方》。（34卷·麒麟竭）

【按語】血痔者由瘀血阻絡所形成的痔瘡。腸風者指的是肛門附近的組織器官出血，又稱為「腸風下血」、「近血」等。一般血痔者最易併發出血和肛門局部腫痛。《直指方》單用血竭能散瘀消腫，活血止痛，止血生肌，是臨證治痔瘡的要藥。不過痔瘡的治療切不可見血見痛則治，病痛緩解則停。必須堅持系統治療，以防止復發。

【原文】腸痔氣痔出膿血。用穿山甲（燒存性）一兩，肉豆蔻三枚，為末，每米飲服二錢。甚者加猬皮灰一兩，中病即止。《衍義》。（43卷·鯪鯉）

【按語】穿山甲鹹而微寒，長於活血而散血中瘀滯，對於因血瘀者尤為適宜；肉豆蔻有收澀作用，兼能行大腸氣滯。刺猬皮收斂止血，乃治療痔瘡要藥。三藥同用，既可止血，又免止血留瘀。此方可以選用。

【小結】現代治療痔瘡，既有內服用藥，又有外用藥塗擦，也有手術根治者。但在古代對痔瘡因無手術治療，所以

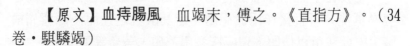

《本草綱目》驗方解

前人也總結了不少的方法，如上述節錄的有內服、外擦、洗、薰、薰洗結合、敷等諸方法。

治療痔瘡不宜使用性溫之品，多宜清熱解毒，止癢、止血。止癢以外用薰洗為主，可以選用如苦參、地膚子、白鮮皮、百部、芒硝、冰片、樟腦、花椒等；止血一般多用地榆、槐花等。保持大便通暢是治療痔瘡的主要環節。

痢　疾

痢疾是以大便次數增多，腹痛，裡急後重，痢下赤白黏凍為主者。是夏秋季常見的腸道傳染病。痢疾多因感受時邪疫毒，飲食不節等所致。其病位在腸。與脾胃有密切關係。多為濕熱、疫毒、寒濕結於腸腑，氣血壅滯，血絡受阻，化為膿血，大腸傳導失司。

痢疾常見的證型有濕熱痢，宜清腸化濕，調氣和血；疫毒痢，宜涼血解毒，清熱除積；寒濕痢，宜溫中燥濕，調和氣血；陰虛痢，宜養陰和營，清腸化濕；虛寒痢，宜溫補脾腎，收斂固脫；休息痢，宜溫中清腸，調氣化滯。痢疾總的治療原則是通腑。

現代醫學中的細菌性痢疾、阿米巴痢疾以及潰瘍性結腸炎、細菌性食物中毒均可表現出痢疾的徵象。

一、虛寒痢疾

【原文】傷寒下痢　便膿血不止，桃花湯主之。赤石脂一斤，一半全用，一半末用，乾薑一兩，粳米半升，水七升，煮米熟去滓。每服七合，納末方寸匕，日三服，癒乃止。張仲景方。（9卷·五色石脂）

【按語】一方寸匕：約等於 2.74 毫升；金石藥末約 2 克；草木藥末約 1 克。

此方源於《傷寒論》。赤石脂具有收斂止痢作用，乾薑溫中散寒，粳米固護腸胃。李時珍說：「張仲景用桃花湯治下痢便膿血。取赤石脂之重澀，入下焦血分而固脫；乾薑之辛溫，暖下焦氣分而補虛；粳米之甘溫，佐石脂、乾薑而潤腸胃也。」現仍以此方用治虛寒性的痢疾、泄瀉。因赤石脂色紅，煎液呈桃紅色，故名桃花湯。

在《本草綱目》中，以赤石脂治療腸道病變者有多，如小兒疳瀉、赤白下痢、大腸寒性滑瀉、冷痢腹痛、老人氣痢等，均取其收斂固澀之功而用之。

【原文】**冷痢厥逆** 六脈沉細。人參、大附子各一兩半。每服半兩，生薑十片，丁香十五粒，粳米一撮，水二盞，煎七分，空心溫服。《經驗方》。（12 卷·人參）

【按語】此處冷痢即虛寒性痢疾，由於陽氣大虛而出現厥逆，故以人參、附子大補陽氣，生薑、丁香溫暖脾胃，與粳米同用是便於應用，若非虛寒者不可用。

【原文】**下痢禁口** 人參、蓮肉各三錢，以井華水二盞，煎一盞，細細呷之。或加薑汁炒黃連三錢。《經驗良方》。（12 卷·人參）

【按語】噤口痢是痢疾中很嚴重的一種，人參補氣，蓮子健脾助運，收斂止痢，加黃連則效果更好。

【原文】老人虛痢不止，不能飲食。上黨人參一兩，鹿角去皮炒研五錢，為末。每服方寸匕，米湯調下，日三服。《十便良方》。（12 卷·人參）

【按語】虛寒性痢疾已不能飲食，為氣虛、陽虛，故以人參、鹿角補氣補陽。關於上黨人參，有一種意見認為，上黨原產人參，後因安史之亂致上黨人參絕種，故此處所謂上黨人參仍為人參，非黨參，不過二者作用相同，只是黨參力不及人參罷了。

【原文】**冷滑下痢**　不禁虛羸。用縮砂仁熬為末，以羊子肝薄切摻之，瓦上焙乾為末，入乾薑末等分，飯丸梧子大。每服四十丸，白湯下，日二服。又方：縮砂仁、炮附子、乾薑、厚朴、陳橘皮等分，為末，飯丸梧子大。每服四十丸，米飲下，日二服。並《藥性論》。（14卷・縮砂蜜）

【按語】腹瀉下痢，若因為脾胃虛寒者則宜溫中止遺。砂仁具有溫中散寒，行氣止嘔止瀉之功，其能治療「虛勞冷瀉，宿食不消，赤白瀉痢，腹中虛痛下氣。」（《開寶本草》）以羊肝、乾薑一起應用，是將其以食療的方式則更加便於病人接受。後方以砂仁配伍炮附子、乾薑、厚朴、橘皮，亦是取其此功。若因為濕熱者則不宜使用。砂仁有陽春砂仁、縮砂仁，但陽春砂仁為好。

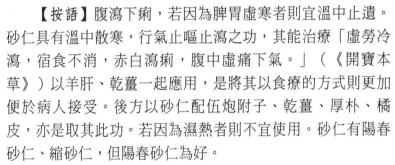

【原文】**裡急後重**　不蛀皂角子（米糠炒過）、枳殼（炒）等分，為末，飯丸梧子大。每米飲下三十丸。《普濟方》。（35卷・皂莢・子）

【按語】皂角子（米糠炒過）又名皂莢子，辛、溫，有毒。通常入藥內服應米糠炒過，目的為減毒，以保證用藥安全。不蛀皂角子指選用未被害蟲蛀傷者。

裡急者為腹痛即瀉，後重者為便後肛門墜脹。二者並見常可作為痢疾的診斷要點。臨證認為痢疾多由濕熱內蘊大腸，氣機逆亂所致，氣滯不通則裡急後重，故治療中有「行

氣則後重自除」的法則。本方用皂角子潤燥通便，消積導
滯，以驅其邪；配枳殼行氣除脹，調腸止痛，以消後重。但
方中似缺清熱燥濕之品，若用之則效更佳。

【原文】**氣痢水瀉**　訶黎勒十枚麵裹，煻火煨熟，去核
研末，粥飲頓服。亦可飯丸服。一加木香。又長服方：訶黎
勒、陳橘皮、厚朴各三兩，搗篩，蜜丸大如梧子。每服二三
十丸，白湯下。《圖經本草》。（35卷‧訶黎勒）

【按語】氣痢者大腸氣滯所致之瀉痢，症見腹痛腹脹腸
鳴，矢氣連連，水瀉不止。此證一者水瀉不止而傷精耗液，
一者氣滯難行，排便不爽。故治宜厚腸固澀，以防過耗津
液；行氣導滯以利運化。謹遵治則，方中以煨訶子澀腸止
瀉；配米粥有益氣和胃、溫中健脾之功，能助固本厚腸之
效。但此尚缺行氣導滯之品，故方後言「一加木香」。木香
善行胃腸之氣，凡氣痢者用之皆宜。久服則更合治則，以陳
橘皮、厚朴聯用，尤其突出行氣導滯之功。故而臨證時，氣
滯症輕者選前方，重者宜用後方。

【原文】**水瀉下痢**　訶黎勒（炮）二分，肉豆蔻一分，
為末。米飲每服三錢。《聖惠方》。（35卷‧訶黎勒）

【按語】是方以炮訶子溫中健脾，澀腸止瀉；配肉豆蔻
散寒行氣，溫中止瀉。二藥合用，有溫中散寒，行氣導滯，
澀腸止瀉之功。由此測知，該水瀉下痢證當由胃腸寒凝氣
滯，大腸失固所致。

【原文】**下痢轉白**　訶子三個，二炮一生，為末，沸湯
調服。水痢，加甘草末一錢。《普濟方》。（35卷‧訶黎
勒）

【按語】訶子三個，二炮一生：係指用二個炮訶子，一個生訶子。炮者長於止瀉；生者長於斂肺氣，因肺與大腸相表裡，此方用之正所謂下病上取，調肺整腸。

痢疾在急性發作階段所下多為赤白黏凍。若轉入慢性期瀉下物多轉為白色，故下痢轉白可視為慢性痢疾。臨證認為：長期反覆的慢性瀉痢，必傷脾氣和陰津，治療當首選益氣健脾，澀腸止瀉，以塞其流。據此本方重用訶子，盡合其法。方後有「加甘草末」一說，意在增補益氣健脾之功，更能突出標本兼顧之效。

【原文】**積滯泄痢** 腹痛裡急。杏仁（去皮、尖）、巴豆（去皮、心）各四十九個，同燒存性，研泥，熔蠟和，丸綠豆大。每服二三丸，煎大黃湯下，間日一服。一加百草霜三錢。劉守真《宣明方》。（35卷‧巴豆）

【按語】巴豆：若內服必須炮製後用，或燒存性，或製成巴豆霜。

積滯者有形之邪也。邪滯胃腸，傳導失常，則腹痛裡急，瀉痢不止。臨證施治宜以通積去滯為法。古人云：「其下者引而竭之」，意在使邪有出路，驅邪外出。遵此法，本方用大毒峻烈之巴豆攻積導滯，蕩滌邪氣；配小毒苦潤之杏仁潤腸通便。二藥協同，攻積導滯，通便驅邪之力極強，用治瀉痢證，有「通因通用」之妙。因本方有毒，故入藥宜製丸內服，取「丸者緩也」之意。今認為丸劑的作用較湯劑緩和，有較好的可控性，是毒藥應用的主要劑型，能保證用藥安全。此外，本方不宜久服，積滯去，腹痛止，即應停藥。

【原文】**久痢不止** 嚴緊絕妙。方：罌粟殼（醋炒）、金櫻（花、葉及子）等分，為末，蜜丸芡子大。每服五七

丸，陳皮煎湯化下。《普濟方》。（36卷·金櫻子）

【按語】臨證所見久痢不止者，多呈慢性復發性特徵，腹瀉時輕時重，時多時少。反覆瀉下，必傷正氣，大腸失於固澀，症見滑脫失禁。據此病機，施治當首選澀腸止瀉之法，繼而應扶正固本以收功。是方以具有較強澀腸固脫止瀉之功的醋炒罌粟殼、金櫻聯用，意在速取止瀉之效，以免重傷氣津。然僅求止瀉難獲全功，今多在此基礎上兼予扶正固本，可奏「開源節流」之效。

【原文】**脾泄久痢**　五倍子（炒）半斤，倉米（炒）一升，白丁香、細辛、木香各三錢，花椒五錢，為末。每服一錢，蜜湯下，日二服。忌生冷、魚肉。《集靈方》。（39卷·五倍子）

【按語】關於此處所謂白丁香，傳統所用者為麻雀糞，現臨床已不用。

脾虛若不能司運化水濕及水穀精微，則瀉痢日久不癒。五倍子澀腸止瀉痢；倉米入脾胃，可補中，固護腸胃；細辛、花椒均為辛香溫通之品，用治脾胃虛寒；木香善於理大腸氣滯，調氣則後重自出，尤宜於瀉痢之裡急後重之症；蜂蜜既可補中，又可緩急止痛。諸藥合用，共收溫中散寒，緩急止痛，澀腸止瀉之功，對於虛寒性痢疾可以選用。

【原文】**臟毒下血**　五倍子不拘多少為末，大鯽魚一枚，去腸胃鱗腮，填藥令滿，入瓶內煅存性，為末。每服一錢，溫酒下。王璆《百一選方》。（39卷·五倍子）

【按語】臟毒下血，其血色黯，多由脾胃虛寒，不能統攝血液所致。五倍子味酸，功能收斂止血，其性寒，能解熱毒；鯽魚甘平，功能補脾益胃，其性和緩，能補脾而不滯，故

尤宜於脾胃虛弱者。溫酒調服，亦可通利血脈，防止血留瘀。

二、濕熱痢疾

【原文】白頭翁湯　治熱痢下重。用白頭翁二兩，黃連、黃蘗、秦皮各三兩，水七升，煮二升，每服一升，不癒更服。婦人產後痢虛極者，加甘草、阿膠各二兩。仲景《金匱玉函》方。（12卷・白頭翁）

【按語】此方源於漢代張仲景的《傷寒論》，原方為治療熱性痢疾的要方。《傷寒論》371條：「熱痢下重者，白頭翁湯主之。」373條：「下痢，欲飲水者，以有熱故也，白頭翁湯主之。」此方具有清熱燥濕，涼肝解毒之功，現用治細菌性痢疾、阿米巴痢疾，凡屬於濕熱者，均有良好的效果。

【原文】下痢咽痛，春夏病此，宜用白頭翁、黃連各一兩，木香二兩，水五升，煎一升半，分三服。《聖惠方》。（12卷・白頭翁）

【按語】白頭翁具有良好的清熱解毒、涼血止痢的作用，為治痢疾的專藥，黃連、木香乃香連丸的組成，合用之可加強治痢之功。至於治療咽痛者，也是取其解毒作用。

【原文】赤痢久下　累治不瘥。黃連一兩，雞子白和為餅，炙紫為末，以漿水三升，慢火煎成膏。每服半合，溫米飲下。一方：只以雞子白和丸服。《勝金方》。（13卷・黃連）

【按語】此方在黃連的基礎上再加雞蛋白用治痢疾，以藥物為藥膳，改變服用方式，便於病人接受，的確是一種好的用藥形式，至於用溫米湯送下，是因為米湯有保護腸胃的作用。在《本草綱目》中還載有用黃連配當歸、麝香；黃連

配梅子；黃連配黃芩；黃連配龍骨、附子、乾薑、阿膠等均取其燥濕、解毒之功來治痢者。所以無論何種痢疾，黃連是首選之藥。

【原文】**治痢香連丸**　李絳《兵部手集》：治赤白諸痢，裡急後重，腹痛。用宣黃連、青木香等分，搗篩，白蜜丸梧子大。每服二三十丸，空腹飲下，日再服，其效如神。久冷者，以煨蒜搗和丸之。不拘大人嬰孺皆效。《易簡方》：黃連茱萸炒過四兩，木香麵煨一兩，粟米飯丸。錢仲陽香連丸：治小兒冷熱痢，加煨熟訶子肉。又治小兒瀉痢，加煨熟肉豆蔻。又治小兒氣虛瀉痢腹痛，加白附子尖。劉河間治久痢，加龍骨。朱丹溪治禁口痢，加石蓮肉。王氏治痢渴，加烏梅肉，以阿膠比和為丸。（13卷・黃連）

【按語】香連丸由黃連、木香組成（原文中的青木香實為木香），是治療痢疾的要方。黃連乃治痢要藥，配伍木香是取其調氣則後重自除，因為痢疾的裡急後重是病人最感痛苦的，故加用木香以消除此病證。

至於後方加用大蒜；加用煨訶子肉；加用煨肉豆蔻；加用白附子尖；加用龍骨；加用石蓮肉；加用烏梅肉、阿膠等，仍然是以黃連為主要藥物者。所以又有將黃連透過多種製法來加強其作用者，如《韓氏醫通》介紹用生薑汁製；用吳茱萸炒；用益智仁同炒；加白芍藥、使君子仁、木香一起做丸劑應用者。總而言之，治痢疾離不開黃連。

【原文】**諸痢初起**　大黃煨熱、當歸各二三錢，壯人各一兩，水煎服，取利。或加檳榔。《集簡方》。（17卷・大黃）

【按語】大黃具有很好的瀉下通便的作用，而痢疾主要

是因為腸道積滯所致，今取大黃的通便作用，實際是取其通因通用的特點，以排除腸道的積滯，所以，後代的許多治療痢疾的方劑裡面都有大黃，就是取其此功效。

不過，用大黃治療痢疾，一般是對於初起者可以應用，若痢疾日久，多不使用。

【原文】**赤白下痢**　山豆根末，蜜丸梧子大。每服二十丸，空腹白湯下，三服自止。以上並《備急方》。（18 卷‧山豆根）

【按語】赤白下痢，可單用山豆根研末，製成蜜丸服用。此不僅《備急方》用之，且現代研究也發現，山豆根對痢疾桿菌、大腸桿菌等均有抑制作用。

【原文】小兒下血或血痢。黃檗半兩，赤芍藥四錢，為末，飯丸麻子大。每服一二十丸，食前米飲下。閻孝忠《集效方》。（35 卷‧黃檗）

【按語】血痢者腹瀉頻繁，大便中可見紅色黏液樣物，排便不爽，排完後肛門墜脹。臨證辨屬濕熱穢毒蘊結大腸，氣血鬱滯不通，邪傷腸絡，血溢脈外所致。故治以清熱燥濕，活血止痢為要。《集效方》以黃柏為君，能清熱燥濕，解毒止痢；治痢古有「活血則便膿自癒」一說。本方配赤芍藥清熱涼血、活血，即取此意。今可用於小兒細菌性痢疾等急性腸道傳染性疾病。

【原文】**下痢水穀**　久不瘥者。厚朴三兩，黃連三兩，水三升，煎一升，空心細服。《梅師方》。（35 卷‧厚朴‧皮）

【按語】下痢水穀指的是頻繁腹瀉，大便稀溏兼有不消

化的食物。是方用黃連，有清熱燥濕，厚腸止痢之功，是臨證治療瀉痢之要藥；所配厚朴有行氣燥濕，消積推蕩之功，尤為治大腸氣機逆亂常用。二藥協同，可奏除濕熱，調腸氣，止瀉痢，消積滯之效。由此可知，該下痢水穀應由濕熱內蘊，胃腸逆亂，食滯不化所致。今亦為急性腸道傳染性疾病所常用。

三、血熱痢疾

【原文】赤白下痢，骨立者。地榆一斤，水三升，煮一升半，去滓，再煎如稠餳，絞濾，空腹服三合，日再服。崔元亮海上方。（12卷·地榆）

【按語】骨立，指因痢疾而消瘦骨瘦如柴。稠餳（ㄒㄧㄥˊ）即稠糖稀。地榆具有涼血止血的作用，為治療痔瘡、血痢的要藥，將地榆煎水熬成如稠糖稀是便於服用。地榆有涼血止血之功，擅長治療後陰痔瘡、便血證。根據《本草綱目》記載，也可將地榆曬研，每服二錢，摻在羊血上，炙熱食之，以捻頭煎湯送下，或以地榆煮汁作飲。

【原文】**血痢不止**　鳳尾草根，即貫眾，五錢，煎酒服。陳解元吉言所傳。《集簡方》。（12卷·貫眾）

【按語】鳳尾草根即貫眾。貫眾清熱解毒，涼血止血，作用強，對於血痢可以選用。

【原文】**熱毒血痢**　宣黃連一兩，水二升，煮取半升，露一宿，空腹熱服，少臥將息，一二日即止。《千金方》。（13卷·黃連）

【按語】黃連為治療多種痢疾的要藥，尤其對於濕熱、熱毒痢疾效果最好，單用即有非常好的效果，本方雖只有一

味藥，但藥力單刀直入，李時珍說「黃連治目及痢為要藥」，在治療痢疾方面，首選黃連，若配伍木香效果會更好。

【原文】**諸痢脾泄** 臟毒下血。雅州黃連半斤，去毛切，裝肥豬大腸內，扎定，入砂鍋中，以水酒煮爛，取連焙，研末，搗腸和丸梧子大。每服百丸，米湯下，極效。《直指方》。（13卷‧黃連）

【按語】這又是將黃連以食療的應用方式來治療痢疾者。將黃連入豬大腸內以水酒煮爛，又將黃連做成丸劑，既便於服用，又增強療效，因為豬大腸「潤腸治燥，調血痢臟毒。」（李時珍語，見《本草綱目》50卷‧豕）。豕，即豬。

【原文】**血痢不止** 胡黃連、烏梅肉、灶下土等分，為末，臘茶清下。《普濟方》。（13卷‧胡黃連）

【按語】胡黃連也可以用治痢疾，但作用不及黃連強，將其配伍烏梅、灶心土、臘茶，是因其有收斂之功。此方對於久痢不止，下痢膿血可以使用。也可以單獨用胡黃連者。

【原文】**一切下痢** 不拘丈夫婦人小兒。木香一塊，方圓一寸，黃連半兩，二味用水半升同煎乾，去黃連，薄切木香，焙乾為末。分作三服：第一服橘皮湯下，二服陳米飲下，三服甘草湯下。此乃李景純所傳。有一婦人久痢將死，夢中觀音授此方。服之而癒也。孫兆秘寶方。（14卷‧木香）

【按語】此方與前述之香連丸稍有不同，香連丸為治療濕熱痢疾要方，但此方將黃連與木香同煮後而去掉黃連，而將木香分三種不同的方法服用，可謂別出心裁，用陳皮湯送服，是取其調氣則後重自除，用陳米飲送下，是取其固護腸胃，因痢疾主要損傷腸道，用甘草湯送下，是取甘草補中益

氣，調理脾胃。此方與傳統的香連丸相比，更利於保護腸胃。所以說主治「一切下痢」。

【原文】熱毒血痢，忍冬藤濃煎飲。《聖惠方》。（18卷・忍冬）

【按語】忍冬藤即金銀花藤。其功效與金銀花相似。也具有清熱解毒，涼血止痢之功。且現代研究證實，忍冬藤與金銀花一樣，對多種致病菌如大腸桿菌、痢疾桿菌、霍亂弧菌等均有一定的抑制作用。

【原文】**熱痢便血**　粟殼醋炙一兩，陳皮半兩，為末。每服三錢，烏梅湯下。《普濟方》。（23卷・罌子粟）

久痢不止　罌粟殼醋炙為末，蜜丸彈子大。每服一丸，水一盞，薑三片，煎八分，溫服。又方：粟殼十兩去膜，分作三分：一分醋炒，一分蜜炒，一分生用。並為末，蜜丸芡子大。每服三十丸，米湯下。《集要》：百中散：用粟殼蜜炙，厚朴薑製，各四兩，為細末。每服一錢，米飲下。忌生冷。（23卷・罌子粟）

小兒下痢神仙救苦散：治小兒赤白痢下，日夜百行不止。用罌粟殼半兩，醋炒為末，再以銅器炒過，檳榔半兩炒赤，研末，各收。每用等分，赤痢蜜湯服，白痢沙糖湯下，忌口味。《全幼心鑑》。（23卷・罌子粟）

水泄不止　罌粟殼一枚去蒂膜，烏梅肉、大棗肉各十枚，水一盞，煎七分，溫服。《經驗》。（23卷・罌子粟）

【按語】粟殼即罌粟殼。其味酸澀，性平和，能固大腸，澀滑脫，並有「澀腸止瀉之聖藥」之稱。以上所列各方，不論是熱痢便血，還是久痢不止、小兒下痢，以及水泄不止，皆以久瀉、久痢而無邪滯者為宜。因「酸主收澀，故

初病不可用之。泄瀉下痢既久，則氣敗不固而腸滑肛脫」，「故俱宜此澀之、固之、收之、斂之」（李時珍語）。然王碩《易簡方》云：「粟殼治痢如神。但性緊澀，多令嘔逆，故人畏而不敢服。若用醋製，加以烏梅，則用得法矣。」因此，上文所列諸方多將粟殼用醋炙之，或配以烏梅，其不單是防止嘔逆，還可加強澀腸止瀉之功。現常用其配伍金銀花、山藥煎服，治療慢性胃腸炎、結腸炎消化不良、特異性胃腸炎、慢性腹瀉等療效顯著。但本品有毒，應嚴格控制劑量、避免長期使用，新生兒、孕婦忌用。

【原文】**熱毒血痢**　卮子十四枚，去皮搗末，蜜丸梧子大。每服三丸，日三服，大效。亦可水煎服。《肘後方》。（36卷·卮子）

【按語】熱毒血痢指的是因熱毒之邪，侵襲大腸，損傷絡脈，以致血液溢出，故所瀉之物多為紅色粘凍，即稱血痢。此證治宜清熱解毒，涼血止血，驅邪止痢。《肘後方》之所以單用卮子（梔子），蓋因其兼有上述諸功能。今凡見急性細菌性痢疾或急性細菌性腸炎所致的暴瀉無度亦可選用。必要時可加味以增強療效或擴大適應證範圍。

【原文】**瀉痢不止**　五倍子一兩，半生半燒，為末，糊丸梧子大。每服三十丸，紅痢燒酒下，白痢水酒下，水泄米湯下。《集靈》：用五倍子末，每米飲服一錢。（39卷·五倍子）

【按語】紅痢即以瀉下赤色凍子為主，乃濕熱傷及血分；白痢即瀉下以白色凍子為主，乃濕熱傷及氣分。五味子酸澀收斂，可澀腸止瀉痢。赤痢多見有熱瘀血滯，故用燒酒加強活血散瘀之功；水泄即指大便瀉下如稀水，與痢疾不

同，乃因小腸不能分清別濁，水分反走大腸而致，多見有小便不利。米湯調下，可補中而固護胃腸。由於五倍子具有收斂作用，此方主要還是治療虛熱病證。

【原文】赤痢不止　文蛤炒研末，水浸烏梅肉和，丸梧子大。每服七十丸，烏梅湯下。（39卷・五倍子）

【按語】文蛤即五倍子的異名，因其形似海中文蛤，故有此名。

五倍子、烏梅均酸澀入大腸經，有良好的澀腸止瀉痢之功，同時兼有止血作用。兩藥同用，可增強澀腸止痢之功。此方對於久痢不止，便中有血凍子可以選用。

【小結】治療痢疾關鍵是通因通用。即痢疾病症看似大便次數多，實際上是腸道積滯而不通，要採用藥物排除腸道積滯，而在選用藥物時還必須配伍行氣之藥，取「調氣則後重自除」，配伍活血之品，取「活血則便膿自癒」。因此閱讀《本草綱目》所收集的各方，還要結合臨床的治療特點，加用相應的藥物。

腹　痛

腹痛是指胃脘以下，恥骨毛際以上部位發生疼痛為主症的病證。可因外感風、寒、暑、濕邪，飲食不節，情志失調，陽氣素虛所致。其主要病機是因為臟腑氣機阻滯，氣血運行不暢，經脈痺阻致不通則痛。

腹痛常見的證型有寒邪內阻，宜散寒溫裡，理氣止痛；濕熱壅滯，宜泄熱通腑，行氣導滯；飲食積滯，宜消食導滯，

理氣止痛；肝鬱氣滯，宜疏肝解鬱，順氣止痛；瘀血內阻，宜活血化瘀，和絡止痛；中虛臟寒，宜溫中補虛，緩急止痛。

現代醫學所說的腸易激綜合徵、消化不良、胃腸痙攣、不完全腸梗阻、腸粘連、腸系膜和腹膜病變、泌尿道結石、急慢性胰腺炎、腸道寄生蟲等疾病均可表現腹痛的徵象。

一、虛寒腹痛

【原文】**霍亂腹痛**　炒鹽一包，熨其心腹，令氣透，又以一包熨其背。《救急方》。（11卷·食鹽）

【按語】霍亂表現為上吐下瀉腹痛，今取食鹽炒後，乘熱熨其心腹，使熱氣內注，達到散寒的作用，又用一包熨其背部，也是取散寒之功。此法如今仍然非常實用，若遇到臟腑寒邪，可將食鹽如此使用。此法簡單，方便，實用，不失為一首家庭備用的良方。在《本草綱目》還有記載此法治療霍亂轉筋、肝虛轉筋、婦人陰痛、小兒不尿、下痢肛痛等多種病證。

【原文】**腹中虛痛**　白芍藥三錢，炙甘草一錢，夏月加黃芩五分，惡寒加肉桂一錢，冬月大寒再加桂一錢。水二盞，煎一半，溫服。潔古《用藥法象》。（14卷·芍藥）

【按語】白芍藥具有很好的養血斂陰，緩中止痛之功，其對於脘腹痛效果尤妙，早在《傷寒論》的小建中湯就用其治療腹痛，配伍甘草以後其作用加強，此又是芍藥甘草湯，現臨床常以此方治療多種腹痛病證。夏月加黃芩是取其清熱之功，冬月加肉桂是取其散寒之力。張元素說：芍藥「得炙甘草為佐，治腹中痛，夏月少加黃芩，惡寒加桂，此仲景神方也。」

【原文】**心腹冷痛**　以布裹椒安痛處，用熨斗熨令椒出

汗，即止。孫真人方。（32卷・蜀椒・椒紅）

【按語】冷痛者寒邪凝滯所致也。心腹者又謂心下，即胃脘部。此證發生多與寒邪直中，或過食生冷等因素有關。臨證常見胃脘冷痛，得溫則減，遇寒加重，口氣清冷，泛吐涎沫等症。本方以椒（花椒）溫散寒邪，通絡止痛，恰合病機，確能奏效。其採用阿是穴（痛點）熨燙給藥，屬外治法的一種。此法既能由溫熨局部，直接發揮藥物溫散寒邪，通絡止痛的作用，又能避免內服藥物可能產生的副作用。

《本草綱目》驗方解

【原文】**留飲腹痛**　椒目二兩，巴豆一兩去皮心，熬搗，以棗膏和，丸麻子大。每服二丸，吞下其痛即止。又方：椒目十四枚，巴豆一枚，豉十六枚，合搗為二丸。服之，取吐利。《肘後備急方》。（32卷・蜀椒・椒目）

【按語】水飲停留胃腸，氣機不利，氣血阻滯，經絡不通，以至腹痛。治療應以「通」為法，逐水為要。是方所用椒目為蜀椒（又名花椒）的種子。李時珍說：「椒目下達，走水道，不行穀道」，所以能利水；巴豆性熱而有大毒，峻下逐水退腫作用很強，此處去皮與心，以免皮傷胃，心致嘔。以上二藥炒後，搗爛，具有緩和藥性，減低毒性作用，與棗泥糅和，既能得其甘緩抑毒，又能顧護脾胃。諸品合用，可奏逐水飲，利氣機，止腹痛之功，且能免其毒害傷正。又方加豆豉，意在取豉發汗解表之力，使水飲從表而去，以助主方而求速效。

【原文】**冷氣腹痛**　吳茱萸二錢搗爛，以酒一鍾調之。用香油一杯，入鍋煎熱，傾茱酒入鍋，煎一滾，取服立止。《唐瑤經驗方》。（32卷・吳茱萸）。

【按語】冷氣者寒氣也。寒氣內侵，經絡收引，氣血凝

滯，則腹痛不止。此方以吳茱萸配酒，尤善溫散厥陰肝經之寒滯，活血行氣，通達經絡而止痛。故可推知，本證為肝經寒滯所致，臨證以脅腹、少腹等處冷痛為特徵。

【原文】**胎動腹痛**　桑寄生一兩半，阿膠（炒）半兩，艾葉半兩，水一盞半，煎一盞，去滓溫服。或去艾葉。《聖惠方》。（37卷·桑上寄生）

【按語】胎動者胎氣不固，胞胎滑動也。臨證致此者，或因跌扑損傷，或因邪熱內擾，或因氣血虧虛，胞胎失養，或因精血不足，腎氣不固等。胞胎滑動，擾動宮室，則見腹痛。觀是方用桑寄生補益肝腎，養血安胎；配阿膠養血止血，滋陰益精；加艾葉溫助陽氣，止血安胎。可知此胎動腹痛證係由精血不足，腎氣不固所致。患婦可見小腹隱隱作痛，陰部時時見紅，伴腰膝酸軟，面唇淡白等症。以本方治之，可奏益精血，補肝腎，助陽氣，止下血，安胎氣之效。

二、邪熱腹痛

【原文】**妊娠腹痛**　月未足，如欲產之狀。用知母二兩為末，蜜丸梧子大，每粥飲下二十丸。陳延之《小品方》。（12卷·知母）

【按語】此種腹痛是因為邪熱內擾所致，以知母清熱則達到安胎的作用，但臨床對於此種病狀，多用黃芩治之。

三、氣滯腹痛

【原文】**腹脹脈數**　厚朴三物湯：用厚朴半斤，枳實五枚，以水一斗二升，煎取五升，入大黃四兩，再煎三升。溫服一升，轉動更服，不動勿服。張仲景《金匱要略》。（35卷·厚朴·皮）

【按語】轉動更服，不動勿服：此文為用藥誡語。所謂轉動指的是服藥後患者感覺腹部有氣動腸鳴，說明其腹脹由腑實氣滯所致，故可再次服藥，以求排便。而不動，說明其腹脹可能不是腑實氣滯所致，非本方之適應證，故勿再服。

腹脹者多與胃腸氣滯，燥屎不行，腑氣難通有關。腑氣不通，則見脹且痛；燥屎不行，與熱搏結，則內急心慌，故見脈數。此屬腸熱腑實之證。厚朴三物湯用厚朴、枳實，意在行散胃腸氣滯，推蕩燥屎；入大黃能攻下熱結，通便下積。三藥協同，通行兼備，標本同治，奏效迅捷。然其為攻伐之劑，應得便即止，久服易傷正氣。

【原文】**腹痛脹滿**　厚朴七物湯：用厚朴半斤製，甘草、大黃各三兩，棗十枚，大枳實五枚，桂二兩，生薑五兩，以水一斗，煎取四升。溫服八合，日三。嘔者，加半夏五合。《金匱要略》。（35卷·厚朴·皮）

【按語】是方實際上是在厚朴三物湯的基礎上加味而成。所加甘草、棗皆有補中益氣，緩急止痛之功；桂有溫裡散寒，通經止痛之效；生薑能溫中散寒，降逆和胃。諸藥合用，共奏辛開苦降，瀉熱散寒，攻積導滯，通便止痛，補氣健脾之效。由此說明此腹痛脹滿證應由寒熱錯雜，氣虛腑實，胃腸逆亂，燥屎不通所致。與上證相較，病機更為複雜，病情更重，臨證不可不辨。

【原文】**霍亂腹痛**　厚朴湯：用厚朴（炙）四兩，桂心二兩，枳實五枚，生薑二兩，水六升，煎取二升，分三服。此陶隱居方也。唐·石泉公王方慶《廣南方》云：此方不惟治霍亂，凡諸病皆治。《聖惠方》：用厚朴薑汁炙，研末。新汲水服二錢，如神。（35卷·厚朴·皮）

【按語】霍亂者為形容暴吐暴瀉之勢，非今之霍亂病。臨證所見霍亂多由濕熱穢濁之邪，或不潔飲食等所致，一般居位在南方地域者多發。吐瀉者胃腸逆亂，氣機不利，升降失常，多伴見腹痛之症。針對其病機，首當辟穢祛邪，調和胃腸，疏導氣機，通利腑氣，恢復升降。是方以厚朴、枳實芳香辟穢，行散氣滯，推蕩腑氣；用桂心溫燥濕濁，暖胃通經；配生薑降逆和胃，辛散穢毒。諸藥合用，有辟穢毒，化濕濁，行氣滯，調胃腸，復升降，止吐瀉之效。

四、瘀血腹痛

【原文】**失笑散** 治男女老少，心痛腹痛，少腹痛，小腸疝氣，諸藥不效者，能行能止；婦人妊娠心痛，及產後心痛、少腹痛、血氣痛尤妙。用五靈脂、蒲黃等分，研末。先以醋二杯調末熬成膏，入水一盞，煎至七分，連藥熱服。未止再服。一方以酒代醋。一方以醋糊和丸，童尿、酒服。《和劑局方》。（48 卷·寒號蟲）

【按語】五靈脂能通利血脈而散瘀血，用治瘀血疼痛諸證效果極佳；蒲黃活血止血，與五靈脂相須為用，活血散結，祛瘀止痛作用增強，可治一切心腹諸痛，以血氣痛最妙；用醋調服，加強其活血止痛作用。古人謂本方用後，病者每於不覺之中諸證悉除，不覺欣然失笑，故名「失笑散」。

【原文】**腹中血塊** 血竭、沒藥各一兩，滑石（牡丹皮同煮過）一兩，為末，醋糊丸梧子大，服之。《摘玄方》。（34 卷·騏驎竭）

【按語】血塊者血之凝塊也。其位於腹中，必溢出脈外，此所謂瘀血、惡血也。腹中血凝不動，經絡阻滯，多見腹痛如針刺，且固定不移，按之如有包塊，疼痛加劇等症。故治

療當遵活血散瘀，行氣通經，消腫止痛為大法。是方以血竭、沒藥相須為用，能充分體現大法的幾個關鍵環節，發揮標本兼顧之效能；配滑石（牡丹皮同煮過）不僅能助君藥的活血之力，而且能利水導尿，清退瘀熱。故若患者無發熱、小便不利之象時，可不必加滑石。

【原文】**產後腹痛**　枳實（麩炒）、芍藥（酒炒）各二錢，水一盞煎服。亦可為末服。《聖惠方》。（35卷·枳·枳實）

【按語】婦女產後耗傷氣血，機體呈虛瘀兼夾的狀態，故此腹痛證因血虛夾瘀，絡阻氣滯所致，一般多位於少腹與小腹部。故《聖惠方》用酒芍藥配枳實，以養血活血，行氣通絡，化瘀止痛。

方中所用芍藥，有白芍藥和赤芍藥之分，前者長於養血斂陰，守而不走；後者偏於活血散瘀，走而不守。今若選用此方，可赤、白芍並用，則更符合產後腹痛的病機。

【原文】**產後腹痛**　五靈脂、香附、桃仁等分研末、醋糊丸，服一百丸。或用五靈脂末，神曲糊丸，白朮、陳皮湯下。丹溪方。（48卷·寒號蟲）

【按語】產後腹痛多因瘀血所致，五靈脂能活血化瘀止痛，香附能疏肝行氣止痛，氣行則瘀散，桃仁能活血化瘀止痛，三藥配伍能行氣活血止痛，治療產後腹痛，療效肯定。或單用五靈脂末，取神曲的黏性糊成丸，配上陳皮、白朮的行氣健脾，共同治療產後瘀血阻滯腹痛。

【小結】腹痛產生的原因可以有多種，可以見於許多疾病之中。由於腹痛有部位上的區別，又有疼痛性質上的區

別，所以治療腹痛必須結合患者的客觀情況靈活選方用藥。如果因虛寒者，如乾薑、高良薑、吳茱萸等常首選；因氣滯者，如陳皮、木香、香附、烏藥、萊菔子、枳實、厚朴等多用；因血瘀者，如延胡索、當歸、丹參等常用。上述節錄的四種病機用方用藥，臨床可以靈活選用。

痺　證

痺證是由於風、寒、濕、熱等邪氣閉阻經絡，影響氣血運行，導致肢體筋骨、關節、肌肉等處發生疼痛、重著、酸楚、麻木、或關節屈伸不利，僵硬、腫大、變形等症狀的一種疾病。痺證病輕者僅表現在四肢關節肌肉，嚴重者可侵入內臟。痺證產生的原因與體質因素、氣候條件、生活環境等有密切關係。從外因來看，有感受風寒濕邪，感受風濕熱邪；從內因來看，有勞逸不當，或久病體虛，導致其發病。

痺證的常見證型有風寒濕痺和風濕熱痺。風寒濕痺中的行痺（風痺）宜祛風通絡，散寒除濕；痛痺（寒痺），宜散寒通絡，祛風除濕；著痺（濕痺），宜除濕通絡，祛風散寒。風濕熱痺，宜清熱通絡，祛風除濕。痰瘀痺阻，宜化痰行瘀，蠲痺通絡；肝腎兩虛，宜培補肝腎，舒筋止痛。痺證的治療總以祛邪通絡為基本原則。

現代醫學中的結締組織病、骨與關節等疾病類似於痺證，常見的如風濕性關節炎、類風濕關節炎。

一、風　痺

【原文】歷節風痛　四肢如解脫。松節酒：用二十斤，酒五斗，浸三七日。每服一合，日五六服。《外臺》。（34

卷‧松‧松節）

【按語】歷節者肢體關節也；風痛者因風濕之邪侵襲所致的肢體關節疼痛也，今稱之為風濕痹病。是方所用松節味苦性溫，尤善行肢體關節，有袪風燥濕，舒筋活絡之功，為治風濕痹病常用；松節浸酒，更能借酒之辛熱溫通之性，增強袪風濕，散寒邪，通經絡，利關節，止疼痛之效，是臨證常選的一種劑型，施用時既可內服，又可外擦。

【原文】**手足風痹**　黃蜂窠大者一個（小者三四個）燒灰，獨頭蒜一碗，百草霜一錢半，同搗傅上。一時取下，埋在陰處。忌生冷、葷腥。《乾坤生意秘韞》。（39卷‧露蜂房）

【按語】百草霜即為雜草經燃燒後附於灶突或煙囪內的煙灰。功能收斂止血，兼能散瘀。獨頭蒜即大蒜之獨莖者。具辛散溫通之性，外用解毒散腫消癰，利於氣血運行。黃蜂窠即蜂房，亦名蜂窩、露蜂房。性善走竄，通經入骨，能袪風除濕止痛。三藥同搗爛外敷，可收溫通氣血，散瘀消腫，袪風除濕，止痹痛之功。

二、寒　痹

【原文】**風寒濕痹**　麻木不仁，或手足不遂。生川烏頭末，每以香白米煮粥一碗，入末四錢。慢熬得所，下薑汁一匙，蜜三大匙，空腹啜之，或入薏苡末二錢。《左傳》云，風淫末疾，謂四末也。脾主四肢，風淫客肝，則侵脾而四肢病也。此湯極有力，予每授人良驗。許學士《本事方》。（17卷‧附子）

【按語】川烏是治療風濕痹痛的要藥，具有很強的逐寒濕作用，特別是對於頑固性的風濕病證有很好的作用，在古

方中一般是將其與其他藥物同煎應用。

此方以川烏煮粥食用是可取的，因為其有大毒，故方中配有蜂蜜以解毒，但用生川烏則恐不安全，還是以製川烏較好。為了減輕川烏之毒，宜慢火煎熬川烏，甚至有煎熬二天者，這主要還是從安全著想。

【原文】**麻痺疼痛**　仙桃丸：治手足麻痺，或癱瘓疼痛。腰膝痺痛，或打撲傷損閃肭，痛不可忍。生川烏不去皮、五靈脂各四兩，威靈仙五兩，洗焙為末，酒糊丸梧子大。每服七丸至十丸，鹽湯下，忌茶。此藥常服，其效如神。《普濟方》。（17卷·附子）

【按語】川烏、五靈脂、威靈仙均具有很好的止痛作用。尤其是川烏有麻醉作用，對於各種疼痛病證有極好的效果。此方將三藥同用為丸，用治癱瘓、風濕痺痛、跌打損傷是可取的。在《本草綱目》中，記載以川烏治療各種疼痛，方劑不少，如治風痺肢痛，腰腳冷痺，大風諸痺，十指疼痛，頭風頭痛等。所以歷來將川烏作為止痛要藥。

【原文】**歷節諸風**　骨節疼痛，晝夜不止。沒藥末半兩，虎脛骨酥炙為末三兩。每服二錢，溫酒調下。《圖經本草》。（34卷·沒藥）

【按語】虎脛骨：老虎為國家一級保護動物，其骨骼已被禁止在市場上交易，亦禁止入藥。臨證若需用此方，可以狗脛骨、羊脛骨等動物骨骼代替，其入藥劑量應加大。

歷節諸風者是多種類型的肢體關節疼痛的概括，但其病因皆為風濕之邪。風濕侵襲，關節經絡不利，氣血阻滯，不通則痛。故施治時，不僅應袪除風濕之邪，而且要行氣活血，疏通經絡，以消腫痛。本方用虎脛骨（又稱虎骨），取

其強力的祛風定痛，強筋壯骨之功；配沒藥能活血行氣，通絡止痛。二藥協同，既能祛邪扶正，又能消腫定痛，尤為慢性風濕痹病患者所常用。

三、濕 痹

【原文】濕氣作痛　白朮切片，煎汁熬膏，白湯點服。《集簡方》。（12卷·朮）

【按語】白朮具有燥濕作用，對於濕阻肌肉所致疼痛有較好療效，以白朮治療風濕病證，在《傷寒論》中即有應用。《本草綱目》中還有將白朮以酒煎治療感受濕邪後骨痛者。

【原文】蒼朮膏　鄧才筆峰雜興方：除風濕，健脾胃，變白駐顏，補虛損，大有功效。蒼朮新者，刮去皮薄切，米泔水浸二日，一日一換，取出，以井華水浸過二寸，春、秋五日，夏三日，冬七日，漉出，以生絹袋盛之，放在一半原水中，揉洗津液出，扭乾。將渣又搗爛。袋盛於一半原水中，揉至汁盡為度。將汁入大砂鍋中，慢火熬成膏。每一斤，入白蜜四兩，熬二炷香。每膏一斤，入水澄白茯苓末半斤，攪勻瓶收。每服三匙，侵早、臨臥各一服，以溫酒送下。忌醋及酸物、桃、李、雀、蛤、菘菜、首魚等物。吳球《活人心統》：蒼朮膏：治脾經濕氣，少食，足腫無力，傷食，酒色過度，勞逸有傷，骨熱。用鮮白蒼朮二十斤，浸刮去粗皮，曬切，以米泔浸一宿，取出，同溪水一石，大砂鍋慢火煎半乾，去渣。再入石南葉三斤，刷去紅衣，楮實子一斤，川當歸半斤，甘草四兩，切，同煎黃色，濾去滓，再煎如稀粥，乃入白蜜三斤，熬成膏。每服三、五錢，空心好酒調服。（12卷·蒼朮）

【按語】侵早，破曉，天剛亮。

蒼朮祛風濕作用很好，同時健運脾胃。將蒼朮以米泔水浸，可減緩其燥性。與茯苓、白蜜同熬製成膏，是便於服用。所以忌醋、酸物者，因其酸物有收斂特點，不利於祛風濕。而桃、李、雀、蛤，乃發物，故忌。至於首魚（當為青魚）、菘菜（大白菜）則不必禁忌。後方用蒼朮、石楠葉、楮實子、當歸、甘草熬膏，作用更強。在《本草綱目》中還記載蒼朮經其他製法治療風濕，並認為常服壯筋骨，明目。也可單用蒼朮米泔水浸，熬膏服以治濕氣身痛。

【原文】**腰腳痺軟**　行履不穩者。萆薢二十四分，杜仲八分，搗篩。每旦溫酒服三錢匕。禁牛肉。唐德宗貞元《廣利方》。（18卷·萆薢）

【按語】風濕腰膝痺痛，軟弱無力，行走不穩者，可將萆薢與杜仲配伍，每日天亮時溫酒送服。萆薢具有祛風除濕，通絡止痛之功，且重在祛濕，而此疼痛部位在腰腳，並行走不穩，為肝腎不足之證，故配伍補益肝腎，強壯筋骨之杜仲同用可加強作用。

【原文】風濕相搏，關節沉痛，微腫惡風。方同上。防己黃芪湯主之。防己一兩，黃芪一兩二錢半，白朮七錢半，炙甘草半兩，銼散。每服五錢，生薑四片，棗一枚，水一盞半，煎八分，溫服。良久再服。腹痛加芍藥。仲景《金匱要略》方。（18卷·防己）

【按語】仲景《金匱要略》治療風濕相搏於肌膚、關節，表現為關節沉痛，微腫惡風者，用防己黃芪湯治之。方中防己祛風濕而利水濕，配黃芪、白朮、甘草可使衛陽復振，以助防己下行而祛濕。諸藥合用，使表氣得固，風邪得除，脾氣健運，水道通利，則風濕諸證自解。本方原為治療

水腫之方，但也可治療風濕痺證而偏於濕盛者。

【原文】薏苡仁粥　治久風濕痺，補正氣，利腸胃，消水腫，除胸中邪氣，治筋脈拘攣。薏苡仁為末，同粳米煮粥，日日食之，良。《食醫心鏡》。（23卷‧薏苡）

風濕身疼　日晡劇者，張仲景麻黃杏仁薏苡仁湯主之。麻黃三兩，杏仁二十枚，甘草、薏苡仁各一兩，以水四升，煮取二升，分再服。《金匱要略》。（23卷‧薏苡）

【按語】本文兩方皆取薏苡仁除痺之功，治療風濕痺痛。若患有風濕者，若風濕日久，正氣不足，筋脈拘攣者，可以薏苡仁與粳米同煮粥食用，其簡單，方便，實用。長期食用，不僅可袪除邪氣，治療風濕痺痛，緩和筋脈拘攣，並可健運脾胃，「輕身益氣」（《神農本草經》）。張仲景麻黃杏仁薏苡仁湯（後人稱麻杏薏甘湯）配伍麻黃、杏仁、甘草同用，功在解表袪濕，主治一身盡痛，發熱日晡所劇的風濕在表之證。在家庭中，前方可以應用。

四、熱　痺

【原文】風熱臂痛　桑枝一小升切炒，水三升，煎二升，一日服盡。許叔微云：嘗病臂痛，諸藥不效，服此數劑尋癒。觀《本草切用》及《圖經》言其不冷不熱，可以常服；《抱朴子》言一切仙藥，不得桑枝煎不服，可知矣。《本事方》。（36卷‧桑‧枝）

【按語】風熱臂痛者係由風濕挾熱，合而侵襲上肢肩臂，經絡阻滯，則紅腫熱痛，此所謂風濕熱痺。臨證施治，不僅要袪風濕，而且要清熱通絡，方可奏消腫止痛，舒利關節之效。桑枝味苦性涼，有袪風濕，通經絡，利關節，止痺痛。古人根據「以枝走肢」的觀點，認為桑枝尤善走上肢肩

《本草綱目》驗方解

臂，凡因風濕熱所致的上肢痺痛皆可選用。本方單用桑枝之意即在於此。

【小結】風濕痺證有上述四種不同的表現形式，在選方用藥方面，應結合痺證的風寒濕熱性質之不同，有針對性、選擇性用藥。從臨床治療效果來看，風濕痺痛是比較難治的，其病程長，時間久，而熱痺又更難治癒。用藥方法，此處節錄了《本草綱目》中的幾種用藥法，如酒劑、外敷、煮粥食、以酒送服、作丸劑等。治療風濕病證泡藥酒較多用。這裡附帶介紹一下泡藥酒的方法：

1.選藥：宜選用根類、果實類、質地致密類，柔潤且甘味之品，如三七、人參、枸杞、當歸等。不要選用質地疏鬆的藥材，因為其佔空間大，吸酒多，浪費酒；不要選用苦味、澀味、怪味藥，以免口感不好，不易飲用。一般不要選用草類藥，因草類漂浮於酒面，既耗酒，又佔空間。

2.選酒：用白酒，其濃度不宜太高或太低。酒的度數高了刺激性強，不易飲用，特別是女性患者不能接受，度數低了容易使藥物變質。以 45 度左右為好。

3.比例：一般酒應高於藥面 3 公分，使藥材全部浸入酒中，如吸酒性強，可多放點酒，如吸酒性不強，耗酒不多，可少放點酒。

4.時間：一般藥泡入酒中 15 天後即可飲用。這是指的冷浸法。如熱浸法，7 天即可飲用。

5.飲量：每天不宜超過 1 兩酒，可分 1 次或 2 次飲服。

6.禁忌：對酒精過敏者、孕婦、肺結核、肝病以及不能飲酒者均不要飲藥酒。

根據李時珍的經驗，如果泡藥酒，在藥材中少加點五加皮有利於身心健康，且不生痰。

<figure>痰　飲</figure>

痰飲是指體內水液輸布，運化失常，停積於某些部位的一類病證。痰和飲稍有區別，痰稠濁，飲清稀。其發病原因有外感寒濕、飲食不當、勞倦內傷等。與肺脾腎三臟關係密切。張仲景將痰飲又分為痰飲、懸飲、溢飲、支飲。

痰證表現極為複雜，有寒痰、熱痰、濕痰、燥痰、風痰、瘀痰、膿痰，並各有不同的表現特點。而常見的痰證根據停留的部位不一，有多種表現形式，如痰蒙心神、痰火擾心、痰阻心脈、痰阻胸陽、痰熱閉肺、痰濁阻肺、痰熱壅肺、痰熱結胸、痰熱腑實、燥痰結肺、痰濁犯頭、痰阻胞宮、痰濕內盛、痰阻經絡等等。

飲證有寒飲停肺、飲停心包、飲停胸脇、飲留腸胃等種種表現。狹義痰飲若因脾陽虛弱，宜溫脾化飲；飲留腸胃，宜攻下逐飲。懸飲的證型有邪犯胸肺，宜和解宣利；飲停胸脇，宜瀉肺祛飲；絡氣不和，宜理氣和絡；陰虛內熱，宜滋陰清熱。溢飲的證型有表寒裡飲，宜發表化飲。支飲的證型有寒飲伏肺，宜宣肺化飲；脾腎陽虛，宜溫脾補腎。痰飲總以溫化為原則。

現代醫學中的慢性支氣管炎、支氣管哮喘、滲出性胸膜炎、慢性胃炎、心力衰竭、腎炎水腫臨床上均可表現出痰飲的徵象。

一、熱痰病證

【原文】**滾痰丸**　通治痰為百病，惟水瀉妊娠者不可服。礞石、焰消各二兩，煅過研飛曬乾，一兩。大黃酒蒸八

兩，黃芩酒洗八兩，沉香五錢。為末，水丸梧子大。常服一二十丸，欲利大便則服一二百丸，溫水下。王隱君養生主論。（10卷·礞石）

【按語】本方原出《泰定養生主論》，又名礞石滾痰丸、沉香滾痰丸。主治實熱老痰證。如癲狂、驚悸、或怔忡、咳喘痰稠，或眩暈耳鳴，或繞項結核，或夢寐奇異之狀，大便秘結等。中醫向有百病多由痰作祟的說法。李時珍認為礞石「治積痰驚癇，咳嗽喘急。」礞石乃治驚利痰之聖藥，大黃蕩滌實熱，黃芩助大黃療痰熱，沉香行氣，令氣順痰消。此方具有很好的祛痰之功，是治療痰病的要方。

【原文】陰虛火動有痰，不堪用燥劑者。天門冬一斤，水浸洗去心，取肉十二兩，石臼搗爛，五味子水洗去核，取肉四兩，曬乾，不見火，共搗丸梧子大。每服二十丸，茶下，日三服。《簡便方》。（18卷·天門冬）

【按語】陰虛火動而有痰者，若燥濕化痰，則傷其陰而助其火，故曰不堪用燥劑，此時惟有養陰清火，使痰凝之根即陰虛內熱得以緩解，方能達到治痰之本。而天門冬甘潤苦寒，既能養肺之陰液，又能清肺之虛熱，故對陰虛火動有痰，而又不能用燥劑者用之尤宜。配伍五味子是其不僅為斂肺之藥，並能補肺氣，滋腎陰，生津液，二者相互協同，使虛有所補，虛火得清，痰凝自散。

二、寒痰病證

【原文】五飲酒癖　一留飲，水停心下；二癖飲，水在兩脅下；三痰飲，水在胃中；四溢飲，水在五臟間；五流飲，水在腸間。皆因飲食冒寒，或飲茶過多致此。倍朮丸：用白朮一斤，乾薑炮、桂心各半斤，為末，蜜丸梧子大，每

溫水服二、三十丸。《惠民和劑局方》。（12卷·朮）

【按語】痰飲病證，按《金匱要略》論述，又有痰飲、溢飲、支飲、懸飲，皆由水濕所致，張仲景提出病痰飲者，當以溫藥和之，故選用乾薑、桂心溫散寒飲，白朮健脾燥濕，以助脾胃運化，使水濕轉輸，達到治多種痰飲的作用。

三、虛痰病證

【原文】**開胃化痰**　不思飲食，不拘大人小兒。人參焙二兩，半夏薑汁浸焙五錢，為末，飛羅麵作糊，丸綠豆大。食後薑湯下三、五十丸，日三服。《聖惠方》：加陳橘皮五錢。《經驗後方》。（12卷·人參）

【按語】人參補益正氣，半夏經薑汁製後化痰作用加強，此方對於因脾胃虧虛，飲食不進可以選用。

四、濕痰病證

【原文】**消痰開胃**　去胸膈壅滯。《斗門方》：用半夏洗淨，焙乾為末。自然薑汁和作餅，濕紙裹煨香。以熟水二盞，同餅二錢，入鹽五分，煎一盞，服之。大壓痰毒，及治酒食傷，極驗。《經驗後方》：用半夏、天南星各二兩，為末，水五升，入壇內浸一宿，去清水，焙乾重研。每服二錢，水二盞，薑三片，煎服。（17卷·半夏）

【按語】半夏是治療痰病的要藥。李時珍說：「脾無留濕不生痰，故脾為生痰之源，肺為貯痰之器。半夏能主痰飲及腹脹者，為其體滑而味辛性溫也。涎滑能潤，辛溫能散亦能潤。故行濕而通大便，利竅而泄小便。」凡痰證半夏為首選。今痰證為患，以半夏、生薑汁作餅，主去痰毒，同時二藥配伍，生薑可解半夏毒性。又因治療酒食所傷，故有開胃之功。後方加用天南星其機理一樣。

【原文】**中焦痰涎** 利咽，清頭目，進飲食，半夏泡七次四兩，枯礬一兩，為末，薑汁打糊，或煮棗肉，和丸梧子大。每薑湯下十五丸。寒痰加丁香五錢，熱痰加寒水石 四兩。名玉液丸。《和劑局方》。（17卷・半夏）

【按語】半夏是治療痰證的要藥，尤為治濕痰要藥，也治寒痰、風痰、痰厥等。若將半夏製成半夏曲後對於脾胃作用明顯，有消食作用。此方將半夏與枯礬、薑同製，既能減輕半夏的毒性，又能增強半夏的作用，至於寒痰加丁香，熱痰加寒水石，一般臨床少用。

【原文】**停痰宿飲** 喘咳嘔逆，全不入食。威靈仙焙，半夏薑汁浸焙，為末，用皂角水熬膏，丸綠豆大。每服七丸至十丸，薑湯下，一日三服，一月為驗，忌茶、麵。（18卷・威靈仙）

【按語】取威靈仙消痰逐飲之功，亦可用治停痰宿飲，喘咳嘔逆，不能進食者。配半夏同研末，用皂角水熬膏，薑湯送服，可加強其消痰逐飲，降逆止咳止嘔之功。近代臨床用其治療慢性支氣管炎、百日咳收到較好療效。

五、風痰病證

【原文】**老人風痰** 大腑熱不識人，及肺熱痰實，咽喉不利。半夏泡七次焙，硝石各半兩，為末，入白麵一兩搗勻，水和丸綠豆大。每薑湯下五十丸。《普濟》。（17卷・半夏）

【按語】半夏治療痰證，主要還是濕痰病證，此方以半夏配伍硝石，用薑湯送服，可以選用。硝石通腑泄熱，對於老年人風痰病證，腑熱壅實者是可以應用的。

【原文】**搜風化痰** 定志安神，利頭目。辰砂化痰丸：用半夏曲三兩，天南星炮一兩，辰砂、枯礬各半兩，為末，薑汁打糊丸梧子大。每服三十丸，食後薑湯送下。《和劑局方》。（17卷·半夏）

【按語】此方半夏、天南星具有很好的袪風化痰作用，朱砂安神定志，而枯礬、薑汁可以減輕半夏的毒性，從臨床來看，此方對於痰證是可以選用的。

【原文】**一切風痰** 白僵蠶七個（直者），細研，薑汁一茶腳，溫水調灌之。《勝金方》。（39卷·白僵蠶）

【按語】白僵蠶即僵蠶，長於息風止痙，化痰散結，為治風痰之證的要藥。將其研末，以生薑汁調後，更能加強化痰作用，此方現可以用治多種痰證。

【小結】痰飲病證，以痰證多見，但以飲證難治。由於中醫向有「百病多由痰作祟」，「怪病多痰」的說法，所以一些疑難病證多從痰論治，因此，袪痰的方子和法則常用。袪痰、化痰、除痰、消痰的概念基本一樣，根據痰的表現形式不同，又有豁痰、墜痰、滌痰等不同說法。而痰又有熱痰、寒痰、濕痰、風痰等。從化痰的作用來看，藥物又有力量強弱的區分。上述選用的方子可以用治多種痰證。臨床上以半夏、橘皮、枳實、瓜蔞、貝母、天南星等多用。

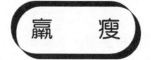

贏瘦是指身體消瘦，多因大病、久病之後引起身體極度匱乏，出現精神萎靡，面色萎黃或蒼白，往往伴隨有心悸，

失眠，多夢，健忘，毛髮枯萎無澤或脫落，在女子會出現月經量少，甚或閉經，若小兒則出現發育不良。

羸瘦的常見病證有脾胃虛弱，宜補益脾胃；氣血不足，宜溫補氣血。

羸瘦可見於現代醫學中的多種消耗型疾病。

一、脾胃虛弱

【原文】**小兒羸瘦**　甘草三兩，炙焦為末，蜜丸綠豆大。每溫水下五丸，日二服。《金匱玉函》。（12卷·甘草）

【按語】將甘草炙用做成丸劑，是可以治療羸瘦的，此方可用，但一次性不要服用過多，這是因為甘草甘甜，能令人中滿，影響脾胃功能。

【原文】**大人羸瘦**　甘草三兩炙，每旦以小便煮三四沸，頓服之，良。《外臺秘要》。（12卷·甘草）

【按語】身體虛弱，以炙甘草、小便煎服，是因為甘草具有補益脾氣的作用，今一般不用小便煎。

【原文】**食飽煩脹**　但欲臥者。大麥麵熬微香，每白湯服方寸匕，佳。《肘後方》。（22卷·大麥）

小兒傷乳　腹脹煩悶欲睡。大麥麵生用，水調一錢服。白面微炒亦可。《保幼大全》。（22卷·大麥）

【按語】凡欲健脾，宜將藥物炒焦則效果更好。大麥功能益氣調中，健脾消食，故《肘後方》所治食飽煩脹，但欲臥者，應以脾胃虛弱，食積飽脹者更宜，將大麥炒焦用，既消化飲食積滯，又健運脾胃，可收標本兼顧之效。至於《保幼大全》所載小兒傷乳，腹脹煩悶欲睡。也是取大麥消積進食的功效而治之，且單用生大麥麵水調服即可。或將白麵微

炒後用水調服。從臨床來看，前方更適用一些。

【原文】**服食大豆**　令人長肌膚，益顏色，填骨髓，加氣力，補虛能食，不過兩劑。大豆五升，如作醬法，取黃搗末，以豬肪煉膏和，丸梧子大。每服五十丸至百丸，溫酒下。神驗秘方也。肥人不可服之。《延年秘錄》。（24卷‧大豆）

【按語】陳藏器曰：大豆「久服，好顏色，變白不老」。因此，《延年秘錄》載有服食大豆的方法，用大豆五升，如製作醬的方法，取黃搗末，以豬肪煉膏和勻，做成藥丸如梧子大，每日用溫酒送服五十丸至一百丸，可起到長肌膚，益顏色，填骨髓，加氣力，補虛能食的效果。現代研究表明，大豆確實含有豐富的蛋白質和脂肪，有「植物肉」和「綠色的乳牛」之稱。而且其雖為高脂肪類食品，但無動物脂肪使人血脂增高的副作用。因此，長期服食，可補虛填髓，到老不衰，實乃神驗秘方。但肥胖之人不可服用。

【原文】**補益虛羸**　用豬肚一具，入人參五兩，蜀椒一兩，乾薑一兩半，蔥白七個，粳米半升在內，密縫，煮熟食。《千金翼》。（50卷‧豕）

【按語】豬肚甘溫，能補中益氣、補虛損、補羸助氣，治療虛損羸瘦；人參能大補元氣和補五臟之氣，治療元氣虛脫及各種氣虛之證；乾薑性溫能補助人體陽氣，尤用於中焦虛寒證；花椒溫暖中焦，治療中焦陽虛寒證；粳米能補脾胃。諸藥配伍，能補益虛羸，治療陽氣虛衰之證。縱觀此方，其對於脾胃虛寒病證有較好療效。

【原文】**久病虛羸**　不生肌肉，水氣在脅下，不能飲食，四肢煩熱者。用羊胃一枚，白朮一升（切），水二斗，煮九

升，分九服，日三。不過三劑瘥。張文仲方。（50卷·羊）

【按語】羊胃甘溫治虛羸，作羹食，三五瘥，尤其對於胃虛病人可以選用。白朮能健脾胃，脾主肌肉四肢，脾胃健則後天氣血生化有源以養肌肉，則肌肉生，後天氣血得補則久病虛羸得治；白朮還能燥濕利水，治療水氣停留脅下。若因為大病、久病之後身體匱乏，可以選用本方。

二、精血虧虛

【原文】**虛損勞瘦** 用新豬脂煎取一升，入蔥白一握煎黃，平旦服。至三日，以枸杞一斤，水三斗煮汁，入羊肝一具，羊脊臍肉一條，曲末半斤，著蔥、豉作羹食。《千金方》。（50卷·羊）

【按語】羊脊臍肉甘熱，能治虛勞羸瘦，尤其是對於虛寒性病證效果較好；豬脂甘微寒，能滋陰潤燥，有豐滿肌膚之作用；枸杞補益肝腎精血，治療虛損勞瘦。此方藥食並用，寓飲食中治療疾病，寓藥療中享受食飲，藥食兼用，對於體虛病人有一定效果。

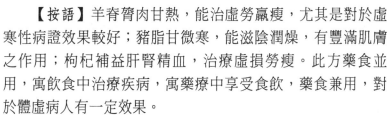

【原文】**河車丸** 治婦人瘵疾勞嗽，虛損骨蒸等證。用紫河車（初生男子者）一具（以長流水中洗淨，熟煮掰細，焙乾研），山藥二兩，人參一兩，白茯苓半兩，為末，酒糊丸梧子大，麝香養七日。每服三五十丸，溫服，鹽湯下。《永類鈐方》。（52卷·人胞）

【按語】紫河車為健康產婦娩出的胎盤。甘鹹溫，能治男女一切虛損勞極，補益氣血陰陽，治療一切虛勞不足之證，凡瘵疾勞嗽，虛損骨蒸，可研末裝入膠囊或做成丸散劑長期使用，亦可配上人參、蛤蚧、冬蟲夏草等同用；山藥、人參、白茯苓均能補氣，山藥平補肺脾腎三臟氣陰、人參大

補元氣和補五臟之氣、茯苓補脾氣；此處用麝香是取其溫通之性，使諸藥補而不滯。方中以紫河車為主藥，故名河車丸，現亦有單用紫河車裝入膠囊服用者。

【小結】贏瘦多見於消耗性疾病，以營養不良，大病，久病等多見，總的治療原則是補虛扶正。與前面所述的虛損病證用藥可以互參。不過贏瘦病證多以補氣為主。一般贏瘦病證須長期用藥，且須循行漸進，不可驟然大劑量用藥，以免虛不受補，導致不良反應。

《本草綱目》驗方解

第四部分　肝　系

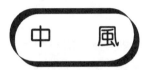

　　中風是以猝然昏仆，不省人事，半身不遂，口眼喎斜，語言不利為主的病證。或僅有口歪，半身不遂，或語言不利。多急性起病，好發於40歲以上年齡。中風可因內傷急損、勞欲過度、飲食不節、情志所傷、氣虛邪中導致。

　　中風按病情輕重，有中經絡、中臟腑的區別。急性期中經絡有風痰入絡，宜祛風化痰通絡；風陽上擾，宜平肝潛陽，活血通絡；陰虛風動，宜滋陰潛陽，息風通絡。中臟腑有痰熱腑實，宜通腑泄熱，息風化痰；痰火瘀閉，宜息風清火，豁痰開竅；痰濁瘀閉，宜化痰息風，宣鬱開竅。恢復期若風痰瘀阻，宜搜風化痰，行瘀通絡；氣虛絡瘀，宜益氣養血，化瘀通絡；肝腎虧虛，宜滋養肝腎。

　　現代醫學中的急性腦血管疾病，包括缺血性中風和出血性中風，腦梗塞，原發性腦出血、蛛網膜下腔出血，均可表現為中風徵象。

一、痰厥中風

　　【原文】**中風痰厥**　四肢不收，氣閉膈塞者。白礬一

兩，牙皂角五錢，為末。每服一錢，溫水調下，吐痰為度。
陳師古方。（11卷·礬石）

【按語】白礬具有清熱化痰作用，可以用治痰厥癲狂癇
證，自古以來即為治痰常用之品。牙皂具有開竅祛痰作用。
今痰涎阻塞，氣閉而致四肢不收，二藥合用，達到化痰開竅
之功。取其化痰，古方中亦常以白礬配伍鬱金同用，達到化
痰清心之功。在《本草綱目》中亦有以白礬配伍細茶治療癇
病者。若牙關緊閉，還可將白礬、鹽用來搽牙。

【原文】小兒口噤體熱。用竹瀝二合，暖飲，分三四服。
《兵部手集》。（37卷·竹·慈竹瀝）

【按語】小兒口噤指的是患兒出現了牙關緊閉之症。此
症多併發於發熱性疾病之中，故文中所言「體熱」多屬高
熱。臨證診為「熱極生風」，風生則筋急口噤。此屬急重之
證，施治應以瀉火退熱，豁痰開竅為法，以息風源。本方所
用竹瀝為甘苦大寒之品，有清熱瀉火，豁痰開竅，定驚鎮靜
之功，尤為治兒科發熱性疾病所常用，可奏熱退、風息、筋
緩、口開之效。

【原文】產後中風口噤，身直面青，手足反張。竹瀝飲一
二升，即蘇。《梅師方》。（37卷·竹·慈竹瀝）

【按語】婦女產後其體發熱，多為低熱，即便動風亦為虛
風。但上文所述「口噤，身直面青，手足反張」等症尤在
「熱極生風」證中常見。故此產後中風應為產婦高熱所致，
即「產褥熱」，病情十分凶險。臨證施治首推瀉火退熱，息
風開竅，回蘇醒神。《梅師方》亦單以竹瀝餵飲，可見其瀉
火息風，開竅醒神的作用之強。在給藥時不必拘於次數，頻
頻餵飼，直至熱退、風息、神清。

【原文】**卒中客忤** 菖蒲生根搗汁灌之，立差。《肘後方》。（19卷・石菖蒲）

【按語】卒中即中風。係猝然昏仆，不省人事。因石菖蒲芳香走竄，功能開竅醒神，化濕豁痰辟穢，尤擅長治療痰濕穢濁之邪蒙蔽清竅所致的神志昏亂，故本方將菖蒲生根搗汁，取汁灌服，用治邪蒙清竅之卒中。近代臨床以之配伍不同的藥物，製成口服液、水煎劑、注射液等，採用鼻飼、口服、灌腸、靜脈滴注等多種途徑給藥，治療中風皆收到較好療效。

二、風痰入絡

【原文】**暗風卒倒** 不省人事。細辛末，吹入鼻中。危氏得效方。（13卷・細辛）

【按語】危氏得效方即危亦林《世醫得效方》。

突然中風，而出現不省人事，用細辛吹入鼻中，因為其有很強的刺激性，使病人打噴嚏，以促使其蘇醒，此方可以應用。其實本方不但治療突然不省人事，也可治療突然引起的胃痛、腹痛。

【原文】**中風掣痛** 不仁不隨。並以乾艾斛許，揉團納瓦甀中，並下塞諸孔，獨留一目，以痛處著甀目，而燒艾薰之，一時即知矣，《肘後方》。（15卷・艾）

【按語】艾葉是灸治多種疾病的要藥，今中風掣痛，不能隨意運動，故以艾葉薰灸，其效良好，此方可以選用。

【原文】**口目喎斜** 蓖麻子仁搗膏，左貼右，右貼左，即正。《婦人良方》：用蓖麻子仁七七粒，研作餅，右喎安在左手心，左喎安在右手心，卻以銅盂盛熱水坐藥上，冷即

換，五六次即正也。一方：用蓖麻子仁七七粒，巴豆十九粒，麝香五分，作餅如上用。（17卷·蓖麻）

【按語】此方治療中風口眼喎斜很特殊。李時珍說蓖麻：「主偏風不遂，口眼喎斜，失音口噤，頭風耳聾，舌脹喉痺。」「能開通諸竅經絡。」可以使用。《本草綱目》中記載還能治療半身不遂，風氣頭痛，風癩等風病。

【原文】**中風口喎**　半身不遂。牽正散：用白附子、白僵蠶、全蠍併等分，生研為末。每服二錢，熱酒調下。《楊氏家藏方》。（17卷·白附子）

【按語】牽正散是治療風中經絡導致口眼喎斜的要方。本方所治，乃外風與痰濁相合，阻於經絡，以致經隧不利，筋肉失養，不用而緩，發為口眼喎斜。白附子祛風化痰，善治頭面之風，而全蠍、僵蠶祛風搜風，通絡止痛，此方祛風痰藥與祛風通絡止痙的蟲類藥同用，為治療風中經絡，口眼喎斜的常用方。從臨床上來看，此方還可用治偏正頭風，因白附子、僵蠶均能化痰，故亦可用治痰厥頭痛。

【原文】**口眼喎斜**　天南星生研末，自然薑汁調之，左貼右，右貼左。《仁存方》。（17卷·虎掌天南星）

【按語】天南星具有很好的祛風止痙作用，為治療中風病證的要藥。此方應用方法獨特，是將其研末用薑汁調後，外用。從臨床使用來看，中風致口眼喎斜，以外用藥治療比內服藥作用迅速，療效確切。在《本草綱目》中所介紹的方子，天南星大部分是用治風證的，如中風口噤、諸風口噤、小兒口噤、小兒驚風、吐瀉慢驚、風癇痰迷、小兒癇喑、角弓反張、破傷中風、婦人頭風等等多種風證，尤其是以治風痰病證為多用。

《本草綱目》驗方解

【原文】口眼喎斜　口內麻木者。用蜈蚣三條，一蜜炙，一酒浸，一紙裹煨，並去頭足；天南星一個，切作四片，一蜜炙，一酒浸、一紙裹煨，一生用；半夏、白芷各五錢，通為末，入麝少許。每服一錢，熱調下，日一服。《通變要法》。（42卷・蜈蚣）

【按語】蜈蚣、天南星均能袪風止痙，為治療內風病證的主藥，用幾種不同的炮製方法加工，更有利於發揮作用；半夏助天南星袪風痰；白芷疏散經絡中之風邪；麝香更能通行經絡。此方對於風中經絡致口眼喎斜。

三、寒滯經絡

【原文】中風口喎　面目相引，偏僻頰急，舌不可轉。桂心酒煮取汁，故布蘸搨病上。正即止。左喎搨右，右喎搨左。常用大效。《千金方》。（34卷・牡桂）

【按語】中風口喎者亦見口眼歪斜，古人常稱喎斜，仍為風中面部經絡所致。是方以桂心酒煮，可得辛香溫散，驅風寒，行氣血，通經絡之效。其給藥採用外敷法，能使藥性直達病所，以求速效，故多於病變早期用之為宜。

四、血滯經絡

【原文】口目喎斜　乳香燒煙薰之，以順其血脈。《證治要訣》。（34卷・乳香）

【按語】乳香為活血散瘀，行氣通絡之品。臨證局部燒煙薰之，可得行氣活血，疏通經絡之效。此方法一般用於風中面部經絡所致的口目喎斜的中、晚期為宜，有利於歪斜復正。

【小結】中風的病證有輕重之分，若病邪輕，一般認為

是風中經絡，投用祛風通絡之品，多用植物藥；若病證重，一般認為是風中臟腑，則須投搜風通絡之品，多用動物藥。此處節錄了《本草綱目》中治療中風的幾種方法：①煎藥內服；②研末服；③以藥汁飲；④灌服；⑤吹鼻；⑥煙薰；⑦外貼用藥。如果是病人神志清醒，就可以選用內服，研末服等，如果病人神志不清，就要採用灌服、煙薰等。

關於外貼、外敷用藥，如果是現在所說的面神經麻痺，臨床常用雄鱔魚血、公雞血外敷、外塗，有良好的效果，此外可以結合針灸、理療等，這在《本草綱目》中也有記載。

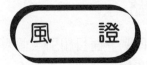

風　　證

風證包括內風和外風，此處所雲風證多指內風證。內風證的表現極其複雜，一般與肝風有關，常表現為驚厥、抽搐、震顫、肢體麻木等。

內風證一般有肝風內動，宜平肝息風止痙；陰虛陽亢，宜滋陰潛陽，清熱息風；熱極生風，宜瀉火解毒，息風解痙。若外風者，一般宜疏散風熱。

一、肝風內動

【原文】天麻丸　消風化痰，清利頭目，寬胸利膈。治心忪煩悶，頭運欲倒，項急，肩背拘倦，神昏多睡，肢節煩痛，皮膚瘙癢，偏正頭痛，鼻齆，面目虛浮，並宜服之。天麻半兩，芎藭二兩，為末，煉蜜丸如芡子大。每食後嚼一丸，茶酒任下。《普濟方》。（12卷·赤箭）

【按語】忪（ㄓㄨㄥ，驚懼，心動不已），齆（ㄨㄥ，鼻病，鼻道阻塞，發音不清）。天麻為祛風要藥，凡肝風證宜

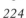

首選，若因心悸動不已，頭暈風濕疼痛，皮膚瘙癢均可應用。川芎祛風作用也很好，二者同用，具有良好的祛風、平肝、止痛、行氣、活血的作用。

【原文】**驅風膏** 治風癱瘋風，遍身疥癬。用白花蛇肉四兩（酒炙），天麻七錢半，薄荷、荊芥各二錢半。為末。好酒二升，蜜四兩，石器熬成膏，每服一盞，溫湯服。日二服，急於暖處出汗，十日效。《醫壘元戎》。（43卷·白花蛇）

【按語】白花蛇性善走竄，李時珍認為：「能透骨搜風，截驚定搐，為風痺驚搐、癩癬惡瘡要藥。」其祛風止癢作用極佳。善治麻風癘毒、皮膚瘙癢、中風偏癱、手足拘攣麻木、風濕痺痛。天麻性平質潤，長於祛風止癢，通絡止痛，故亦用治中風偏癱、手足麻木、風濕痺痛。與白花蛇同用，又能製約其辛燥之性。酒可溫經通絡，助諸藥通絡之功。薄荷、荊芥辛散祛風，宜於風邪外襲之風疹瘙癢。於暖處取汗，為用汗法來祛外風。

《本草綱目》中還有用白花蛇泡酒者，治諸風無新久，手足緩弱，口眼喎斜，語言謇澀，或筋脈攣急，肌肉頑痺，皮膚燥癢，骨節疼痛，或生惡瘡、疥癩等疾。用白花蛇與全蠍（炒）、當歸、防風、羌活、獨活、白芷、天麻、赤芍藥、甘草、升麻銼碎，以絹袋盛貯。用糯米二斗蒸熟，如常造酒。以袋置缸戶。待成，取酒同袋密封，煮熟，置陰地七日出毒。每溫飲數杯，常令相續。此方乃李時珍的友人饋送給他的驗方。

也可單用白花蛇泡酒來治諸風癘癬者。李時珍自己的經驗是用白花蛇泡酒，治中風傷濕，半身不遂，口眼喎斜，膚肉麻痺，骨節疼痛，及年久疥癬、惡瘡、風癩諸症。用白花

蛇一條，取龍頭虎口，黑質白花，尾有佛指甲，目光不陷者為真，以酒洗潤透，去骨刺，取肉四兩，真羌活二兩，當歸身二兩，真天麻二兩，真秦艽二兩，五加皮二兩，防風一兩，各銼勻，以生絹袋盛之，入金華酒壇內，懸胎安置。入糯米生酒醅五壺浸袋，箬葉密封。安壇於大鍋內，水煮一日，取起，埋陰地七日取出。每飲一二杯。仍以滓日乾碾末，酒糊丸梧子大。每服五十丸，用煮酒吞下。切忌見風犯欲，及魚、羊、鵝、麵發風之物。

二、寒滯肝脈

【原文】**一切頑風**　神應丹：用生草烏頭、生天麻各洗等分，擂爛絞汁傾盆中。砌一小坑，其下燒火，將盆放坑上。每日用竹片攪一次，夜則露之。曬至成膏。做成小鋌子。每一鋌分作三服，用蔥、薑自然汁和好酒熱服。《乾坤秘韞》。（17卷‧烏頭）

【按語】生草烏具有很強的祛風濕作用，而天麻乃治風病要藥，俗有定風草之稱。今將草烏、天麻絞汁製成膏，用蔥、薑、酒送服，達到祛風散寒止痛作用，從臨床上來看，此處所云「一切頑風」，根據《本草綱目》記載，多用治頭風、風濕痹痛。由於草烏有大毒，所以李時珍說：「自非風頑急疾，不可輕投。」

【原文】**一切風證**　不問頭風痛風，黃鴉吊腳風痹。生淮烏頭一斤。生川烏頭一枚，生附子一枚，併為末。蔥一斤，薑一斤，擂如泥，和作餅子。以草鋪盤內，加楮葉於上，安餅於葉上，又鋪草葉蓋之。待出汗黃一日夜，乃曬之，舂為末，以生薑取汁煮麵糊和丸梧子大。初服三十丸，日二服。服後身痹汗出即癒。避風。《乾坤秘韞》。（17

卷·烏頭）

【按語】此方與上方作用基本相同，其製作方法亦基本相似，用治風濕及頭風。在應用烏頭類藥物時，須注意的是草烏、附子均是有毒的，不可隨意用之，以防中毒。這裡所云「一切風證」，從《本草綱目》的記載來看，主要包括破傷風病、年久風濕麻痺、風濕走痛、膝風作痛、腳氣制痛、濕滯足腫、多種風疼痛。

三、風痰阻絡

【原文】**偏正頭風** 並夾頭風，連兩太陽穴痛。《聖惠方》：用白僵蠶為末，蔥茶調服方寸匕。葉椿治頭風：用白僵蠶、高良薑等分，為末。每服一錢，臨臥時茶服，日二服。（39 卷·白僵蠶）

【按語】白僵蠶辛散，長於祛外風，散風熱，通絡止痛，又能祛內風，兼有化痰作用；蔥葉、蔥白味辛氣香，功能發表散風，通陽止痛；茶葉長於清利頭目，止頭痛。諸藥同用，共收祛風止痛之功。後方用高良薑，因其能散寒止痛，對於挾有寒邪者可以應用。

四、破傷風證

【原文】**破傷中風** 欲死。《聖惠》：用蜈蚣研末擦牙，追去涎沫，立瘥。《儒門事親》：用蜈蚣頭、烏頭尖、附子底、蠍梢等分為末。每用一字或半字，熱酒灌之，仍貼瘡上，取汗瘥。（42 卷·蜈蚣）

【按語】蜈蚣、全蠍均為蟲類有毒之品，既具很強的搜風止痙之功，又能以毒攻毒，而祛除毒邪；常相須為用；烏頭、附子為辛熱之品，功能祛風濕，溫通經絡，且有很強的麻醉止痛之功，可助蜈蚣、全蠍的止痙之功。此方對於風毒

病證可以選用。

【原文】**破傷中風** 項強身直，定命散主之。用白花蛇、烏蛇，並取項後二寸，酒洗潤取肉，蜈蚣一條全者，並酒炙。右為末，每服三錢，溫酒調服。《普濟方》。（43卷·烏蛇）

【按語】白花蛇、烏蛇、蜈蚣均為蟲類走躥之品，長於搜風止痙，蜈蚣又能攻毒散結。諸藥同用，祛風止痙之力更強，對於破傷風所致驚厥抽搐均有良好的效果。

【原文】**小兒臍風** 宣風散：治初生斷臍後傷風濕，唇青口撮，出白沫，不乳。用全蠍二十一個，無灰酒塗炙為末，入麝香少許。每用金、銀煎湯，調半字服之。《全幼心鑒》。（40卷·蠍）

【按語】小兒臍風，即初生嬰兒出現抽搐。全蠍有很強的搜風止痙之功，善治驚厥抽搐；麝香氣香走躥，最長於開竅醒神。每次服用少許（約0.15g），有一定作用。

【小結】風證的概念很廣，此處節錄的方劑主要是從《本草綱目》標誌風證的用藥歸納的。一般採用祛風的藥物，而臨床也有內風、外風的區別，內風宜息風止痙，外風宜疏散風邪。關於此處用藥，可以參照眩暈、驚風、癇證用藥選方。

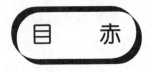

目　赤

目赤是指熱毒邪氣侵擾於目，眼睛白睛紅赤腫痛，畏

光。

　　目赤常見證型有感受外邪，宜疏風散邪清熱；熱毒熾盛，宜瀉火解毒；陰液虧虛，宜養陰補虛。本病屬實證、熱證者多，大多以清熱解毒為主。

一、熱毒上壅

　　【原文】**風眼赤爛**　明淨皮消一盞，水二碗煎化，露一夜，濾淨澄清。朝夕洗目。三日其紅即消，雖半世者亦瘥也。楊誠《經驗方》。（11卷‧朴消）

　　【按語】芒硝（包括朴硝、皮硝、芒硝、牙硝及玄明粉）具有清熱軟堅作用，用治熱邪為患病證。今取皮消（即皮硝、朴消）以水化開，澄清後洗眼，有消腫止痛之功。此方除治療眼睛赤爛外，《本草綱目》還介紹用治眼睛腫痛，諸眼障翳等多種眼科疾患。也可以置豆腐上蒸化，取汁點眼。從臨床上看，亦用治皮膚瘙癢，瘡瘍等。其方法簡單，實用，可以使用。

　　【原文】**赤眼澀痛**　萎蕤、赤芍藥、當歸、黃連等分，煎湯薰洗。《衛生家寶方》。（12卷‧萎蕤）

　　【按語】方中萎蕤亦稱葳蕤，即玉竹。4味藥均能清熱，尤其是黃連清熱作用很好，將其煎水外洗，使藥液直達病所，對眼睛澀痛效果良好。其實臨床上單用黃連即有很好的作用。

　　【原文】**暴赤眼痛**　宜黃連銼，以雞子清浸，置地下一夜，次早濾過，雞羽蘸滴目內。又方：苦竹兩頭留節，一頭開小孔，入黃連片在內，油紙封，浸井中一夜。次早服竹節內水，加片腦少許，外洗之。海上方：用黃連、冬青葉煎湯

洗之。選奇方：用黃連、乾薑、杏仁等分，為末，綿包浸湯，閉目乘熱淋洗之。（13卷・黃連）

【按語】黃連具有良好的清熱解毒的作用，是治療眼目疾患的要藥。將黃連研細，又以雞蛋清浸泡以後，置於地下一夜，能更好的起到清熱之功，雞蛋清也有清熱、護眼的作用，李時珍說「卵白能清氣，治伏熱，目赤，咽痛諸疾。」（《本草綱目》48卷・雞・雞子）以雞蛋清浸過黃連的濾液外滴眼目，能使藥液直接作用於病位，其效迅速。

下方將黃連置於苦竹裡面，浸井中亦是取其清熱作用，此方內服而又用片腦（冰片）外洗，作用明顯。後方又用黃連、冬青葉煎水外洗，其作用一樣。至於用黃連、乾薑、杏仁來煎水外洗，其方不及前幾方效果好。

【原文】**小兒赤眼**　水調黃連末，貼足心，甚妙。《全幼心鑒》。（13卷・黃連）

【按語】赤眼，以黃連研末外敷足心，是有效果的，但並不一定要求是用於小兒。這實際上是取其引熱下行的作用。

【原文】**目卒癢痛**　乳汁浸黃連，頻點眥中。抱朴子云：治目中百病。《外臺秘要》。（13卷・黃連）

【按語】眥（ㄗ），即上下眼瞼的結合處。

以乳汁浸黃連後以其汁點眼的兩側，具有清熱解毒，止痛止癢的作用。李時珍引《日華子本草》云乳汁「點眼止淚」，此方對於因眼睛的紅、腫、熱、痛、癢均有效。

【原文】**目赤腫痛**　決明子炒研，茶調傅兩太陽穴，乾則易之，一夜便癒。《醫方摘玄》（16卷・決明）

【按語】決明子具有清肝明目之功，為治療肝熱目赤腫

痛的常用藥。此方將決明子搗爛以茶調敷太陽穴，可以選用，但從目前對其使用來看，主要還是將其作為內服藥應用。據唐代甄權《藥性本草》記載：治肝熱風眼赤淚，每旦取一匙挼（ㄖㄨㄛˊ）淨，空心吞之，百日後夜見物光。即說明決明子有良好的明目之功。《本草綱目》還有用其治療積年失明、青盲雀盲等眼睛疾患。

【原文】**眼暴赤腫**　磣澀疼痛。甘蔗汁二合，黃連半兩，入銅器內慢火養濃，去滓，點之。《普濟》。（33 卷·甘蔗）

【按語】磣：（ㄔㄣˇ）即東西裡夾雜著沙子，此處指眼睛夾沙子。

眼暴赤腫，磣澀疼痛指的是眼睛突患紅腫熱痛，開合卡澀的一種病證。臨證診為風熱毒邪侵襲所致。本方用黃連，有苦寒清熱、瀉火解毒之功，以速清熱毒，以消赤腫；熱毒壅盛，灼津傷液，配甘蔗汁能滋生津液，潤燥止痛，以利開合。採用局部點藥，是眼科治療的首選給藥途徑。

【原文】**時行赤目**　黃檗去粗皮為末，濕紙包裹，黃泥固，煨乾。每用一彈子大，紗帕包之，浸水一盞，飯上蒸熟，乘熱薰洗，極效。此方有金木水火土，故名五行湯。一丸可用三二次。《龍木論》。（35 卷·黃檗）

【按語】時行赤目者指的是季節性流行性傳染性的紅眼病。臨證認為其與時行風熱毒邪感染有關。故治療當以清熱解毒為法。五行湯單用具有苦寒清熱，瀉火解毒之功的黃柏，採取包括金、木、水、火、土五行在內的配方及炮製工藝，得製劑之妙，可奏疏風清熱，解毒明目之效。給藥以局部薰洗為法，至今仍為眼科的主要治療方法。

【原文】嬰兒赤目　在蓐內者。人乳浸黃檗汁點之。《小品方》。（35卷・黃檗）

【按語】嬰兒臟腑嬌嫩，機體柔弱，抗病力低下，極易為熱毒所傷，而生赤目。是方以人乳浸黃柏，可得清熱解毒，生津潤燥，緩和藥性之效。既可祛邪治病，又能避免藥物副作用。由於兒童生機勃勃，治療得當，恢復較快。不過製作黃檗汁時，一定要絕對無渣滓。

【原文】眼暴腫痛　秦皮、黃連各一兩，苦竹葉半升，水二升半，煮取八合，食後溫服。此乃謝道人方也。《外臺秘要》。（35卷・秦皮）

【按語】秦皮、黃連相須為用，具有較強的清心肝之熱、解毒明目之功；《內經》云：「諸痛癢瘡，皆屬於心」，故配苦竹葉以清心火、利尿而導熱下行。諸藥協同，可奏上清下泄之效，是治療上部熱毒證的妙法。由此可知，此眼暴腫痛為熱毒感染所致，病情較重，非此複方不足以治。

【原文】赤眼睛瘡　秦皮一兩，清水一升，白碗中浸，春夏一食頃以上，看碧色出，即以著頭纏綿，仰臥點令滿眼，微痛勿畏，良久瀝去熱汁。日點十度以上，不過兩日瘥也。《外臺秘要》。（35卷・秦皮）

【按語】赤眼睛瘡指的是眼睛紅腫，眼瞼邊緣尚見腫塊的一種眼病。此屬肝膽實熱，毒瘀壅結所致。是方所用之秦皮，善入肝膽二經，能清熱解毒，涼肝明目，消腫止痛，尤為治熱性眼病所常用。

【原文】羞明怕日　用千里光、黃菊花、甘草各一錢，水煎，冷服。《明目集驗方》。（46卷・石決明）

《本草綱目》驗方解

【按語】千里光又名石決明，具有清肝明目、平肝潛陽作用，《名醫別錄》言其能明目磨障，以治療目障翳痛、羞明怕日、青盲內障等症，配上黃菊花清肝平肝，甘草的調和藥性，共同治療肝經熱盛所致的羞明怕日，有很好的效果，或配上決明子、梔子、蔓荊子等同用。

二、風熱壅盛

【原文】**風毒攻眼**　腫癢澀痛不可忍者，或上下瞼、眥赤爛，或浮翳、瘀肉侵睛。神效驅風散：用五倍子一兩，蔓荊子一兩半，為末，每服一錢。水二盞，銅、石器內煎汁去滓，乘熱洗。留滓再煎用。大能明目去澀。《博濟方》。（39卷·五倍子）

【按語】風毒攻眼，指外感風熱，而出現目赤腫痛，瘙癢，乾澀，甚至眼瞼赤爛等症。五倍子味酸收斂，可收濕止癢，其性寒，能解熱毒，消腫；蔓荊子性質升散，長於散頭面風邪，而治頭痛目赤等證。內服外洗，收效更捷。據此，也可選用其他藥物來洗眼而止癢。

三、陰虛火旺

【原文】**眼見黑花**　赤痛昏暗。甘露湯：用葳蕤焙四兩，每服二錢，水一盞，入薄荷二葉，生薑一片，蜜少許，同煎七分，臥時溫服，日一服。《聖濟總錄》。（12卷·葳蕤）

【按語】此病證是因陰虛有熱致眼目昏花，紅痛，用玉竹大劑養陰，加少許薄荷、生薑、蜜協調，有一定作用。

【原文】**赤脈貫瞳**　玄參為末，以米泔煮豬肝，日日蘸食之。《濟急仙方》。（12卷·玄參）

【按語】玄參具有清熱解毒、涼血養陰的作用，而豬肝

為治療肝病之藥，中醫向有以臟治臟的認識，肝開竅於目，故豬肝可治眼病。此方合用，清肝明目，養肝補血，對於因虛損所致的眼病可以選用。

【小結】目赤產生的原因主要有多種，但以熱毒病證最為多見，臨證以清瀉肝火，解毒最為常用。此病證節錄了治療目赤採用的方法多種：①內服藥物；②以藥物洗目；③薰；④以藥液點眼；⑤敷足心；⑥敷太陽穴；⑦以人乳點眼；⑧將藥物與食物同用，即食療的方法。上述方法均可以選用。從臨床的效果來看，用黃連洗眼效果極好。

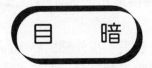

目　暗

目暗是指視物不清，眼睛昏花不清晰。一般外眼無明顯異常，目暗猶以老年人為多見。

目暗的常見證型有肝腎虧虛，宜補益肝腎，益精養血；肝經風熱，宜疏散風熱，清肝明目。一般眼睛視力減退也可以選用此類方藥。

一、熱毒壅盛

【原文】一切目疾　真爐甘石半斤，用黃連四兩，銼豆大，銀石器內，水二碗，煮二伏時，去黃連為末，入片腦二錢半，研勻罐收。每點少許，頻用取效。又方：爐甘石煅一錢，盆消一錢，為末，熱湯泡洗。（9卷‧爐甘石）

【按語】爐甘石具有解毒退翳明目的作用，用治目赤翳障，李時珍說：「治目病為要藥。時珍常用爐甘石煅淬，海螵蛸、硼砂各一兩，為細末，以點諸目病，甚妙。」從李時

珍的用藥來看，單用就有很好的效果，現將其與黃連同煮後，去黃連加片腦（冰片）同用，效果應該也是很好的，所以李時珍又說：「同龍腦點，治目中一切諸病。」

後方以爐甘石、盆消（芒硝，以玄明粉為佳）同用，也是可取的。在《本草綱目》中，除以上二方外，還有將爐甘石用治眼科的目暴赤腫、諸般翳膜、目中諸病、目暗昏花、爛弦風眼等。

【原文】**明目堅齒**　去翳，大利老眼。海鹽，以百沸湯泡散，清汁於銀石器內，熬取雪白鹽花，新瓦器盛，每早揩牙漱水，以大指甲點水洗目。閉坐良久，乃洗面。名洞視千里法，極神妙。《永類鈐（ㄑㄧㄢ）方》。（11卷·食鹽）

【按語】此方是用食鹽洗眼、揩牙。唐代《藥性本草》記載食鹽「空心揩牙，吐水洗目，夜見小字」。意思是說，用食鹽洗眼、漱口，能使眼睛亮堂，牙齒堅固。現在以食鹽洗眼並不多用，但以食鹽漱口在臨床上極為常用，醫家普遍認為食鹽有固齒作用。在《本草綱目》中以食鹽治齒病，記載有風熱牙痛、牙齒鬆動、齒痛出血等，均可使用食鹽。

二、肝腎虧虛

【原文】**補肝明目**　黃精二斤，蔓菁子一斤，淘，同和，久蒸久曬，為末。空心每米飲下二錢。日二服，延年益壽。《聖惠方》。（12卷·黃精）

【按語】黃精具有補益氣陰的作用，在《三國志·魏書·方技傳·華佗傳》記載：「阿從佗求可服食益於人者，佗授以漆葉青黏散，漆葉屑一升，青黏屑十四兩，以是為率，言久服去三蟲，利五臟，輕體，使人頭不白。阿從其言，壽百餘歲。漆葉處所而有，青黏生於豐、沛、彭城及朝

歌云。」青黏，即黃精，現認為黃精具有良好的延年益壽的作用，故可明目。蔓菁子即蔓荊子，能疏散風熱，亦能明目，二者同用，確有此作用。

【原文】**補虛明目**　健骨和血。蒼朮泔浸四兩，熟地黃焙二兩，為末，酒糊丸梧子大。每溫酒下三、五十丸，日三服。《普濟方》。（12 卷·蒼朮）

【按語】蒼朮明目，熟地補血，二者同用，能增強作用。對於因肝腎不足，筋骨不健的病證可以選用。因熟地粘膩，故將其焙後便於研末，酒可以防止熟地的滋膩特性。

【原文】**補虛明目**　駐景丸：治肝腎俱虛，眼昏黑花，或生障翳，迎風有淚，久服補肝腎，增目力。車前子、熟地黃酒蒸焙各三兩，菟絲子酒浸五兩，為末，煉蜜丸梧子大。每溫酒下三十丸。日二服。《和劑局方》。（16 卷·車前）

【按語】駐景丸是治療眼目昏花的一首要方。其中熟地、菟絲子補益肝腎，用治肝腎虧虛所致的視力減退，車前子具有清肝明目的作用，尤對於肝熱病證可以選用。治療視力減退，《本草綱目》還介紹用車前葉、枸杞葉揉汁後，以桑葉蘸汁點眼者。

【原文】**肝傷目暗**　菟絲子三兩，酒浸三日，曝乾為末，雞子白和丸梧子大。空心溫酒下二十丸。《聖惠方》。（18 卷·菟絲子）

【按語】肝開竅於目，若肝腎精血虧虛，不能上承於目，目失滋養，則目暗不明。菟絲子功能滋補肝腎，益精養血而明目，故可用治肝腎不足，目暗不明之證，使肝腎精血充足，目得所養，視物自清。

三、其他目疾

【原文】**蒼朮丸** 薩謙齋《瑞竹堂方》云：清上實下，兼治內外障，服。茅山蒼朮洗刮淨一斤，分作四分，用酒、醋、糯泔、童尿各浸三日，一日一換，取出，洗搗曬焙，以黑脂麻同炒香，共為末，酒煮麵糊丸梧子大，每空心白湯下五十丸。八製蒼朮丸：疏風順氣養腎，治腰腳濕氣痹痛。蒼朮一斤，洗刮淨，分作四分，用酒、醋、米泔、鹽水各浸三日，曬乾。又分作四分，用川椒紅、茴香、補骨脂、黑牽牛各一兩，同炒香，揀去不用，只取朮研末，醋糊丸梧子大。每服五十丸，空心鹽酒送下。五十歲後，加沉香末一兩。（12卷·蒼朮）

【按語】蒼朮具有燥濕健脾，祛風明目等作用，為古時治療視物不清的主藥，將其用四種（酒、醋、糯泔、童尿）不同的方法炮製後，可減弱其燥性，又用黑脂麻（黑芝麻）同炒，而黑脂麻亦能明目，可助蒼朮明目之功。蒼朮又有用八種（酒、醋、米泔、鹽水、川椒紅、茴香、補骨脂、黑牽牛）同炒者，是增強其祛濕的作用，主治濕邪病證。不過現臨床上炮製蒼朮，一般多用米泔水製。

【原文】**青盲雀目** 《聖惠方》：用蒼朮四兩，泔浸一夜，切焙研末。每服三錢，豬肝三兩，批開摻藥在內，扎定，入粟米一合，水一碗，砂鍋煮熟，薰眼，臨臥食肝飲汁，不拘大人、小兒皆治。又方：不計時月久近。用蒼朮二兩，泔浸，焙搗為末。每服一錢，以好羊子肝一斤，竹刀切破，摻藥在內，麻扎，以粟米泔煮熟，待冷食之，以癒為度。（12卷·蒼朮）

【按語】青盲，是指眼外觀正常，瞳內無障翳，視力下

降，逐漸失明的眼病。類似於西醫之視神經萎縮。雀目，是其夜盲如雀鳥，故名。蒼朮具有明目作用，主治夜盲症，用米泔浸泡後，可減少其燥性。豬肝能養肝明目。二者同用，確能增強視力。

【原文】**眼目昏澀**　蒼朮半斤，泔浸七日，去皮切焙，木賊各二兩，為末。每服一錢，茶酒任下。《聖惠方》。（12卷・蒼朮）

【按語】蒼朮、木賊均具有明目作用，米泔水浸蒼朮後，可減輕蒼朮的燥性。二者研末，便於服用。

【原文】**嬰兒目澀**　不開，或出血。蒼朮二錢，入豬膽中扎煮。將藥氣薰眼後，更嚼取汁與服妙。《幼幼新書》。（12卷・蒼朮）

【按語】豬膽汁能清熱解毒，蒼朮明目，將蒼朮與豬膽汁煮，使熱氣上薰入目有一定作用。

【原文】**嬰兒目澀**　月內目閉不開，或腫羞明，或出血者，名慢肝風。用甘草一截，以豬膽汁炙為末，每用米泔調少許灌之。《幼幼新書》。（12卷・甘草）

【按語】初生嬰兒目澀而睜不開，或腫脹畏光、出血，可用豬膽汁炙甘草應用，是因為二者均有清熱解毒之功，用米泔調，取其護脾胃之功。

【原文】**青盲雀目**　用石決明一兩（燒過存性），外用蒼朮三兩，（去皮）為末。每服三錢，以豬肝批開，入藥末在內扎定，砂罐煮熟，以氣薰目。待冷，食肝飲汁。《龍目論》。（46卷・石決明）

【按語】石決明，具有清肝明目、平肝潛陽作用，《名醫別錄》言其能明目磨障，以治療目障翳痛、羞明怕日、青盲內障等症；蒼朮具有明目之功，用於夜盲症及眼目昏澀，可單用，或與羊肝、豬肝蒸煮同食。石決明配上蒼朮與豬肝同食，對於青盲雀目有肯定的療效。

【小結】目暗以老年人最多見，治療方面主要以明目為主。上述介紹的方法有洗、薰、內服等方法。臨床以內服藥多用。在具體應用中，還必須結合產生的原因選用藥物，比較常用的有菊花、桑葉、谷精草、石決明，植物的種子許多有明目之功，如決明子、枸杞子、女貞子、沙苑子、菟絲子、覆盆子、茺蔚子、車前子等均可選用。

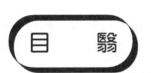

目　翳

目翳是指眼晶珠混濁，視力緩降，漸至失明的慢性眼病，因最終在瞳神中間出現圓形銀白色或棕褐色的翳障，亦稱圓翳內障，現多稱白內障。本病多因年老體衰，肝腎兩虧，精血不足，或脾虛失運，精氣不能上榮於目所致。主要見於老年患者，常兩眼同時或先或後發病。

本病常見證型有肝腎兩虧，宜補益肝腎；脾虛氣弱，宜補脾益氣；肝熱上擾，宜清熱平肝；陰虛挾濕熱，宜滋陰清熱，利濕。

一、肝熱上擾

【原文】**肝熱生翳**　不拘大人小兒。黃芩一兩，淡豉三兩，為末。每服三錢，以熟豬肝裹吃，溫湯送下，日二服。

忌酒麵。《衛生家寶方》。（13卷・黃芩）

【按語】目生翳障，有多種原因，若因肝熱者，可以黃芩、淡豆豉與豬肝一起應用。由於黃芩很苦，故將其研末應用。

【原文】痘後目翳　用石決明（火煅，研）、谷精草各等分，共為細朮，以豬肝蘸食。《鴻飛集》。（46卷・石決明）

【按語】石決明具有清肝明目、平肝潛陽作用，《名醫別錄》言其能明目磨障，以治療目障翳痛、羞明怕日、青盲內障等症，谷精草能疏散風熱、明目退翳，治療風熱目赤、眼生翳膜。二藥伍用治療痘後目生翳障，效果理想。

【原文】翳膜羞明　有淚，肝經有熱也。用青羊子肝一具（竹刀切），和黃連四兩，為丸梧子大。食遠茶清下七十丸，日三服。忌鐵器、豬肉、冷水。《醫鏡》。（50卷・羊）

【按語】羊肝能補肝，善治肝風虛熱，目赤暗痛，熱病後失明等證；《本草綱目》介紹將羊肝製成丸劑服用有效。今將羊肝與黃連同用，取黃連清瀉肝熱。二者配伍對肝經有熱之翳膜羞明流淚可以應用。

【原文】赤白目翳　《聖惠》：治傷寒熱毒攻眼，生赤白翳。用烏鰂魚骨一兩，去皮為末，入龍腦少許點之，日三，治諸目翳。用烏鰂骨、五靈脂等分為細末，熟豬肝切片，蘸食，日二。（44卷・烏賊魚）

【按語】烏鰂骨：即烏賊骨，亦名海螵蛸。外用能收濕斂瘡，明目退翳；龍腦即冰片，性寒長於清熱止痛。此方外

用，點眼，臨床目前較少使用，但後方用其配伍五靈脂、豬肝食用，可以選用。《本草綱目》還介紹用烏賊魚骨、牡蠣等分為末，糊丸皂子大，治療疳眼流淚，同豬肝一具，米泔煮熟食用。

二、肝經風熱

【原文】**目中翳膜**　穀精草、防風等分，為末，米飲服之，甚驗。明目方。（16卷・穀精草）

【按語】穀精草為治療目疾的常用藥物，具有退翳明目，疏散風熱的作用，李時珍認為：「穀精體輕性浮，能上行陽明分野。凡治目中諸病，加而用之，甚良。明目退翳之功，似在菊花之上也。」據此，凡目病常將穀精草作為首選，此方配伍防風，主要是達到疏散的作用。

【原文】**痘後目翳**　周密齊東野語云：小兒痘後障翳。用蛇蛻一條（洗焙），天花粉五分，為末。以羊肝破開，夾藥縛定，米泔水煮食。予女及甥。皆用此得效，真奇方也。（43卷・蛇蛻）

【按語】蛇蛻善能祛風明目，為良好的退翳明目之藥，天花粉養陰生津，兼能解毒；羊肝能養肝明目。諸藥同用，既能祛風解毒，又能補虛養肝而明目，對於病後體虛，眼生翳障有效。此方對於其他年齡者也可使用。《本草綱目》中還介紹用蛇蛻以麵粉作餅，炙焦黑色服用亦有效。

三、肝腎不足

【原文】**肝虛目翳**　凡氣虛、血虛、肝虛，眼白懼赤，夜如雞啄，生浮翳者。用海蚌殼（燒過成灰）、木賊（焙）各等分為末。每服三錢，用薑、棗同水煎，和渣通口服。每

日服二次。《經驗方》。（46卷·石決明）

【按語】海蚌殼能清熱、除赤眼、明目，治療目赤、翳障；木賊能疏散風熱、明目退翳，治療風熱目赤、迎風流淚、目生翳障。大棗能補益氣血。諸藥伍用對於氣虛、血虛、肝虛引起的眼白懼赤，夜如雞啄，目生浮翳有一定的療效。

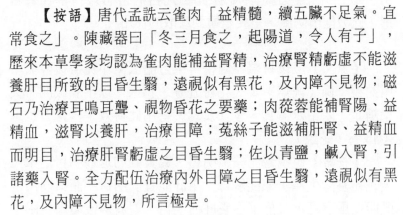

【原文】**內外目障**　治目昏生翳，遠視似有黑花，及內障不見物。用雀兒十個（去毛翅足嘴，連腸胃骨肉研爛），磁（石煅，醋淬七次，水飛）、神曲（炒）、青鹽、肉蓯蓉（酒浸炙）各一兩，菟絲子（酒浸三日，曬）三兩，為末。以酒二升，少入煉蜜，同雀、鹽研膏和，丸梧子大。每溫酒下二十丸，日二服。《聖惠方》。（48卷·雀）

【按語】唐代孟詵云雀肉「益精髓，續五臟不足氣。宜常食之」。陳藏器曰「冬三月食之，起陽道，令人有子」，歷來本草學家均認為雀肉能補益腎精，治療腎精虧虛不能滋養肝目所致的目昏生翳，遠視似有黑花，及內障不見物；磁石乃治療耳鳴耳聾、視物昏花之要藥；肉蓯蓉能補腎陽、益精血，滋腎以養肝，治療目障；菟絲子能滋補肝腎、益精血而明目，治療肝腎虧虛之目昏生翳；佐以青鹽，鹹入腎，引諸藥入腎。全方配伍治療內外目障之目昏生翳，遠視似有黑花，及內障不見物，所言極是。

此方尤以肝腎虧虛者作用為好。

【小結】目翳以老年人最為多見，雖有肝經風熱、肝火上炎等，但以肝腎不足為多，在治療上多以補益肝腎為大法。上述選錄的方子可以應用。目前比較多用的退翳的藥如蟬蛻、決明子、穀精草、密蒙花等以及補益肝腎的藥物如枸杞子、女貞子、旱蓮草、桑椹子等均可使用。

《本草綱目》驗方解

眩　暈

眩暈是以目眩、頭暈為主要特徵的一類疾病。眩是指眼花或眼前發黑，暈是指頭暈甚或感覺自身或外物旋轉，二者常同時並見，故稱眩暈。輕者閉目即止，重者如坐車船，旋轉不定，不能站立，或伴有噁心、嘔吐、汗出、甚或昏倒等症狀。其產生的原因可因情志不遂、病後體虛、飲食不節等導致。

眩暈的常見證型有肝陽上亢，宜平肝潛陽，清熱息風；氣血虧虛，宜補益氣血，調養心脾；腎精不足，宜滋養肝腎，益精填髓；痰濕中阻，宜化痰祛濕，健脾和胃；瘀血阻竅，宜祛瘀生新，活血通竅。

現代醫學中的高血壓病、低血壓、腦動脈硬化、頸椎病、貧血、神經衰弱、美尼爾氏綜合徵等均可表現眩暈徵象。

一、痰濕阻滯

【原文】支飲苦冒　仲景澤瀉湯：用澤瀉五兩，白朮二兩，水二升，煮一升，分二服。《深師方》：先以水二升煮二物，取一升，又以水一升，煮澤瀉取五合，合此二汁分再服。病甚欲眩者，服之必瘥。（19卷·澤瀉）

【按語】支飲苦冒即心下有支飲，表現為頭目昏眩，可用仲景《金匱要略》中的澤瀉湯治之。澤瀉湯由澤瀉、白朮組成。方中重用澤瀉為君藥，利水除飲，以引水下行而治其標；配伍白朮為臣藥，健脾制水，以絕生濕之源而治其本。全方標本兼治，補瀉並施，故支飲苦冒，病重欲眩者，服之必瘥。現代臨床用本方治療美尼爾氏綜合徵、高血脂症屬痰

濕作眩者有較好療效。

二、瘀血阻竅

【原文】**產後血運**　血結聚於胸中，或偏於少腹，或連於脇肋。用水蛭（炒）、虻蟲（去翅、足，炒）、沒藥、麝香各一錢，為末，以四物湯調下。血下痛止。仍服四物湯。《保命集》。（40 卷・水蛭）

【按語】血運：此處指因失血後引起的眩暈。

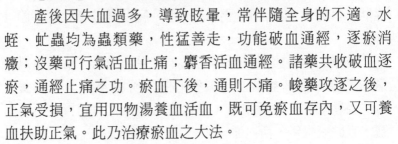

產後因失血過多，導致眩暈，常伴隨全身的不適。水蛭、虻蟲均為蟲類藥，性猛善走，功能破血通經，逐瘀消癥；沒藥可行氣活血止痛；麝香活血通經。諸藥共收破血逐瘀，通經止痛之功。瘀血下後，通則不痛。峻藥攻逐之後，正氣受損，宜用四物湯養血活血，既可免瘀血存內，又可養血扶助正氣。此乃治療瘀血之大法。

三、風熱上擾

【原文】**頭風旋運**　蟬殼一兩，微炒為末。非時酒下一錢。白湯亦可。《聖惠》。（41 卷・蚱蟬・蟬蛻）

【按語】旋運：即眩暈。

蟬殼即蟬蛻，其性輕揚宣散，可疏散外風，且能涼肝息風止痙，能祛內外之風。對風邪外襲或肝風之頭暈目眩皆有良效。從使用情況來看，蟬蛻主要還是治療風邪為患的病證。

【小結】眩暈乃是臨床常見的疾病，從臨床來看，多與風有關，而根據現在治療來說，多見於現代醫學所說的高血壓、頸椎病，而尤其是頸椎病最多，因此在治療方面，多採用通經活絡之藥才能收到好的效果。此處雖選錄的方子不多，但治則是明確的。現在常用的藥物如天麻、川芎、當

歸、雞血藤、葛根等均為臨證常用之藥。

黃　疸

　　黃疸是以目黃、身黃、尿黃為主症的一種病證，常伴有
食慾減退、噁心、嘔吐、脅痛、腹脹等。其中目睛黃染為本
病的重要特徵。黃疸產生的原因有外感和內傷兩個方面。外
感多屬濕熱疫毒所致，內傷常與飲食、勞倦、病後有關。黃
疸的病機關鍵是濕，中醫現將黃疸分為陽黃、陰黃。二者在
一定條件下可以互相轉化。陽黃則黃色鮮明，發病急，病程
短，常伴身熱，口乾苦，舌苔黃膩，脈象弦數。陽黃之急重
者為急黃。陰黃黃色晦暗，病程長，病勢緩，常伴有納少，
乏力，舌淡，脈沉遲或細緩。

　　陽黃常見的證型有熱重於濕者，宜清熱通腑，利濕退
黃；濕重於熱者，宜利濕運脾，清熱化濁；膽腑鬱熱，宜疏
肝泄熱，利膽退黃；疫毒熾盛，宜清熱解毒，涼血開竅。陰
黃常見的證型有寒濕阻遏，宜溫中化濕，健脾和胃；脾虛濕
滯，宜健脾養血，利濕退黃。黃疸退後，因氣滯血瘀，宜疏
肝理氣，活血化瘀。黃疸的治療大法是化濕邪，利小便。

　　現代醫學所說的急慢性肝炎、肝硬化、膽結石、蠶豆
黃、鉤端螺旋體病，均可表現黃疸的徵象。

濕熱黃疸

　　【原文】酒疸黃疾　心下懊痛，足脛滿，飲酒發赤黑黃
斑，由大醉當風，入水所致。黃耆二兩，木蘭一兩，為末。
酒服方寸匕，日三服。《肘後方》。（12卷・黃耆）

　　【按語】酒疸是因為嗜酒傷中，濕熱內蘊所致。張仲景

在《金匱要略》中說：「心中懊憹（ㄋㄠˊ）而熱，不能食，時欲吐，名曰酒疸。」濕熱上薰於心，故心中懊憹，鬱悶不舒，濕熱下注，故足脛不適，飲酒過多，故面部發赤黑黃斑。黃芪補氣利水。關於木蘭，有多種解釋，中醫學中稱木蘭即辛夷花，《本草綱目》稱「木蘭花內白外紫」，按《蜀本草》云「木蘭葉似菌桂，有三道縱文。」屬樟科植物。此方僅供參考。

【原文】**小兒黃疸**　胡黃連、川黃連各一兩，為末，用黃瓜一個，去瓤留蓋，入藥在內合定，麵裹煨熟，去麵，搗丸綠豆大，每量大小溫水下。《總微論》。（13卷·胡黃連）

【按語】此處所介紹治療黃疸的方法，是將藥療和食療結合在一起，黃連、胡黃連均具有清熱燥濕的作用，可用治黃疸，而用黃瓜者，是因為其清熱利小便，促使濕熱從小便排泄，三藥合用，對於濕熱黃疸是有效的。此方也並不限於小兒，成人也是可以使用的。

【原文】**茵陳羹**　除大熱黃疸，傷寒頭痛，風熱瘴瘧，利小便。以茵陳細切，煮羹食之。生食亦宜。《食醫心鏡》。（15卷·茵陳蒿）

【按語】茵陳歷來作為治療黃疸的要藥。具有清利濕熱，退黃疸的作用，此方單用茵陳為羹，作為菜餚食之，是可以選用的。茵陳分為綿茵陳和茵陳蒿，農曆三月採摘的稱為綿茵陳，其香氣濃郁，芳香化濕，為治黃疸要藥，可以食用；農曆七月採摘的稱為茵陳蒿，質量較差。故煮羹食者，宜用綿茵陳。

【原文】**酒疸脾黃**　木鱉子磨醋，服一二錢，見利效。劉長春《濟急方》。（18卷·木鱉子）

【按語】酒疸又稱酒黃疸，多因飲酒過度，濕熱鬱蒸，膽汁外溢所致。《大觀本草》、《政和本草》皆曰木鱉子能「解酒毒」。而且李時珍言能「利大腸」。可見其由清利大腸，能使鬱積之酒毒、濕熱隨之而清，酒黃疸也隨之而癒。不過，木鱉子有大毒，臨床使用應加以注意。

【原文】**五般急黃** 山豆根末，水服二錢。若帶蠱氣，以酒下。（18卷·山豆根）

【按語】急黃為黃疸中的一種危重病證。多因濕熱毒邪燔灼營血所致。山豆根性味苦寒，善能清熱解毒，故臨證單味研末內服或磨汁服即可用治濕熱黃疸。蠱氣此處是指因邪毒結聚，肝脾受傷，脈絡瘀阻所致的腹部膨大脹滿的病症。現代研究證實，山豆根具有抗炎及保肝作用。須注意的是，山豆根有毒，用量不宜過大。

【原文】**穀疸食黃** 用牛膽（汁）一枚，苦參三兩，龍膽草一兩，為末，和少蜜丸梧子大。每薑湯下五十丸。《千金》。（50卷·牛·膽）

【按語】穀疸屬於黃疸病的一種，因飲食不節，濕熱食滯阻遏中焦所致。表現為寒熱不食，胸腹脹滿，身目發黃，小便不利等症。牛膽汁能除黃殺蟲，治療黃疸；苦參苦寒，功能清熱燥濕治療濕熱蘊蒸所致的黃疸；龍膽草苦寒，清熱燥濕之中，尤善清肝膽濕熱，治療濕熱黃疸，配伍苦參能加強作用。上方三藥均能治療黃疸，故可以使用。

【小結】黃疸的原因有多種，此處只選錄了部分治療濕熱黃疸的藥物。現在臨床常用的治療黃疸之藥如茵陳蒿、梔子、大黃、蒲公英、鬱金、虎杖、金錢草、苦參、龍膽草、

第四部分　肝系

247

黃柏等均可選用，根據李時珍的認識，白鮮皮乃是治療諸黃風痺要藥，配伍秦艽效果極好，可以應用。

驚　風

驚風是兒科常見疾病，驚是驚厥，風是抽風。若因風而出現的驚厥抽搐，統稱為驚風，分為急驚風、慢驚風。急驚風以發病迅速，高熱眼紅，昏迷抽搐，角弓反張，兩目上視，牙關緊閉，口吐白沫，痰聲轆轆等為主證。

慢驚風以慢性發作，面色淡白或青，神倦嗜睡，緩緩抽搐，時作時止，腹部凹陷，呼吸微緩等為主證。可因嘔吐泄瀉後引起，或由急驚風轉變而成。若吐瀉引起的，多見囟門和眼眶低陷，肌肉鬆弛，便稀尿少，口鼻氣冷，甚則睡中露睛，肢冷。由急驚風轉變的，多有便秘，小便失禁，或尿閉，汗出淋漓。

驚風一般有多種表現：如抽搐；掣，兩肩拽動；顫，手足顫動；搦（ㄋㄨㄛˋ），兩手握拳或十指開合不已；角弓反張；引，臂若開弓；竄，眼睛上視；視，眼睛斜視。

驚風的常見證型有外感六淫，宜散熱祛風定驚；暴受驚嚇，宜安神定驚；痰積食滯，宜化痰消積定驚；肝風內動，宜清熱息風定驚。

一、暴受驚嚇

【原文】**急驚搐搦**　丹砂半兩，天南星一個，一兩重者，炮裂酒浸，大蠍三個，為末，每服一字，薄荷湯下。《聖濟錄》。（9卷・丹砂）

【按語】朱砂能鎮驚安神，清熱解毒，長於清心經熱

《本草綱目》驗方解

邪，而天南星、全蠍具有很好的息風止痙作用，今將三藥配伍同用，對於急驚風、慢驚風、各種抽搐病證均可使用。古代本草對於朱砂的評價很高，為《神農本草經》中的第一味藥物，從《本草綱目》記載的方劑來看，有多方用治驚風、癲癇、癲狂選用朱砂，所以李時珍明確提到其「治驚癇」。

應該注意的是朱砂有毒，在應用時宜量小不宜量大；宜生用不宜煅用，因煅用會使其所含的硫化汞大量分解出來，對人體產生劇毒；宜暫用不宜久服，否則會導致痴呆；宜入丸散劑不宜入煎劑。

【原文】**小兒驚熱**　鉤藤一兩，消石半兩，甘草炙一分，為散。每服半錢，溫水服，日三服。名延齡散。《聖濟錄》。（18卷·鉤藤）

【按語】小兒驚熱，即小兒發熱而又易驚惕者。此證有因熱而生驚者，或因驚而生熱者，皆由心肝內熱所致。鉤藤息風止痙，清泄肝熱，對小兒驚熱用之尤宜，單用就有效果。消石清熱，甘草補虛，合用達到清熱息風止痙作用。

二、脾虛慢驚

【原文】**脾虛慢驚**　黃耆湯，見黃耆發明下。（12卷·人參）

【按語】在黃芪「發明」條下載：「胃虛而成慢驚者，用益黃、理中之藥，必傷人命。當於心經中，以甘溫補土之源，更於脾土中，以甘寒瀉火，以酸涼補金，使金旺火衰，風木自平矣。今立黃耆湯瀉火補金益土，為神治之法。用炙黃耆二錢，人參一錢，炙甘草五分，白芍藥五分，水一大盞，煎半盞，溫服。」脾虛慢驚風，當補益，故用黃芪、人參、甘草補氣，白芍藥柔肝，此補益肺金脾土，瀉肝木之

法，此方可以選用。

【原文】**驚後瞳斜**　小兒驚後瞳人不正者。人參、阿膠糯米炒成珠，各一錢，水一盞，煎七分，溫服，日再服，瘥乃止，效。《直指方》。（12卷・人參）

【按語】因驚風後出現瞳孔異常，乃正氣虛損，故以人參補氣，阿膠珠養陰，達到補益氣陰的作用。

【原文】**小兒脾風**　多困。人參、冬瓜仁各半兩，南星一兩，漿水煮過，為末。每用一錢，水半盞。煎二、三分，溫服。《本事方》。（12卷・人參）

【按語】人參補益正氣，冬瓜仁清熱化痰，南星祛風止痙，故可用於脾風證。

【原文】**小兒驚啼**　啼而不哭，煩也；哭而不啼，躁也。用蟬蛻二七枚，去翅、足為末，入朱砂末一字，蜜調與吮之。《活幼口議》。（41卷・蟬蛻）

【按語】蟬蛻主入肝經，涼肝息風止痙，又可鎮驚安神，為治療小兒夜啼、抽搐的要藥；朱砂質重鎮潛，長於重鎮安神。蜂蜜可補虛，且可緩解朱砂的毒性，味甜又適於入口。朱砂有毒，用量宜少，本方用約 0.1g。

三、風痰阻絡

【原文】**小兒驚風**　白僵蠶、蠍梢等分，天雄尖、附子尖各一錢，微炮為末。每服一字，或半錢，以薑湯調灌之，甚效。寇氏《衍義》。（39卷・白僵蠶）

【按語】字：為古代劑量，一字者即以開元通寶錢幣（幣上有開元通寶四字）抄取藥末，填去一字之量，一字藥

散約合一分（約 0.3g）。

　　僵蠶既能息風止痙，又能化痰定驚，對驚風挾痰者尤為
適宜；全蠍既能平息肝風，又搜風通絡，有良好的息風止痙
之效，用蠍尾則藥效較全蠍更強。兩藥均為蟲類藥，性質走
竄，長於搜風止痙，為止痙攣抽搐的要藥；天雄（為烏頭未生
附子者）、附子皆能散寒，四藥同用，共奏溫陽化痰，息風止
痛之功。此方宜於虛寒證。現亦用於其他抽筋、抽搐病證。

　　【原文】撮口噤風　　面黃赤，氣喘，啼聲不出。由胎氣
挾熱，流毒心脾，故令舌強唇青，聚口發噤。用直僵蠶二枚
去嘴，略炒為末。蜜調傅唇中，甚效。《小兒宮氣方》。
（39 卷・白僵蠶）
　　【按語】僵蠶善能息風止痙，宜於各種風動證。本證當
屬脾氣虛寒之驚風證。以僵蠶為末蜜調後塗在口唇上，是因
為小兒不會吃藥。此方法提示，當某些人或某種情況不能服
藥時，可以改變用藥方式，達到治療的目的。

　　【小結】驚風主要見於小兒，由於其來勢比較迅速，故
首先是將抽搐止住，因為其發病主要與風有密切關係，故重
在息風，在息風止痙藥物方面，動物藥一般較植物藥作用迅
速，上述選錄的方劑也主要是治療急性病證的，在選藥方
面，如天麻、鉤藤、僵蠶、蜈蚣、全蠍、地龍、蟬蛻、白蚤
休等均可以選用。

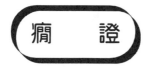

癇　　　證

癇證又稱癲癇，癲疾，俗名羊癇風，是一種發作性神志

異常的疾病，其特徵為發作時突然昏倒，口吐涎沫，兩目上視，四肢抽搐，或發出如豬羊的叫聲，醒後除感覺疲乏外，一如常人，往往不定時地反覆發作。多為大驚大恐，傷及肝腎，腎虛肝旺；或續發於其他疾病，痰聚經絡，致使肝氣失於調和，氣逆痰湧，阻塞清竅而突然發作。其病因有先天不足，胎中受驚，痰阻竅道，血滯心竅以及驚後成癇。而外感發熱，情緒緊張、過度疲勞、意外刺激等均可誘發本病。其病位在心肝脾腎四臟。

癲癇的常見證型有驚癇，宜鎮驚安神；風癇，宜息風定癇；痰癇，宜滌痰開竅；瘀血癇，宜活血化瘀，通竅定癇。癇證主要以化痰為治療要點。

一、風癇病證

【原文】小兒風癇　瘈瘲用人參、蛤粉、辰砂等分，為末，以豶豬心血和丸綠豆大。每服五十丸，金銀湯下，一日二服，大有神效。《衛生寶鑒》。（12卷・人參）

【按語】瘈瘲（ㄔˋ ㄗㄨㄥˋ手腳痙攣、口眼歪斜），豶（ㄐㄧㄢ，公豬）。

小兒驚風，若因為虛損可用人參補虛，朱砂安神定驚，蛤粉即海蛤殼，能除痰，可以選用，至於用公豬心血，可供參考。

【原文】風邪癇疾　皂莢（燒存性）四兩，蒼耳根、莖、葉（日乾）四兩，密陀僧一兩，為末，成丸梧子大，朱砂為衣。每服三四十丸，棗湯下，日二服。稍退，只服二十丸。名抵住丸。《永類方》。（35卷・皂莢）

【按語】癇疾者通常稱為癲癇，俗稱羊角風。其發病多見神志昏蒙，突然仆倒，肢體抽搐，口吐涎沫，並發出羊叫

樣聲音，能自己蘇醒。此症可呈陣發性反覆出現。臨證認為與風痰阻閉清竅有關。此風痰較為頑固地沉伏於內，不宜驅除，故其病變呈慢性復發性態勢。一般施治多以滌痰為要，兼以鎮驚開竅等。抵住丸中以皂莢為君，取其強力的滌痰開竅之功；配蒼耳（根、莖、葉）能祛風解毒；用密陀僧有墜痰鎮驚之功；製丸後以朱砂包衣，可取其清心鎮驚，安神定志之功。諸藥合用，可奏驅風除痰，定驚止痙，安神鎮靜之效。然方中所用皆為有毒之品，長期服用，應防其傷人損正，故言「棗湯下」。意在以棗之甘緩，一者能抑藥之毒烈，免生危害，一者能補中益氣，顧護脾胃。

【原文】**小兒卒癎** 大蜂房一枚，水三升，煮濃汁浴之，日三四次佳。《千金方》。（39卷・露蜂房）

【按語】露蜂房即蜜蜂的巢，習慣認為露天的蜂房為佳，故稱為「露蜂房」。其善能走表祛風，具有較強的祛風之力，祛肝經風邪而止痙攣抽搐。

【原文】**多年癎病** 取臘月啄木鳥一個，無灰酒三升。先以瓦罐鋪荊芥穗一寸厚，安鳥於上，再以穗蓋一寸，傾酒入內，鹽泥固濟，炭火煅之，酒乾為度。放冷取出為末，入石膏二兩，鐵粉一兩，炮附子一兩，朱砂、麝香各一分，龍腦一錢，共研勻。每服一錢，先服溫水三兩口，以溫酒一盞調服即臥。發時又一服，間日再服，不過十服即癒。《保幼大全》。（49卷・啄木鳥）

【按語】《本草綱目》言啄木鳥能治風癎；鐵粉辛涼質重，善於平肝鎮驚，治療肝鬱火盛之癎證；石膏辛甘寒，重在清熱；朱砂質重性寒，能清心火重鎮安神，以治熱入心包或痰熱內閉所致的神昏譫語、驚癎抽搐等症；龍腦又稱冰

片，麝香、冰片均能開竅醒神，治療癲癇神昏；此處用炮附子是取其溫性，制約其他藥的寒涼之性。全方配伍治療多年癇病，有一定療效。

二、驚癇病證

【原文】**驚癇發熱**　丹參摩膏：用丹參、雷丸各半兩，豬膏二兩，同煎七上七下，濾去滓盛之。每以摩兒身上，日三次。《千金方》。（12卷·丹參）

【按語】將丹參、雷丸、豬脂肪煎後外擦治驚癇發熱，可以一試。

【原文】**小兒胎癇**　琥珀、朱砂各少許，全蠍一枚，為末。麥門冬湯調一字服。《直指方》。（37卷·琥珀）

【按語】小兒胎癇者多指為驚風類病證，而非癲癇。此證多發於新生兒，與胎毒未清有關。胎毒未清，易生熱動風，患兒可見神昏發熱，煩躁不寧，肢體抽動等。臨證治宜清心涼肝，解毒退熱，息風止痙，鎮驚定志。是方以琥珀、朱砂協同，既可涼肝息風，又能清心定驚；所伍全蠍有較強的息風止痙，制止抽搐之功。三品合用，不僅有較強的清熱息風之效，而且還能祛除胎毒。然小兒為「純陽之體」，胎毒化熱，必傷陰津。故方後囑用麥門冬湯調服，以養陰生津，顧護正氣。方中諸藥多有毒性，奏效後即停。

【原文】**癲癇風疾**　九節菖蒲不聞雞犬聲者，去毛，木臼搗末。以黑豭豬心一個批開，沙罐煮湯。調服三錢，日一服。《醫學正傳》。（19卷·石菖蒲）

【按語】癲癇風疾，發作時治療應以豁痰開竅為主。石菖蒲苦燥溫通，芳香走竄，既能開竅醒神，又能化濕豁痰，

故對癲癇風疾用之尤宜。臨床報導，單用石菖蒲煎湯飲服治療不同原因所致的癲癇大發作，有明顯效果。其中對原發性癲癇及顱腦損傷之症狀性癲癇，青少年和兒童，病期短者療效更好。

【原文】小兒風癇　取蠍五枚，一大石榴割頭剜空，納蠍於中，以頭蓋之。紙筋和黃泥封裹，微火炙乾，漸加火煆赤。候冷去泥，取中焦黑者細研。乳汁調半錢，灌之便定。兒稍大，以防風湯調服。《篋中方》。（40卷・全蠍）

【按語】全蠍性善走竄，能平息肝風，又搜風通絡，有良好的止痙之效，為治痙攣抽搐的要藥。將其入石榴中煨焦，可減緩其毒性。酒可助其通絡之功。用乳汁調服，可補虛潤燥。此方對於其他驚厥，抽搐病證亦可使用。在《本草綱目》中此方亦用其治療慢脾驚風。還可用薄荷葉裹定，火上炙焦，同研為末，分次服者。

【小結】傳統認為癇證主要與痰有關，故在治療方面要注意祛痰。由於此病可能與母體在懷孕期間受到驚嚇有關，故治療比較棘手，其周期一般較長。小兒較成人易治，早治比晚治效佳。在選用祛痰藥時，一般要用墜痰、豁痰之藥，效果會更好一些。如竹瀝、竹黃、礞石等，並適當加用通竅之品。

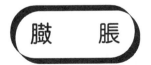

臌　脹

鼓脹，古代亦稱臌脹。是以腹部脹大如鼓的一類病證，表現為腹大脹滿，繃急如鼓，皮色蒼黃，脈絡顯露為特徵。鼓脹發病的原因可因酒食不節、情志刺激、蟲毒感染、病後

續發等原因造成。

鼓脹常見的證型有氣滯濕阻，宜疏肝理氣，運脾利濕；水濕困脾，宜溫中健脾，行氣利水；水熱蘊結，宜清熱利濕，攻下逐水；水瘀互阻，宜活血化瘀，行氣利水；陽虛水盛，宜溫補脾腎，化氣利水；陰虛水停，宜滋腎柔肝，養陰利水。

現代醫學中的肝硬化腹水，包括晚期肝炎、血吸蟲病等以及結核性腹膜炎腹水、絲蟲病乳糜腹水、腹腔內晚期惡性腫瘤、腎病綜合徵等均可表現鼓脹的徵象。

一、水濕困阻

【原文】**水蠱大腹** 動搖水聲，皮膚色黑。巴豆九十枚（去心、皮、熬黃），杏仁六十枚（去皮、尖，熬黃），搗丸小豆大。水下一丸，以利為度。勿飲酒。張文仲《備急方》。（35 卷·巴豆）

【按語】水蠱者水積於腹腔為患也。腹內積水則腹大如鼓。臨證認為水道不利，津液不能正常輸布代謝為其發生機理。水積為邪，必生他變，急通穀道，以驅之是為上策。本方以巴豆之峻烈攻擊之性，斬關奪門，驅水邪外出；配杏仁潤滑腸道，可助巴豆攻積之力。然該方易傷正氣，純為治標之劑，水瀉即停，再更方治療，以鞏固療效，防止復發。

【原文】**水蠱脹滿** 芫花、枳殼等分，以醋煮芫花至爛，乃下枳殼煮爛，搗丸梧子大。每服三十丸，白湯下。《普濟方》。（17 卷·芫花）

【按語】芫花具有逐水消腫之功，用治水腫重證，尤其是治療胸腹積水效果好，此方以芫花配伍枳殼同用，取枳殼行氣之功，促進芫花的利水作用，將其做成丸劑，便於身體

緩緩吸收，不致產生副作用。芫花有毒，不可劑量太大，以免對身體不利。

【原文】**水氣腫滿**　《外臺秘要》：用白商陸根去皮，切如豆大，一大盞，以水三升，煮一升。更以粟米一大盞，同煮成粥。每日空心服之，取微利，不得雜食。《千金髓》：用白商陸六兩，取汁半合，和酒半升，看人與服。當利下水，取效。《梅師方》：用白商陸一升，羊肉六兩，水一斗，煮取六升，去滓，和蔥、豉作臛食之。（17卷·商陸）

【按語】商陸具有很強地利水消腫的作用，用治水腫重證。前方將商陸與粟米同煮成粥食用，是既取商陸的利水消腫作用，又取粟米固護脾胃之功，防止對於脾胃的損傷，後方用商陸與羊肉、蔥、豉同用，是將藥物與食物結合，其機理同上。此方可以使用。不過在使用此方時，不可過量。

【原文】**水腫腹大**　如鼓，或遍身浮腫。用棗一個，入鍋內以水浸過，用大戟根苗蓋之，瓦盆合定，煮熟，取棗無時食之，棗盡決癒。又大戟散：用大戟、白牽牛、木香等分，為末。每服一錢，以豬腰子一對，批開摻末在內，濕紙煨熟，空心食之。左則塌左，右則塌右。張潔古《活法機要》。（17卷·大戟）

【按語】大戟具有很強地逐水消腫作用，用治水腫重證，尤其是腹部水腫效果好，但因其有毒，在使用時應謹慎。前方以大戟與大棗同煮後取大棗食之，此法既防止了大戟傷正，又利用了食療的方法，服用方便。此法可以選用。後方亦是採用食療之法，將大戟、牽牛子、木香，與豬腰子同用，食之。

【原文】水腫腹滿　甘遂炒二錢二分，黑牽牛一兩半，為末，水煎，時時呷之。《普濟方》。（17卷・甘遂）

【按語】甘遂、牽牛子均具有很強地瀉水逐飲作用，用治水腫重證，尤其是腹部水腫病證效果較好，今取二藥煎水頻頻飲用，確有很好的作用，但因為均有毒，在使用時不可過量。在《本草綱目》中還介紹用甘遂治療身面洪腫，水蠱喘脹，水腫喘急，心下留飲等多種水飲為患的病證，均取其逐水消腫之功。

【原文】水腫尿澀　牽牛末，每服方寸匕，以小便利為度。《千金方》。（18卷・牽牛子）

【按語】水腫而小便不利，可單用牽牛子研末服用，以小便通利為度。牽牛子不僅能瀉下通利大便，而且又有利小便之效，能通利二便以排泄水濕，故對水腫、小便不利者，用之尤宜。此方現多用於肝硬化水腫。

【原文】水蠱脹滿　白牽牛、黑牽牛各取頭末二錢，大麥面四兩，和作燒餅，臥時烙熟食之，以茶下。降氣為驗。河間《宣明方》。（18卷・牽牛子）

【按語】水蠱即水鼓。乃因水毒氣結，聚於體內所致。症見腹漸脹大，動搖有聲等。牽牛子苦寒降泄，功能瀉下逐水，故對水毒氣結，聚於體內的水腫鼓脹，單用即可。而白牽牛、黑牽牛兩種顏色的牽牛子，根據現代研究，瀉下作用並無區別。配大麥麵和勻做成燒餅烙熟食用，是取大麥補中益氣之功，以緩解牽牛子的峻猛之性，並顧護脾胃。其實牽牛子治療水腫，不僅用治水蠱脹滿，對諸水飲病皆可配用。但因屬峻下逐水之品，故尤以正氣未衰者為宜。

【原文】**大腹水病** 《肘後》：用螻蛄炙熟，日食十個。《普濟》：半邊散：治水病。用大戟、芫花、甘遂、大黃各三錢，為末、以土狗七枚（五月能飛者）。搗蔥鋪新瓦上焙之，待乾去翅、足，每個剪作兩半邊，分左右記收。欲退左即以左邊七片焙研，入前末二錢，以淡竹葉、天門冬煎湯，五更調服。候左退三日後，服右邊如前法。（41卷‧螻蛄）

【按語】螻蛄善能通利水道，有較強的利水之功，單用即效。大戟、芫花、甘遂為峻下逐水之品，可瀉利二便而攻逐水濕；大黃可利濕，又能攻下，助前藥利水及瀉下之力，使水濕盡從二便而出。淡竹葉味淡，可利小水；天門冬甘寒養陰，以免上藥利水傷陰。此方對於大腹部水腫有效，作用較強，因大戟、芫花、甘遂有毒，逐水傷正，故此方只宜於實證。

【原文】**石水肢瘦** 其腹獨大者，海蛤丸主之。海蛤（煅粉）、防己各七錢半，葶藶、赤茯苓、桑白皮各一兩，陳橘皮、鬱李仁各半兩，為末，蜜丸如梧子大。每米飲下五十丸，日二次。《聖濟總錄》。（46卷‧海蛤）

【按語】石水有兩種含義，一為水腫病的一種；一指單腹腫，表現為腹大如箕、腹大如瓮；此處指單腹腫、腹獨大。《名醫別錄》言海蛤能利小便，消浮腫以治水腫、小便不通；防己能利水消腫治療水腫；葶藶子能瀉肺氣之壅閉而通調水道，利水消腫，治療腹大腫滿；桑白皮能瀉降肺氣，通調水道而利水消腫；赤茯苓味甘淡，能健脾利水消腫，為利水消腫的要藥；陳皮能理氣健脾，氣行以促水行，加上茯苓的健脾治療脾虛水腫肢瘦；鬱李仁也能利水消腫治水腫脹滿。方中諸藥均能利水消腫，兼能健脾，故可治療石水肢瘦。

二、絡脈阻滯

【原文】**腹大如箕**　用蜈蚣三五條，酒炙研末。每服一錢，以雞子二個，打開入末在內，攪勻紙糊，沸湯煮熟食之。日一服，連進三服瘥。《活人心統》。（42卷·蜈蚣）

【按語】蜈蚣味辛行散，長於攻毒散結，通絡止痛；酒可溫通經脈，活血消瘀，助蜈蚣散結祛瘀之功。雞蛋可以補虛，防蜈蚣辛散耗氣傷血。此方對於因瘀血阻滯致水腫腹大可以選用。

【小結】鼓脹的治療關鍵是利水，而利水有峻下逐水，利尿消腫等法，由於鼓脹是水腫中的一種重證，故多選用峻下之藥。力量強的峻下藥如甘遂、大戟、芫花、牽牛子、商陸、螻蛄、澤漆則具有此種作用，臨床可以選用，鼓脹為正虛標實，選用藥物還要注意固護正氣，方能收到良好的效果。

第五部分 腎 系

牙 痛

牙痛是指牙齒或牙齒周圍的疾病導致疼痛，為口齒科疾病的常見病證。牙痛產生的原因可因風火邪毒侵犯，傷及牙體及齦肉，邪毒不散，氣血滯留，瘀阻絡脈或素體火旺，嗜食辛辣，或陰虛火旺等所致。

牙痛常見證型有風火牙痛，宜疏風清熱，解毒消腫；胃火牙痛，宜清胃瀉火，涼血止痛；虛火牙痛，宜滋陰益腎，降火止痛；寒凝牙痛，宜疏風散寒，通絡止痛。

現代醫學所說的齲齒、急慢性牙髓炎、急慢性根尖周炎、牙周病均可表現出牙痛症狀。

一、胃火牙痛

【原文】**胃火牙疼** 好軟石膏一兩，火煅，淡酒淬過，為末，入防風、荊芥、細辛、白芷五分，為末。日用揩牙，甚效。《保壽堂方》。（9卷・石膏）

【按語】此方用煅石膏與防風、荊芥、細辛、白芷共為末揩牙以止牙痛，煅石膏具有清熱作用，而防風等具有祛風止痛作用，合用達到清熱祛風止痛之功。其實在臨床上也可

單用一味細辛咬痛牙上，能達到止痛之功。

二、腎虛牙痛

【原文】**牙齒虛痛** 仙靈脾為粗末，煎湯頻漱，大效。《奇效方》。（12卷·淫羊藿）

【按語】仙靈脾即淫羊藿，具有補腎助陽的作用，腎主骨，齒為骨之餘，若因腎虛而致牙痛，直接將淫羊藿煎湯漱口，可以選用。此方可以試用。

【原文】**牙痛日久** 腎虛也。補骨脂二兩，青鹽半兩，炒研擦之。《御藥院方》。（14卷·補骨脂）

【按語】腎虛致牙痛，將補骨脂與青鹽直接外用，是取其補腎之功，因為補骨脂補腎，青鹽走腎，一般認為此方對於腎虛牙痛可以選用。

【原文】**虛氣攻牙** 齒痛血出，或癢痛。骨碎補二兩，鋼刀細銼，瓦鍋慢火炒黑，為末。如常揩齒，良久吐之。咽下亦可。劉松石云：此法出《靈苑方》，不獨治牙痛，極能堅骨固牙，益精髓，去骨中毒氣疼痛，牙動將落者，數擦立住，再不復動，經用有神。風蟲牙痛骨碎補、乳香等分，為末糊丸，塞孔中。名金針丸。《聖濟總錄》。（20卷·骨碎補）

【按語】骨碎補功能溫補腎陽，強筋健骨。腎主骨，齒為骨之餘，故其治療牙痛，既能收降浮陽而療虛氣攻牙之齒痛出血，或癢痛。又能補腎堅骨以治腎虛牙動將落，可見本品所治牙痛，多為腎虛，單味局部外用即可。《聖濟總錄》以之配乳香等分，研末糊丸，塞入孔中，亦用治風蟲牙痛。近代臨床以本品配伍熟地黃、山藥等製成補腎固齒丸（《中

國藥典》），用治腎虛血熱型牙周病，牙齒酸軟，咀嚼無力，鬆動移位，牙齦出血等療效較佳。

三、風蟲牙痛

【原文】**風蟲牙痛**　仁存方：用山柰為末，鋪紙上卷作筒，燒燈吹滅，乘熱和藥吹入鼻內，痛即止。攝生方：用肥皂一個去穰，入山柰、甘松各三分，花椒、食鹽不拘多少，填滿，面包煅紅，取研，日用擦牙漱去。（14卷・山柰）

【按語】牙痛乃極為常見的病證。李時珍認為山柰治療「風蟲牙痛，入合諸香用」（注：諸香，即各種香藥），《仁存方》介紹將山柰研末吹鼻，方法獨特，其見效快，可以使用。《攝生方》介紹，用肥皂（即皂莢去穰，穰，通瓤。）、山柰、甘松、花椒、食鹽擦牙，也是取其外用，使藥物直達病所。此處介紹的二方，具有方法簡單，效果確切，不失為治病良方。

【原文】**風牙腫痛**　高良薑二寸，全蠍焙一枚，為末摻之，吐涎，以鹽湯漱口。此方樂清丐者所傳。鮑季明病此，用之果效。王璆《百一選方》。（14卷・高良薑）

【按語】牙痛一般有風牙痛，蟲牙痛。高良薑具有散寒之功，可用治牙痛屬於寒邪者，全蠍具有祛風止痙、止痛的作用，二藥合用，又將其外用，使藥到病所，直接作用於疼痛部位，此方可以選用。在《本草綱目》中，還有將高良薑的種子紅豆蔻用治牙痛者，其方法是將紅豆蔻為末吹鼻或摻牙上。

【原文】**風熱牙痛**　紫金散：治風熱積壅，一切牙痛，去口氣，大有奇效。好大黃瓶內燒存性，為末，早晚揩牙，漱去。都下一家專貨此藥，兩宮常以數千贖之，其門如市

也。千金家藏方。（17卷・大黃）

【按語】牙痛的原因有多種，若因熱邪上擾，耗傷血絡，損傷血管，引起出血，可用大黃清熱解毒，通腑洩熱，故此方宜於風熱牙痛，將其局部應用，直達病所，固有奇效。

【原文】**風蟲牙痛** 齦常出血，漸至崩落，口臭，極效。大黃米泔浸軟、生地黃各旋切一片、合定貼上，一夜即癒，未癒再貼。忌說話。恐引入風。《本事方》。（17卷・大黃）

【按語】若因熱毒壅滯，導致齒齦受損，出現口臭，因大黃具有涼血止血之功，故又可用其止血。在《本草綱目》中用大黃治療牙痛的方子有多首，還用其治療胃火牙痛等。

【原文】**牙痛難忍** 諸藥不效，芫花末擦之，令熱痛定，以溫水漱之。《永類方》。（17卷・芫花）

【按語】芫花確有止牙痛作用，將其外用，使藥物直達病所，此方可取，須注意的是，因芫花有毒，不可將其咽入體內，以免引起峻烈的瀉下。

【原文】**牙齦腫痛** 瓦花、白礬等分，水煎。漱之立效。《摘玄方》。（21卷・昨葉何草）

【按語】瓦花即屋上無根草，又名瓦松、昨葉何草。

瓦松功能清熱解毒，故以之配伍白礬水煎漱口，治療牙齦腫痛，可使腫痛立刻消散。白礬也具解毒、殺蟲之功，且現代研究表明其有廣譜抗菌及消炎作用，因此，可加強瓦花清熱解毒之效。此方將其漱口，使藥物直達病所，可收到滿意的效果。

【原文】**風蟲牙痛** 枸杞根白皮，煎醋漱之，蟲即出。

亦可煎水飲。《肘後方》。（36卷·枸杞）

【按語】風蟲者風邪也，所謂蟲自古為較泛化的一個概念，常無特定的實質性含義。《肘後方》用枸杞根白皮（地骨皮），以涼血清熱，通絡止痛。說明此牙痛證應由熱毒感染，血壅經絡所致。

【原文】**風熱牙腫** 連及頭面。用露蜂房燒存性，研末，以酒少許調，噙漱之。《十便良方》。（39卷·露蜂房）

【按語】露蜂房功能祛風殺蟲止痛，此方將其研末以酒含漱，有止痛作用，還可將其直接塞於痛處。《本草綱目》中還介紹取一塊咬之。或與乳香、細辛煎水漱口，也有止痛效果。

【原文】**風牙腫痛** 五倍子一錢，黃丹、花椒各五分。為末，摻之即止也。五倍末，冷水調，塗頰外，甚效。（39卷·五倍子）

【按語】五倍子功能解毒消腫；黃丹即鉛丹，可殺蟲止癢止痛；花椒可殺蟲止痛。同用可增強殺蟲止痛之功。此方可以應用，但須注意的是，黃丹有毒，不可輕易入口，以免中毒。單用五倍子末調敷頰部是可以選用的。

【原文】**牙齒疼痛** 白僵蠶（直者）、生薑同炒赤黃色，去薑為末。以皂角水調擦之，即止。《普濟》。（39卷·白僵蠶）

【按語】白僵蠶能祛風止痛，解毒散結消腫；以條直，肥壯，質堅，色白者為佳，故言用直者；皂角即皂莢，能散結消腫，祛風殺蟲。將僵蠶研末，皂莢煎水，達到祛風殺蟲，散結消腫，止痛之功。此方有一定的應急作用，可暫時緩解疼痛。

【原文】**風牙疼痛**　全蠍三個，蜂房二錢，炒研，擦之。《直指方》。（40 卷・全蠍）

【按語】全蠍善於祛風，通絡止痛；蜂房可祛風止痛。兩藥均有很好的祛風止痛之功，用治牙痛效佳。將其研末外擦，有良好的作用。

【原文】**一切齒痛**　疳蝕、齲齒、瘀腫。用蟾蜍一枚，鞭其頭背，以竹篦刮眉間，即有汁出。取少許點之，即止也。《類編》。（42 卷・蟾蜍・蟾酥）

【按語】蟾酥具有很強的解毒消腫，麻醉止痛作用，可用治各種疼痛之證，此方以蟾酥治療牙痛是使藥物直達病所，加強止痛作用。由於蟾酥有大毒，應用時千萬不要接觸舌體。

【原文】**風蟲牙痛**　不可忍。《聖惠》：用蟾酥一片，水浸軟，入麝香少許研勻。以粟米大，綿裹咬定，吐涎癒。一方：用胡椒代麝香。一方：用蟾酥染絲綿上，剪一分，紝入齒縫根裡。忌熱物，半日效。乾者，以熱湯化開。（42 卷・蟾蜍・蟾酥）

【按語】紝：ㄖㄣˋ。織布帛的絲縷。

蟾酥辛麻止痛，藥效強，可用治多種疼痛；麝香活血化瘀止痛，二者合用可加強止痛作用。亦可用胡椒代麝香，取其辛香行散之功。以上方子可以應用。

【原文】**風蟲牙痛**　鹽化地龍水，和而納齒上，又以皂莢去皮，研末塗上，蟲即出。又同玄胡索、蓽茇末塞耳。《普濟》。（42 卷・地龍）

【按語】地龍性質寒涼，外用可消腫止痛；皂莢辛溫，長於祛風殺蟲而治牙痛，外敷又能消腫散結。玄胡乃止痛要

藥；蓽茇辛香，《本草綱目》謂其「為頭痛、鼻淵、牙痛要藥，取其辛熱能入陽明經散浮熱也」。玄胡與蓽茇研末塞耳，可以加強止痛的效果；亦可直接填入齲齒孔中。

上述將四藥塞耳而治牙痛，方法獨特，根據此提示，也可以選用其他藥物塞耳治療牙痛。

四、風寒牙痛

【原文】**牙齒風痛**　秦椒煎醋含漱。孟詵《食療》。（32卷・秦椒）

【按語】牙齒風痛指的是牙齒疼痛，時作時止。臨證認為此牙痛，與感染風寒之邪有關。是方以秦椒辛香溫散，驅風寒，止牙痛。今有研究表明，秦椒中含有具有表面麻醉作用的化學成分，故有止痛之效。但其作用及作用時間是有限的，欲得痊癒，尚需進一步診斷治療。

【小結】牙痛雖不是什麼大病，但給病人帶來的痛苦確實極大，其治療關鍵是止痛。從內服藥來看，主要是清熱、補腎。但當務之急，要先將痛止住。此處節錄了以藥物揩牙、漱口、塞孔、吹鼻、摻之、以藥咬痛處、塞耳等諸方法，其中以藥物塞耳更是方法獨特，此法可學可用，至於藥物選擇可以根據客觀情況靈活選用。現在比較多用的方法是用細辛咬痛牙處，效果快，值得應用。

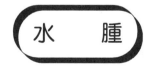

水　腫

水腫是體內水液瀦留，氾濫肌膚，表現以頭面、眼瞼、四肢、腹背，甚至全身浮腫為特徵的一類疾病。水腫產生的

原因有風邪襲表、瘡毒內犯、外感水濕、飲食不節、稟賦不足，久病勞倦等。水腫有陽水和陰水之分。

陽水的常見證型有風水相搏，宜疏風清熱，宣肺行水；濕毒侵淫，宜宣肺解毒，利濕消腫；水濕浸漬，宜運脾化濕，通陽利水；濕熱壅盛，宜分利濕熱。

陰水的常見證型有脾陽虛衰，宜健脾溫陽利水；腎陽衰微，宜溫腎助陽，化氣行水；水瘀互結，宜活血祛瘀，化氣行水。水腫的治療以發汗、利尿、瀉下為三大基本原則。

水腫在現代醫學中是多種疾病的一個症狀，包括腎性水腫（如急慢性腎小球腎炎、腎病綜合徵、繼發性腎小球腎炎等）、心性水腫、肝性水腫、營養不良性水腫、功能性水腫、內分泌失調引起的水腫。

一、風寒水腫

【原文】**裡水黃腫**　張仲景云：一身面目黃腫，其脈沉，小便不利，甘草麻黃湯主之。麻黃四兩，水五升，煮上沫，入甘草二兩，煮取三升。每服一升，重複汗出。不汗再服。慎風寒。《千金》云：有患氣虛久不瘥，變為水病，從腰以上腫者，宜此發其汗。（15卷·麻黃）

【按語】甘草麻黃湯見於《金匱要略》。為治療皮水之方，是以甘草和中補脾，麻黃宣肺平喘。皮水與脾肺的關係密切，因脾居中州主四肢，肌肉，脾失健運，致水濕阻滯經絡，一般有腹滿如鼓狀，水濕溢於皮膚，而現皮膚水腫。此方對於腰以上的水腫可以選用。

二、陽虛水腫

【原文】**水腫脈沉**　屬少陰，其脈浮者為風，虛脹者為氣，皆非水也，麻黃附子湯汗之。麻黃三兩，水七升，煮去

沫,入甘草二兩,附子炮一枚,煮取二升半。每服八分。日
三服。取汗。張仲景《金匱要略》。（15卷·麻黃）

【按語】水腫為病,脈沉小者,與少陰腎有關,脈浮則
與肺有關。此因脈沉為腎病,須照顧腎陽,故以附子溫補腎
陽,麻黃宣肺,甘草和中,此方對於虛證水腫可以選用。

【原文】**小便不利**　有水氣,栝樓瞿麥丸主之。瞿麥二
錢半,栝樓根二兩,大附子一個,茯苓、山芋各三兩,為
末,蜜和丸梧子大。一服三丸。日三。未知,益至七八丸。
以小便利、腹中溫為知也。張仲景《金匱》方。（16卷·瞿
麥）

【按語】此方源於《金匱要略》。文中所云山芋即薯
蕷,也即山藥。此文是論述小便不利,下寒上燥的證治,方
中瓜蔞、山藥生津潤燥,瞿麥、茯苓滲濕利水,炮附子溫陽
化氣,使津液上蒸,水氣下行,故云小便利,腹中溫和。此
方可以選用。

三、濕熱水腫

【原文】**水腫尿澀**　《梅師方》:用甜葶藶二兩,炒為
末,以大棗二十枚,水一大升,煎一小升,去棗入葶藶末,
煎至可丸,如梧子大。每飲服六十丸,漸加。以微利為度。
崔氏方:用葶藶三兩,絹包飯上蒸熟,搗萬杵,丸梧子大,
不須蜜和。每服五丸,漸加至七丸,以微利為佳。不可多
服,令人不堪。若氣發,服之得利,氣下即止。此方治水氣
無比。蕭駙馬水腫,服此得瘥。《外科精義》:治男婦人大
小頭面手足腫。用苦葶藶炒研,棗肉和丸小豆大。每服十
丸,煎麻子湯下,日三服。五七日小便多。則消腫也。忌鹹
酸生冷。（16卷·葶藶）

【按語】葶藶子具有很好的利水消腫作用，主治胸腹水腫，李時珍說：「肺中水氣膹（ㄈㄣ）滿急者，非此不能除。但水去則止，不可過劑爾。」早在漢代張仲景時就用其治療水腫。上面介紹的三首方子均是用葶藶子做成丸劑內服，這是因為葶藶子利水作用強，做成丸劑取其緩下之功，不至於傷陰損正。取葶藶子利水作用，《本草綱目》中還介紹用其治療通身腫滿，腹脹積聚，大腹水腫。

【原文】**皮水胕腫**　按之沒指，不惡風，水氣在皮膚中，四肢聶聶動者，防己茯苓湯主之。防己、黃芪、桂枝各三兩，茯苓六兩，甘草二兩。每服一兩，水一升，煎半升服。日三服。張仲景方。風水惡風，汗出身重，脈浮，防己黃芪湯主之。防己一兩，黃芪一兩二錢半，白朮七錢半，炙甘草半兩，銼散。每服五錢，生薑四片，棗一枚，水一盞半，煎八分，溫服。良久再服。腹痛加芍藥。仲景《金匱要略》方。（18卷・防己）

【按語】防己苦寒降利，善能利水消腫而「療水腫，風腫，去膀胱熱」（《名醫別錄》）。故張仲景以之配伍黃芪、桂枝、茯苓、甘草，即防己茯苓湯，治療水氣泛溢肌膚所致的皮水，按之沒指，不惡風者。若風水水腫，惡風，汗出身重，脈浮者，仲景又以之配伍黃芪、白朮、炙甘草、生薑等同用，以益氣祛風，健脾利水，即防己黃芪湯。可見，防己既可用治水在肌膚的皮水證，也可用治水腫兼有表證的風水證，結合其善走下行，洩膀胱濕熱的特點，臨證對下肢水腫，小便不利者尤為適宜，且不論虛實皆可配用。

【原文】**水蠱腹大**　動搖有聲，皮膚黑者。用赤小豆三升，白茅根一握，水煮食豆，以消為度。《肘後》。（24

卷·赤小豆）

【按語】水蠱即水鼓。因水毒氣結聚於內所致的病，症見腹脹漸大，動搖有聲，形體腫脹等。赤小豆既能利水消腫，又能健脾補中。故《肘後方》以之配伍白茅根同煮至水乾，去白茅根後專門食豆，使水從小便而下，腫脹自消。近代臨床將其與活鯉魚同入鍋中清燉，分次食魚、吃豆、飲湯，每日或隔日一劑，治療肝硬化腹水，不僅能加強利尿作用，並能增強體質，鞏固療效。

【原文】**水氣虛腫**　小便澀。烏桕皮二兩，檳榔、木通各一兩，為末。每服二錢，米飲下。《聖惠方》。（35 卷·烏桕木·根白皮）

【按語】水氣虛腫指的是因體內津液代謝失常，排出障礙，留於機體，溢於肌膚之下的一種病證。患者以頭面或肢體浮腫，按之凹陷不起，小便短少為特徵。故治療當以通利小便，排水消腫為要。是方所用烏桕皮、檳榔、木通等品，皆有利水消腫之效。三者合用，其力倍增。然水停則氣不行，氣滯則水不動，故利水必先行氣。方中所用檳榔即兼能行氣除脹，利水消腫，可謂識證之核，得藥之妙。

【原文】**身面水腫**　坐臥不得。取東引花桑枝，燒灰淋汁，煮赤小豆。每飢即飽食之，不得吃湯飲。《梅師方》。（36 卷·桑·桑柴灰）

【按語】水道不利，津液不行，積於體內，溢於肌膚，為患致病，可見身面水腫，小便短少之症。臨證認為脾為運化之臟，其失健運，則水濕停聚，阻滯水道。故施治可以健脾胃，助運化，利水道為法則。是方雖藥僅二味，然赤小豆卻兼有健脾胃，助運化，通小便，消腫脹諸功，正可謂一藥

多能；所配桑枝有以枝通絡之妙，可奏疏通水道之效。今若見水腫初起或輕症均可選用。

【原文】**水腫尿澀** 茯苓皮、椒目等分，煎湯，日飲取效。《普濟方》。（37卷·茯苓·茯神）

【按語】水腫尿澀即肢體浮腫，小便短少之意，為水腫病的常見體徵。臨證認為體內水液的代謝與肺、脾、腎三臟的功能正常與否有關。故水腫發生後，當明確其病變臟腑，方能正本清源，以獲全功。然水腫尿澀，其症甚急，亦可遵「急者治標」的原則，先予利水消腫，再行扶正固本。本方即本著「急者治標」的原則，選用利尿作用較好的茯苓皮、椒目，相須為用，凸現其治標之功，水走病緩，宜更方鞏固，以免再生。

【原文】**通身腫滿** 小便不利。豬苓五兩，為末。熟水服方寸匕，日三服。楊氏產乳。（37卷·豬苓）

【按語】通身腫滿是水腫病的一個類型。一般發病較急，體內水液停聚，泛溢至周身皮下，小便量和次數明顯減少。治療應急利小便，以除水消腫。本方謹遵此法，單用豬苓利尿排水。此藥甘寒，有良好的淡滲利水之功，是治療水腫病的首選之品。然水腫病的病機多較複雜，尿通腫消僅為標象好轉，若欲痊癒，仍應更方治本，以免復發。

【原文】**水病腫滿** 藏器曰：用海蛤、杏仁、漢防己、棗肉各二兩，葶藶六兩，為末研，丸梧子大。一服十丸，服至利下水為妙。（46卷·海蛤）

【按語】《名醫別錄》言海蛤能利小便，消浮腫以治水腫；杏仁能宣肺，使肺氣通調水道功能正常，水濕之邪下

《本草綱目》驗方解

瀉；漢防己乃防己的一種，更擅長利水消腫治療水腫；葶藶子能瀉肺中水飲及全身水邪以逐水消腫，配上大棗以減緩葶藶子的毒性及峻猛的瀉水之性。此方多藥均能治療水腫，配伍應用會有更好的利水消腫作用。

【原文】**水腫發熱**　小便不通者，海蛤湯主之。海蛤、木通、豬苓、澤瀉、滑石、冬葵子、桑白皮各一錢，燈心三分，水煎服，日二。《聖惠方》。（46 卷・海蛤）

【按語】《名醫別錄》言海蛤能利小便，消浮腫以治水腫、小便不通；木通、滑石、冬葵子、燈心草均能清熱利尿通淋，使濕熱之邪從小便出，治療膀胱濕熱，小便短赤，水腫；豬苓、澤瀉均能利水消腫治療水腫、小便不利；桑白皮能瀉降肺氣，通調水道而利水消腫，善於治療風水。諸藥配伍治療水腫發熱，療效肯定。

【原文】**水氣浮腫**　用大田螺、大蒜、車前子等分，搗膏攤貼臍上，水從便旋而下。象山縣民病此，得是方而癒。《仇遠稗史》。（46 卷・田螺）

【按語】時珍謂田螺能引熱下行，下水氣淋閉，治療水氣浮腫。今將三藥合用，搗爛敷於肚臍眼上，方法獨特。其中車前子能利水通淋，治療水腫、淋證；大蒜能消腫，使藥物透達體內。從臨床使用來看，此方對於初起之水腫或腹水均有效果。

【原文】**鴨頭丸**　治陽水暴腫，面赤，煩躁喘急，小便澀，其效如神，此裴河東方也。用甜葶藶（炒）二兩（熬膏），漢防己末二兩，以綠頭鴨血同頭全搗三千杵，丸梧子大。每木通湯下七十丸，日三服。一加豬苓一兩。《外臺秘

要》。（47卷·鴨）

【按語】《本草綱目》言鴨頭能治水腫，通利小便；葶藶子能瀉肺氣之壅閉而通調水道，利水消腫，《名醫別錄》言葶藶子能「下膀胱水，使皮間邪水出，治面目浮腫」；漢防己擅長利水消腫。加上木通的利水通淋與豬苓的利水消腫，則療效更佳，共同治療陽水暴腫，療效顯著。傳統認為，綠頭鴨的效果更好。從臨床來看，現用木通治療水腫應慎重，因為木通有毒，特別是關木通。

四、脾虛水腫

【原文】**妊娠水腫**　小便不利，惡寒。赤茯苓（去皮）、葵子各半兩，為末。每服二錢，新汲水下。禹講師方。（37卷·茯苓·茯神）

【按語】婦女妊娠發生水腫多與胞胎內阻，水道不利有關。一般多見於妊娠後期，以下肢浮腫，小便短少為特徵。施治雖仍以利尿消腫為要。但用藥則宜謹慎，利水作用較強的藥物，恐有損傷胎氣之弊，禁忌使用。本方即得此意，選赤茯苓甘淡而涼，作用緩和，兼能健脾助運，滲濕利尿，清熱安神；配葵子潤滑下行，兼利二便。兩藥皆為藥食兼用之品，安全無毒，確為治妊娠水腫的上佳之品。

【原文】**水濕腫脹**　白朮、澤瀉各一兩，為末，或為丸。每服三錢，茯苓湯下。《保命集》。（19卷·澤瀉）

【按語】水濕腫脹多為水濕浸漬，脾氣受困，運化失常，水濕泛溢肌膚所致。白朮功能補氣健脾，燥濕利水；澤瀉善能利水消腫；二者再以茯苓煎湯送服，更增利水消腫，健脾除濕之功。可見，本方尤宜於脾虛濕盛之水濕腫脹。

【原文】**水腫喘急**　用鬱李仁三兩研，以水濾汁，煮薏苡仁飯，日二食之。《獨行方》。（23卷·薏苡）

【按語】李時珍曰：「薏苡仁屬土，陽明藥也，故能健脾益胃。」「土能勝水除濕，故洩痢、水腫用之」。因此，取薏苡仁健脾補中，利水消腫之功，對脾虛濕盛之水腫喘急用之更宜。配甘潤苦降的鬱李仁同用，可加強利水消腫之效。

【原文】**身面浮腫**　《千金》：用烏豆一升，水五升，煮汁三升，入酒五升，更煮三升，分溫三服。不瘥再合。王璆《百一選方》：用烏豆煮至皮乾，為末。每服二錢，米飲下。建炎初，吳內翰女孫忽發腫凸，吳檢《外臺》得此方，服之立效。

新久水腫　大豆一斗，清水一斗，煮取八升，去豆，入薄酒八升，再煎取八升服之。再三服，水當從小便中出。《范汪方》。（24卷·大豆）

【按語】烏豆即黑豆、黑大豆。甘平，既能健脾補腎，又能下氣利水。水之所制在脾，水之所主在腎，脾腎虛弱則水氣內停而為水腫。故李時珍曰：「黑豆屬水性寒，為腎之谷，入腎功多，故能治水消脹下氣。」然而，黑豆不僅用治腎虛水腫，亦常用治脾虛身面浮腫，但總以虛證水腫尤宜。單用即可，煮汁飲用，或研末服用。如本文《千金方》用烏豆煮汁，再加酒同煮後取汁飲用。《百一選方》將烏豆煮至皮乾，研末，每以米湯送下，治療卒發腫滿，服之立效。《范汪方》治新久水腫，取大豆加清水煮後，去豆，再加入薄酒，同煎後飲汁，使水從小便中出而水腫自癒。另外，本品亦可入復方，與茯苓、薏苡仁等配伍，以加強扶助正氣，利水消腫之功。

【原文】水氣腫脹　頌曰：用赤小豆五合，大蒜一顆，生薑五錢，商陸根一條，並碎破，同水煮爛，去藥，空心食豆，旋旋啜汁令盡，腫立消也。韋宙獨行方：治水腫從腳起，入腹則殺人。赤小豆一斗，煮極爛，取汁五升，溫漬足膝。若已入腹，但食小豆，勿雜食，亦癒。《梅師》：治水腫。以東行花桑枝燒灰一升，淋汁，煮赤小豆一升，以代飯，良。（24卷・赤小豆）

【按語】赤小豆味甘能健脾補中，性善下行能利水消腫，故利水而不損傷正氣，補脾而不壅遏中氣，為滋養性的利水佳品。適用於水腫、腳氣。單用即可，如文中韋宙獨行方：治水腫從腳起，為預防其上沖入腹而病情加重，用赤小豆一斗，煮極爛，取汁五升，溫漬足膝。若已經入腹，也可只食用赤小豆，不吃其他食物，同樣能獲效。除單用外，隨證配伍利水藥效果更佳，如蘇頌曰：治療水氣腫脹，將赤小豆、大蒜、生薑、商陸根一併碎破，同加水煮爛，去掉藥物，空腹食豆，並同時喝湯飲汁至盡，水腫立刻即消。結合臨床，赤小豆在用治各種水腫中，尤以虛證水腫更宜。

【小結】水腫產生的原因比較多，總的治療原則是利水消腫，但要結合病情輕重、病情久暫，病變特徵靈活選藥。此處選錄的方法有內服（發汗、利水消腫、瀉下等），外治（洗漬、敷貼等），尤其是將藥物用來敷貼臍部方法比較獨特，根據現在用藥來看，敷肚臍的這一方法可用來治療腎炎水腫、肝硬化水腫。另外，選錄的關於將藥物做成食品形式應用也是可取的。

《本草綱目》驗方解

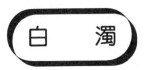

白　濁

白濁是指以小便混濁不清，而溲時並無尿道淋漓澀痛為主要特徵的疾患。臨床上常根據小便混濁的顏色區別為兩類：尿濁而色白如米泔者為白濁，如果尿色混濁而帶赤色者，為赤濁，也有將二者合稱為赤白濁者。一般以白濁稱謂為多。

白濁常見證型有脾胃濕熱，宜清熱利濕，泌別清濁；肝膽濕熱，宜清熱利濕，疏肝利膽；暑濕鬱蒸，宜清暑化濕，利濕化濁；痰濕內蘊，宜燥濕化痰，利濕祛濁；脾虛氣陷，宜健脾益氣，升清固澀；腎陽虛衰，宜溫腎壯陽，固澀祛濁；腎陰虧虛，宜滋陰清熱，祛濕泌濁；心虛有熱，宜清心洩熱，降濁利濕。

一、脾虛氣陷

【原文】**氣虛白濁**　黃耆鹽炒半兩，茯苓一兩，為末。每服一錢，白湯下。《經驗良方》。（12 卷・黃耆）

【按語】此方適用於因氣虛所致的病證。黃芪補氣升清，茯苓祛濕利濁，研末以白開水送服是有效的。

【原文】**男子白濁**　魏元君濟生丹：用荍麥炒焦為末，雞子白和，丸梧子大。每服五十丸鹽湯下，日三服。赤白帶下方同上。（22 卷・蕎麥）

【按語】荍：蕎的異體字。

男子白濁，多指尿道口常滴出白色濁物，小便澀痛明顯，但尿不混濁，屬於精濁，其多因酒色無度，敗精瘀阻，

或濕熱流注精室所致。蕎麥功能健脾，又可除濕，故魏元君濟生丹將蕎麥炒焦，研為末，與雞蛋清調和，製成丸劑，每以鹽湯送服，治療男子白濁，並可用治婦女赤白帶下。但蕎麥藥性偏涼，治療白濁、帶下，以濕熱下注者為宜。即「氣盛有濕熱者宜之，若脾胃虛寒人食之，則大脫元氣而落鬚眉，非所宜矣」（李時珍語）。

二、腎氣虛弱

【原文】**腎虛白濁**　肉蓯蓉、鹿茸、山藥、白茯苓等分，為末，米糊丸梧子大，每棗湯下三十丸。《聖濟總錄》。（12卷・肉蓯蓉）

【按語】本方適用於因腎虛所致的病證。方中肉蓯蓉、鹿茸溫補腎陽，山藥補益腎脾兼固澀，茯苓利濕祛濁，對於年老久病，腎虛不固可以選用。

三、濕熱下注

【原文】**小便白淫**　因心腎氣不足，思想無窮所致。黃連、白茯苓等分。為末，酒糊丸梧子大。每服三十丸，煎補骨脂湯下，日三服。《普濟方》。（13卷・黃連）

【按語】此病證乃是感受濕熱病邪致小便白濁，故以黃連清熱解毒，白茯苓利濕，用補骨脂者，取其補腎。

【原文】**白濁頻數**　漩面如油，澄下如膏，乃真元不足，下焦虛寒。萆薢分清飲：用萆薢、石菖蒲、益智仁、烏藥等分。每服四錢，水一盞，入鹽一捻，煎七分，食前溫服，日一服，效乃止。（18卷・萆薢）

【按語】此白濁頻數根據下文分析，乃指小便色白混濁而頻數，其漂於上面者如油，沉於下面者如膏，可用萆薢分

清飲治之。此所治白濁為真元不足，下焦虛寒所致，屬陽虛濕濁，故以萆薢配伍性溫化濕去濁的石菖蒲；溫腎陽，縮小便的益智仁及溫腎散寒的烏藥同用，以共奏溫腎散寒，利濕化濁之效。但要注意，有效即止，不可久服。其實《醫學心悟》也有萆薢分清飲一方，是將萆薢配伍黃柏、車前子等藥物所組成，可見其目的是在清利濕熱，說明萆薢用治白濁，不論寒濕，還是濕熱皆可。

【小結】白濁多見於成年人，治療的關鍵是祛濁，採用祛濕利濁之法以分清別濁，傳統使用萆薢分清飲。

臨證中還要加用利尿通淋之品，在《本草綱目》第三卷「赤白濁」中，李時珍認為其有濕熱、虛損兩類，並列舉了有關的藥物，現在比較多用的如土茯苓、茯苓、豬苓、澤瀉、石菖蒲等。

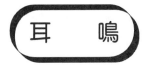

耳　　鳴

耳鳴是指外界無聲源而病者自覺耳中鳴響。耳鳴日久會導致耳聾。

常見證型有邪毒外襲，宜疏風清熱，散邪通竅；肝火上擾，宜清肝洩熱，開鬱通閉；痰火鬱結，宜清熱化痰，和胃降濁；腎精虧虛，宜補腎益精，滋陰潛陽；脾胃虛弱，宜健脾益氣，升陽通竅；氣滯血瘀，宜活血化瘀通竅。

耳聾是指不同程度的聽力下降，甚至失聰。耳聾按其表現，古代又有風聾、火聾、暴聾、卒聾、久聾、氣聾、陰聾、陽聾等。其發病多由外邪侵襲，火熱上擾，痰火壅結，腎精失養，脾胃虛弱。

耳聾常見證型有風熱侵襲，宜疏風清熱散邪；肝火上擾，宜清肝洩熱，開鬱通竅；痰火鬱結，宜清熱化痰，和胃降濁；腎精虧虛，補益腎精，益陰潛陽；脾胃虛弱，宜健脾益氣升陽。

一、腎虛耳疾

【原文】**腎虛耳聾**　真慈石一豆大，穿山甲燒存性研一字，新綿裹塞耳內，口含生鐵一塊，覺耳中如風雨聲即通。《濟生方》。（10卷・慈石）

【按語】一字：字，以唐開元錢幣抄取藥末，錢面共有四字，將藥末填滿錢面一字之量即稱一字。

磁石具有聰耳明目之效，為治療耳鳴、耳聾的要藥，一般是將其作為內服藥使用，此方以磁石、穿山甲研末直接塞耳，並口含生鐵，此法現極少使用，但此方提示治療耳鳴耳聾也可以採用外用的方法。《本草綱目》介紹，對於老年人耳聾，以磁石綿包，煮水，再與豬腎、鹽、豉同作羹，或以磁石煮粥食用也有效果。

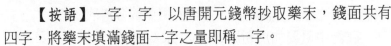

【原文】**耳鳴耳閉**　骨碎補削作細條，火炮，乘熱塞之。蘇氏《圖經》。（20卷・骨碎補）

【按語】骨碎補功能溫補腎陽以聰耳，可用治腎虛所致的耳鳴、耳聾。單用即可，故《圖經本草》治療耳鳴耳聾，將骨碎補切成細條火炮，乘熱塞入耳中。現代研究表明，骨碎補對卡那霉素、鏈霉素引起的耳聾有保護作用。本品能減輕卡那霉素對豚鼠耳蝸的毒性作用，並對卡那霉素的耳毒性有一定預防作用。對鏈霉素的耳毒性也有解毒效果。另外從腎臟的石蠟切片觀察到，卡那霉素對腎臟也有損害，耳毒性與腎損害程度呈正相關。所以，認為骨碎補的解毒機理可能

是由對腎臟的保護作用實現的。其證明了古人取骨碎補補腎之功，治療耳鳴耳聾的科學性。

【原文】**腎虛耳聾** 羖羊脊骨一具（炙研），磁石（煅，醋淬七次）、白朮、黃芪、乾薑（炮）、白茯苓各一兩，桂三分，為末。每服五錢、水煎服。《普濟》。（50卷‧羊）

【按語】羖（ㄍㄨˇ）羊：公羊。羊脊骨甘熱，能補腎虛，通督脈，治療腎虛耳聾；磁石聰耳明目，乃治療腎虛耳聾要藥；白朮、黃芪、白茯苓均能健脾胃，補養後天氣血以養先天，使腎中精血充足以養耳，則腎虛耳聾得治；乾薑、桂性溫助氣血及腎精生化。上藥同用治療腎虛耳聾療效確切。

【原文】**多年耳聾** 重者用三兩度，初起者一上便效。用驢前腳脛骨打破，向日中瀝出髓，以瓷盒盛收。每用綿點少許入耳內，側臥候藥行。其髓不可多用，比白色者為上，黃色者不堪。又方：驢髓以針砂一合，水二合，浸十日，取清水少許，和髓攪勻，滴少許入耳中。外以方新磚半個燒赤，潑醋、鋪磁石末一兩在磚上，枕之至晚。如此三度，即通。並《普濟方》。（50卷‧驢）

【按語】李時珍言驢骨骨髓甘溫，治耳聾；磁石聰耳明目。全方藥雖二味，配伍簡單，但均能治耳聾，療效確切。此法獨特，方法簡單，且使藥物直達病所，可以應用。

二、瘀血阻滯

【原文】**耳內疼痛** 穿山甲二個，夾土狗二個，同炒焦黃，為末。每吹一字入耳內。亦治耳聾。《普濟方》。（43卷‧鯪鯉）

【按語】土狗即螻蛄。螻蛄、穿山甲皆具蟲類走竄之

性，長於通絡止痛。用之為末，吹入耳內，止痛之力更捷。此方宜於經絡瘀滯，清竅不利之證，不宜於虛證。《本草綱目》中還介紹用穿山甲燒存性、麝香少許吹耳，治療　耳出膿；用穿山甲（以蛤粉炒赤），全蠍梢，麝香少許，為末，以麻油化蠟，和作挺子，綿裹塞耳治療耳鳴耳聾者。

三、其他耳疾

【原文】**聤耳出膿**　蟬蛻半兩燒存性，麝香半錢炒，右為末，綿裹塞之。追出惡物，效。《海上》。（41卷·蟬蛻）

【按語】《海上》即崔元亮《海上集驗方》。

聤耳即化膿性中耳炎，出黃膿者稱為聤耳，多由風熱濕邪侵襲，引動肝膽之火，內外邪熱結於耳竅所致。蟬蛻長於入肝經而疏散肝經風熱，兼能清肝熱；麝香氣香行散，善能活血散結，消腫止痛，其滲透力強。局部用藥，則藥效迅速。此方可以選用。

【原文】**聤耳出膿**　蜈蚣末，吹之。《鮑氏》。（42卷·蜈蚣）

【按語】蜈蚣善能以毒攻毒，而治各種瘡癰腫毒，且具走竄之性，長於通絡止痛，又助癰腫破膿，今將蜈蚣研末，直接吹入耳中，既有利於排膿，又有很好的止痛之功。此方可用。

【原文】**耳卒聾閉**　蚯蚓入鹽，安蔥內，化水點之，立效。《勝金》。（42卷·地龍）

【按語】突發性耳聾多由火熱上攻或風熱鬱閉清竅所致。地龍性寒降洩，長於疏風清熱瀉火，而通利清竅。此方提示，突發性耳聾，也可以選用外用藥物治療。

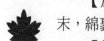

《本草綱目》驗方解

【小結】耳鳴日久，多會導致耳聾，其病因從臨床上來看，以腎虛最為多見，若內服用藥，補腎是治療本病的主要措施。此處節錄的方子多側重於外用藥，將藥物塞耳、吹耳，使藥物直達病所，更有利於發揮藥效，可以應用。

陽　痿

陽痿是指成年男子性交時，由於陰莖痿軟不堅，或堅而不久，無法進行正常性生活的病證。古代亦稱陽痿為陰痿。陽痿產生的原因有稟賦不足，勞傷久病、七情失調、飲食不節、外邪侵襲等。一般有虛實兩類。

陽痿的證型有命門火衰，宜溫腎壯陽；心脾虧虛，宜補益心脾；肝鬱不舒，宜疏肝解鬱；驚恐傷腎，宜益腎寧神；濕熱下注，宜清利濕熱。

現代醫學中的各種功能性及器質性疾病造成的陽痿，與之相似。

一、腎陽虧虛

【原文】**陽事不興**　栗當好者二斤，即列當，搗篩畢，以好酒一斗浸之經宿，隨性日飲之。咎殷《食醫心鏡》。（12卷・列當）

【按語】列當和肉蓯蓉作用相似，能補腎，強筋，但不及肉蓯蓉作用好。以列當浸酒飲之，有一定作用。現多以肉蓯蓉代之。

【原文】**仙靈脾酒**　益丈夫興陽，理腰膝冷。用淫羊藿一斤，酒一斗，浸三日，逐時飲之。《食醫心鏡》。（12

卷・淫羊藿）

【按語】將淫羊藿泡酒服，具有助陽之功，可治陽痿，同時還能強筋骨，祛風濕，故亦有「理腰膝冷」的作用。

【原文】**陽事不起**　蛇床子、五味子、菟絲子等分，為末，蜜丸梧子大。每服三十丸，溫酒下，日三服。《千金方》（14卷・蛇床子）

【按語】蛇床子、菟絲子均能補腎助陽，用治陽痿，自《神農本草經》以來，就有用蛇床子治療陽痿的記載。菟絲子是一味平和的溫補腎陽之品，二藥合用，可加強補腎溫陽的作用。五味子補腎收斂，亦可用治陽痿，三藥合用，可加強其作用。此方堅持應用，才能見到療效。

【原文】**鹿茸酒**　治陽事虛痿，小便頻數，面色無光。用嫩鹿茸一兩（去毛切片），山藥（末）一兩，絹袋裹，置酒瓶中，七日開瓶，日飲三盞。將茸焙作丸服。《普濟方》。（51卷・鹿）

【按語】鹿茸功能補腎陽、益精血、強筋骨，可治一切虛損，尤以治療腎陽虛陽痿為要藥；山藥補氣養陰又澀精止遺，治療腎虛遺尿、小便頻數。二藥配伍既補又澀，對於陽痿、小便頻數有很好的療效。

二、腎氣不固

【原文】**陽事不起**　新五味子一斤，為末。酒服方寸匕，日三服。忌豬魚蒜醋。盡一劑，即得力。四時勿絕，藥功能知。《千金方》。（18卷・五味子）

【按語】陽事不起即陽痿。陽痿引起的原因雖有濕熱下注者，但尤多見於腎虛之人。本方單用五味子治療陽痿，一

劑服完即可起效，說明此為腎虛所致。故取五味子補其不
足，滋益腎水，強陰澀精而用之。因腎虛陽痿之人，多伴有
遺精、滑精，五味子補腎之時，更長於澀精止遺，臨證若陽
事不起，兼有遺精、滑精者用之更宜。但服藥時忌吃豬肉、
魚、蒜、醋等食物僅供參考。

【原文】**陽事不起** 覆盆子，酒浸焙研為末。每旦酒服
三錢。《集簡方》。（18卷・覆盆子）

【按語】陽痿之證，可單用覆盆子，酒浸後焙乾研末。
每天早晨酒服三錢。因覆盆子甘酸微溫，甘能補益，酸能收
斂，微溫而不燥熱，既能補腎助陽，又能固精縮尿，且收澀
力強。故對腎虛陽痿，遺精滑精者用之更宜。如五子衍宗丸
（《丹溪心法》）。

【小結】陽痿與腎有密切的關係，包括腎陰、腎陽虛損，
上述選錄的方子主要針對腎的病變而言，臨床多以補腎陽為
治療大法，但臨床上因於濕熱導致的也並不少見，所以除上
面的方法外，注意對於濕熱病邪的辨證也是很關鍵的。

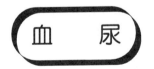

血 尿

血尿是指小便中混有血液甚至血塊的病證。隨出血量的
多少不同，尿色或呈淡紅、鮮紅、或帶醬油色。血尿是一個
臨床症狀，多發生於尿道感染。多由於火熱薰灼腎及膀胱，
絡脈受阻，血溢脈外，隨小便而出，也可由於脾腎不固，或
氣滯血瘀等所致。

血尿的常見證型有下焦熱盛，宜清熱涼血止血；陰虛火

旺，宜滋陰降火止血；脾腎不固，宜補脾益腎止血。

一、氣虛血尿

【原文】**血尿沙淋**　痛不可忍。黃芪、人參等分，為末。以大蘿蔔一個，切一指厚大，四五片，蜜二兩，醃炙令盡，不令焦，點末食無時，以鹽湯下。《永類方》。（12卷·黃芪）

【按語】血尿又兼淋澀，故以黃芪、人參為末，再加蘿蔔、蜜一起醃，不拘時服用，此方對於虛損病證可以使用，若屬於實證一般不宜使用。此方源於《永類方》，方中將人參與蘿蔔同用於一方，是可行的。到了清代《本草綱目拾遺》認為人參不宜與蘿蔔同用，此理論是不能成立的，現在許多中醫書籍、食療書籍認為人參不能與蘿蔔同用，缺乏理論依據。人參補氣，蘿蔔行氣，這是兩個完全不同的概念。有認為蘿蔔降低人參的補氣作用，與臨床事實不符。

二、陰虛血尿

【原文】**陰虛血尿**　人參焙，黃耆鹽水炙，等分，為末。用紅皮大蘿蔔一枚，切作四片，以蜜二兩，將蘿蔔逐片蘸炙，令乾再炙，勿令焦，以蜜盡為度。每用一片，蘸藥食之，仍以鹽湯送下，以瘥為度。《三因方》。沙淋石淋方同上。（12卷·人參）

【按語】本方用人參、黃芪、蘿蔔、蜂蜜同用於陰虛血尿，是可行的。用治沙淋、石淋還須加用通淋之品。

三、血熱血尿

【原文】**小便出血**　茅根煎湯，頻飲為佳。談野翁方。

（13卷·白茅）

【按語】茅根乃治療血尿的要藥，單用即有非常明顯的效果，此方介紹將其煎水頻飲，確有其良好的作用。後人認為，在治療血尿藥中，茅根為首選之藥。李時珍說：「白茅根甘，能除伏熱，利小便，故能止諸血嘔逆喘急消渴，治黃疸水腫，乃良物也。」用白茅根時，須大劑量應用，煎水頻飲更能發揮效果。

【原文】**小便血尿**　柏葉、黃連焙研，酒服三錢。《濟急方》。（34卷・柏・柏葉）

【按語】此血尿證屬內傷出血範疇。一般內傷出血的原因，無非火、氣、瘀三者。其中尤以火熱之邪所致最多。熱入血分，灼傷脈絡，迫血妄行，則可見血尿。故施治應標本兼顧，一者要急塞其流，以止血治標；一者需涼血清熱，而澄源治本。是方用柏葉清熱收斂，固澀止血；以黃連清熱涼血，正本清源。二藥協同，既可除血分邪熱，又能攝既出之血，相得益彰。

【原文】**小便血尿**　槐花（炒）、鬱金（煨）各一兩，為末。每服二錢，淡豉湯下，立效。《篋中秘寶方》。（35卷・槐・槐花）

【按語】槐花善行下焦，功能涼血止血，炒製後其止血作用更強；鬱金為行氣解鬱，活血涼血之品，其歸肝膽二經，故尤長於疏解肝經鬱滯。二藥協同，可奏疏肝調氣，涼血活血，通利止血之功。由此可知，此血尿之證應為肝鬱化火，子病及母，下乾膀胱，灼傷脈絡所致。患者常伴見煩躁不安，脅肋脹悶，少腹隱痛等症。

【原文】**小便出血**　新地骨皮洗淨，搗自然汁（無汁則

以水煎汁）。每服一盞，入酒少許，食前溫服。《簡便方》。（36卷·枸杞）

【按語】地骨皮乃枸杞的根皮，功能涼血止血，清退虛熱。是方以之單行治療小便出血，病機關鍵為熱入血分，灼傷陰血，迫血妄行，溢出脈外。患者常伴見低熱煩躁，夜間尤甚等症。今若用之宜加生地黃等滋養陰血之品，可奏標本兼顧之效。

【原文】**小便血尿**　琥珀為末。每服二錢，燈心湯下。《直指方》。（37卷·琥珀）

【按語】琥珀兼能鎮驚安神，活血散瘀，利尿通淋諸功。方後言「燈心湯下」，燈心者燈心草也。其有清心降火，利水通淋之功。以此二味合用，意在清心火，安神志，散瘀血，利小腸，通淋澀，止尿血。以之測知，此小便血尿證應與心火下移小腸，瘀熱乾於膀胱有關。其患者常伴有心煩少寐，口舌生瘡，舌尖紅赤或見瘀點、瘀斑等症。

【小結】血尿與血淋是不同的。血淋主要的症狀是小便淋瀝澀痛，不通暢，尿中有血，治療的大法是通淋；而血尿的主要特點是尿中有血，一般不疼痛，治療大法主要是止血。兩者也可同時出現，在選藥方面，止血尿的藥物主要是白茅根、小薊、大薊等，而血淋用藥則多選用如琥珀、海金沙、石韋等。無論是血尿或血淋，一般是不宜應用溫性之品的。

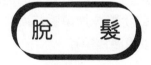

脫　髮

脫髮是指頭髮掉落而逐漸變得稀疏，明清時代將片狀脫

髮，稱為油風。其發病原因可與遺傳、受到刺激，身體虛弱、大病久病之後等所致。

脫髮的常見證型有血熱生風，宜涼血清熱祛風；陰血虧虛，宜滋補肝腎，養血祛風；氣血兩虛，宜大補氣血；瘀血阻滯，宜活血化瘀。

一、陰血虧虛

【原文】**鬚髮黃赤**　生地黃一斤，生薑半斤，各洗，研自然汁，留滓。用不蛀皂角十條，去皮弦，蘸汁，炙至汁盡為度。同滓入罐內泥固，煅存性，為末，用鐵器盛。末三錢湯調，停二日，臨臥刷染鬚髮上，即黑。《本事方》。（16卷·地黃）

【按語】地黃具有烏鬚黑髮的作用，今將地黃、皂角與生薑汁同炙後煅成性，外用，此方是可以選用的。治療黃髮、赤髮，以及頭髮稀疏，均可用地黃外用。前人認為，皂角具有亮髮之功，故一般治療頭髮異常，外用亦選用之。

【原文】**烏鬚固齒**　《攝生妙用》方：七月取旱蓮草連根一斤，用無灰酒洗淨，青鹽四兩，淹三宿，同汁入油鍋中，炒存性，研末。日用擦牙，連津咽之。又法：旱蓮取汁，同鹽煉乾，研末擦牙。《壽親養老新書》：旱蓮散：烏髭固牙。溫尉云：納合相公用此方，年七十鬚髮不白，懇求始得。後遇張經歷朝請，始傳分兩也。旱蓮草一兩半，麻枯餅三兩，升麻、青鹽各三兩半，訶子連核二十個，皂角三挺，月蠶沙二兩，為末，薄醋麵糊丸彈子大，曬乾入泥瓶中，火煨令煙出存性，取出研末，日用揩牙。（16卷·醴腸）

【按語】醴腸即旱蓮草。旱蓮草具有補益肝腎，清肝明目之效。今取旱蓮草以鹽淹三宿，研末擦牙，具有固齒之

功。又將其與芝麻祛油（麻枯餅）、升麻、青鹽、訶子、皂角、蠶沙同用，擦牙擦髮，達到烏鬚固齒之功。此法簡單可用。

二、絡脈不通

【原文】婦人禿鬢　漢椒四兩，酒浸，密室內日日搽之，自然長也。《聖惠方》。（32 卷・蜀椒・椒紅）

【按語】禿鬢者脫髮也。古人云：「髮為血餘」，其意指人之頭髮為血液所滋養。血液供應不足，髮失所養，即見脫髮。然血供不足，其因有三，一者血液虧虛，二者經脈不通，三者腎精虧虛。本方以漢椒浸酒，有溫通經脈，活血散瘀之功，可恢復頭髮的血液供應，自然有生髮之效。故用此方見效者應屬經脈不通所致。然脫髮的治療切不可急躁，持之以恆必見良效。

三、血熱生風

【原文】頭髮不生　側柏葉陰乾，作末，和麻油塗之。孫真人食忌。（34 卷・柏・柏葉）

【按語】以側柏葉製劑（或以麻油調製，或用酒浸泡均可）外擦或塗敷脫髮處，有促進毛髮生長的作用，在我國民間流傳甚久。一般適用於因血瘀阻絡，血供障礙，毛髮失養所致的脫髮。如今多用於斑禿為宜。

【小結】脫髮的原因多與腎有關，傳統多採用補腎之法，主要是補腎精。根據臨床經驗及體會，脫髮以外用藥效果會更好，宜採用補腎、活血、祛風、養血之品，再結合臨床情況加減用藥。現在比較多用的藥物如三七、何首烏、骨碎補、人參、天麻、側柏葉等均可外用。

淋　　證

淋證是指以小便頻數短澀，淋瀝刺痛，小腹拘急引痛為主的病證。淋證產生的原因有外感濕熱、飲食不節、情志失調、稟賦不足或勞傷久病所致。本病的病位在膀胱與腎。基本病機為濕熱蘊結下焦。

淋證常見證型有熱淋，宜清熱利濕，祛濁通淋；石淋，宜清熱利濕，排石通淋；血淋，宜清熱通淋，涼血止血；氣淋，宜理氣疏導，通淋利尿；膏淋，宜清熱利濕，分清泄濁；勞淋，宜健脾益氣，補腎扶虛。

現代醫學中的急慢性尿路感染、泌尿道結核、尿路結石、急慢性前列腺炎、膀胱炎、乳糜尿以及尿道綜合徵等均可表現出淋證的徵象。

一、血淋病證

【原文】**小便卒淋**　紫草一兩，為散，每食前用井華水服二錢。《聖惠方》。（12 卷‧紫草）

【按語】井華水，謂平旦初汲之井水。紫草具有清熱涼血的作用，一般多用治血熱所致斑疹、燒燙傷等，用治淋證則較少，此方僅供參考。

【原文】**小便血淋**　葵子一升，水三升，煮汁，日三服。《千金方》。（16 卷‧葵）

【按語】冬葵子具有利尿通淋作用，為治療淋證的要藥，主要用治熱淋，亦用於石淋、砂淋、血淋，此方單用冬葵子一藥治療血淋，從臨床來看，若配以王不留行則效果會更

好，此方可以選用。在古方裡面，還有用冬葵子治療產後淋瀝不通等。

【原文】**血淋痛澀**　但利水道，則清濁自分。海金沙末，新汲水或砂糖水服一錢。《普濟方》。（16卷‧海金沙）

【按語】海金沙是治療各種淋證的要藥，李時珍說：「治濕熱腫滿，小便熱淋、膏淋、血淋、石淋莖痛，解熱毒氣。」從臨床上看，李時珍的認識非常正確，單用即有很好的效果。《本草綱目》中還有將其配伍滑石、甘草等用治淋證者。

【原文】**小便淋痛**　石韋、滑石等分，為末。每飲服刀圭，最快。《聖惠》。（20卷‧石韋）

【按語】石韋功能清利膀胱而利尿通淋，故可用治小便淋痛，如熱淋、血淋、石淋用之皆效。方中石韋與滑石相伍，其利尿通淋之力更強。《古今錄驗》石韋散，即二者同用，治療石淋。從臨床使用來看，此方治療血淋效果更好。

【原文】**小便血淋**　蓮房燒存性，為末。入麝香少許。每服二錢半，米飲調下，日二。《經驗方》。（33卷‧蓮藕‧蓮房）

【按語】血淋指的是血尿並見排尿時有尿道疼痛發生，與單純的血尿不同，故稱之。其多見急性發作，與濕熱內蘊膀胱，灼傷脈絡有關。是方以蓮房炭為君，取其收斂固澀，制止出血之功，目的是先控制標象；配少許麝香能通絡開竅，疏利水道，而止疼痛，但其物少價貴，今已很少選用本品。因此方純以治標為主，故奏效後，宜更方治療，以絕隱患。

【原文】**淋癃溺血**　取乳香中夾石者，研細，米飲服一

《本草綱目》驗方解

錢。危氏《得效方》。（34卷・乳香）

【按語】淋癃溺：淋者，淋病也；癃者排尿不暢，點滴而出；溺即尿。

　　根據是方用活血行氣，散瘀活絡，通淋止痛作用的乳香治療，可知此淋癃溺血證應為瘀血阻滯膀胱，脈絡受損所致。患者多見小腹急迫疼痛和尿道刺痛，排尿澀滯不爽等症。

　　【原文】**血淋不止**　棕櫚皮半燒半炒為末，每服二錢，甚效。《衛生家寶方》。（34卷・棕櫚・皮）

　　【按語】血淋不止者似已成慢性過程，出血久難制止，必然傷及陰血，虛證即現。故而迅速止血，應視為當務之急，非強力止血藥不可為之。是方單用棕櫚皮，即遵此意。棕櫚皮入藥燒炭或炒焦後，收斂止血之功尤強，單行功專力宏，可得速效。然本品純以治標為務，且有留瘀之弊。故奏效後，即應更方，以澄其源。

　　【原文】**血淋澀痛**　生山梔子末、滑石等分，蔥湯下。《經驗良方》。（36卷・梔子）

　　【按語】是方所用山梔子（山梔子）為清熱利濕，涼血止血之品；滑石能滑利水道，通淋清熱。二藥協同，有良好的袪濕熱，利水道，止血淋，消澀痛之功。以方測知，該血淋澀痛證應為濕熱內蘊，膀胱不利，脈絡受損所致。方後言以「蔥湯下」，意在取蔥之通陽化氣之功，且能抑制梔子之苦寒，以免有敗胃之害。

　　【原文】**血淋疼痛**　晚蠶蛾為末，熱酒服二錢。《聖惠方》。（39卷・雄原蠶蛾）

　　【按語】古人認為蠶蛾、蠶砂皆用晚出者為良，故又名

晚蠶蛾。李時珍認為能治療尿血。蠶蛾能收斂止血，可用於血淋之證。熱酒可溫經活血，以免止血留瘀。

二、熱淋病證

【原文】**小便熱淋**　馬薊根搗汁服。《聖惠方》。（15卷·大薊、小薊）

【按語】此處所云馬薊根即大、小薊根，均具有清熱涼血止血的作用，尤其是小薊為治療血尿的要藥。單用即有良好的療效。《本草綱目》記載，大薊、小薊不僅能治療血尿，對於九竅出血均能使用，如吐血、崩漏、便血以及金瘡出血均可。

【原文】**熱淋澀痛**　葡萄搗取自然汁、生藕搗取自然汁、生地黃搗取自然汁、白沙蜜各五合。每服一盞，石器溫服。《聖惠方》。（33卷·葡萄）

【按語】淋者淋病也。其症見小便短赤灼熱澀痛，臨證常表述為尿頻、尿急、尿痛、尿短黃。辨證認為濕熱內蘊，膀胱不利為病機關鍵。根據病邪性質的不同又分為熱淋、血淋、石淋、膏淋等類型。本證稱熱淋，當以熱邪致病為主。熱盛傷津，則尿短澀痛。是方以葡萄、生藕、生地黃三品鮮汁加白糖，共奏清熱生津，利尿通淋，甘緩止痛之功，當為藥食兼用之典範。今多用於急性泌尿系感染。

三、濕熱淋證

【原文】**妊娠患淋**　熱痛酸楚，手足煩疼。地膚子十二兩，水四升，煎二升半，分服。《子母秘錄》。（16卷·地膚）

【按語】地膚子具有清利濕熱，通淋之功，常用其治療

濕熱淋證，今取地膚子治療妊娠後患淋證，除所述症狀外，應該還有小便不利，淋瀝澀痛。若治淋證，地膚子的作用不太強，還可配伍他藥同用。

【原文】**小便血淋**　作痛。車前子曬乾為末。每服二錢，車前葉煎湯下。《普濟方》。（16卷・車前）

【按語】車前子具有利尿通淋之功，為常用的通淋藥物，單用即有很好的效果。臨床上常以車前子配伍滑石等利尿通淋之品，可加強通淋作用，根據古人的認識，車前子能導小腸熱。

【原文】**小便五淋**　苦杖為末，每服二錢，用飯飲下。《集驗方》。（16卷・虎杖）

【按語】苦杖即虎杖。有清熱利濕之功，可以治療濕熱黃疸、淋證。所謂五淋即多種淋證，如石淋、砂淋、血淋、膏淋、熱淋。《本草綱目》記載：許學士《本事方》：治男婦諸般淋疾。用苦杖根洗淨，銼一合，以水五盞，煎一盞，去滓，入乳香、麝香少許服之。鄞（一ㄣ）縣尉耿夢得，內人患沙石淋，已十三年。每漩痛楚不可忍，溺器中小便下沙石剝剝有聲。百方不效，偶得此方服之，一夕而癒。乃予目擊者。所以，治療結石單用虎杖就有良好的效果。此方可以應用。

【原文】**熱淋澀痛**　扁竹煎湯頻飲。《生生編》。（16卷・萹蓄）

【按語】萹蓄具有清熱利濕通淋的作用，為治療濕熱淋證的要藥。今熱淋澀痛，單用萹蓄煎湯服用即有效果。李時珍記載「治霍亂黃疸，利小便」，其效良好。

四、膏淋病證

【原文】尿濁　分清丸治濁病。用芡實粉、白茯苓粉，黃蠟化蜜和，丸梧桐子大。每服百丸，鹽湯下。《摘玄方》。（33卷·芡實）

【按語】尿之濁者，其質混濁，色乳白，常形容如米泔水樣。臨證認為可由脾虛失運，濕蘊下焦，清濁不分，混雜而下所致。所謂清者為水穀精微也，正常情況下，在脾的升清運化的作用下，應向上傳輸。今與濁者混雜而排出，必傷精氣。故本方以芡實粉、白茯苓粉聯用，共奏健脾助運，利水分清，固澀精氣之功，可得脾健運，清濁分，精氣留，尿始清之效。方後示「鹽湯下」，意在引藥下行，助其直達病所，是臨證用藥方法之一。

【原文】小便淋濁　由心腎氣虛，神志不守，小便淋瀝或夢遺白濁。赤、白茯苓等分，為末，新汲水飛去沫，控乾。以地黃汁同搗，酒熬作膏，和丸彈子大。空心鹽湯嚼下一丸。《三因方》。（37卷·茯苓·茯神）

【按語】此小便淋濁，今又稱為膏淋。依條文中所言，可知其病程較長，病機為心腎不交，下關失約，濕熱下注，精液外洩。辨證應屬虛實夾雜，病情較為複雜。撮其要，施治應以交通心腎，燮理陰陽，分清別濁為法。本方以赤、白茯苓兼顧虛實兩面，赤茯苓能清利濕熱，通淋止痛，以攻其邪；白茯苓可寧心安神，滲濕健脾，分別清濁，以扶其正；配地黃滋補肝腎，以養先天；其與赤、白茯苓為伍，上可清心寧神，下能滋助腎水，故可奏交通心腎，燮理陰陽之功。方後言用酒及鹽湯，意在使藥借酒力可升，憑鹽湯可降，一升一降，順其自然，實得用藥之精髓。

《本草綱目》驗方解

五、石淋病證

【原文】**石淋作痛**　方見發明下。（41卷・螻蛄）

【按語】在「發明」欄中記載：頌曰：今方家治石淋導水，用螻蛄七枚，鹽二兩，同於新瓦上鋪蓋焙乾，研末。每溫酒服一錢匕，即癒也。

螻蛄善下行，功能利水通淋，為治療石淋較好的藥物；鹽能清火熱，涼血解毒，引藥下行。按照上方介紹的方法，將螻蛄焙乾，研末服用，是有效果的。

《本草綱目》中還介紹用大螻蛄二枚，取小體，以水一升漬飲，須臾即通。或用土狗下截焙研，調服半錢。生研亦可。或加車前草，同搗汁服。或用土狗後截，和麝搗，納臍中。縛定，即通。或用土狗一個炙研，入冰片、麝香少許，翎管吹入莖內。

六、勞淋病證

【原文】**小便赤濁**　心腎不足，精少血燥，口乾煩熱，頭運怔忡。菟絲子、麥門冬等分，為末，蜜丸梧子大。鹽湯每下七十丸。（18卷・菟絲子）

【按語】文中小便赤濁，是因心腎不足，精血虛少，陰虛內熱所致，故不僅小便紅赤混濁，並可見口渴煩熱、頭暈、怔忡等證。菟絲子甘以補虛，辛以潤燥，能平補肝腎陰陽，將其配伍養陰生津的麥冬同用，使心腎得補，陰血得生，虛熱自清，諸證自癒。用鹽湯送服，乃引藥入腎之意。

【小結】淋證的種類較多，治療大法是通淋，再結合具體病因選擇藥物。

上述選藥需要分類，現臨床上若血淋者宜選用石韋、蒲

黃、琥珀等；熱淋者，宜選用車前子、木通、澤瀉、竹葉、冬葵子等；濕熱淋者，宜選用瞿麥、萹蓄、地膚子等；膏淋宜選用草薢、土茯苓、玉米鬚等；石淋宜選用滑石、海金沙、金錢草、王不留行；勞淋宜選用黃芪、黨參等。

遺　　精

遺精是指不因性生活而精液遺洩，每週超過２次以上的病證。其中因夢而遺精的稱夢遺，無夢而遺精，甚至清醒時精液流出的稱滑精。常伴有頭昏、精神萎靡、腰膝酸軟、失眠。遺精產生的原因有勞心過度、慾念不遂、飲食不節、恣情縱慾等。

遺精常見的證型有心火旺盛，宜清瀉心火；濕熱下注，宜清利濕熱；勞心傷脾，宜調補心脾；益氣攝精；腎氣不固，宜補腎固精。

現代醫學中的神經衰弱、神經官能症、前列腺炎、精囊炎等，會造成遺精，可參考選擇本處方治。

一、心火旺盛

【原文】心虛遺精　豬心一個，批片相連，以飛過朱砂末摻入，線縛，白水煮熟食之。《唐瑤經驗方》。（９卷‧丹砂）

【按語】朱砂能清心火，遺精若因為心火妄動，擾亂精室，出現遺精者，以朱砂清心降火是可以選用的。將朱砂置入豬心，以水煮熟或蒸熟，食用豬心，此方除可以治療遺精外，還可用治癲狂、癲癇、失眠、夢多等病證。由於朱砂有毒，在使用方面須注意，可參考「驚風」中有關解說。

【原文】**小便遺精**　蓮子心一撮，為末，入辰砂一分。每服一錢，白湯下，日二。《醫林集要》。（33 卷·蓮藕·蓮薏）

【按語】遺精者多指男子夢中遺洩精液。其病機常以心火偏旺，下擾精室，迫精外洩為關鍵。患者可伴見煩躁不安，夜寐多夢，舌尖紅赤等症。故凡治療當以清心瀉火，安神定志為要。本方即用善清心火，除煩躁的蓮子心（古稱蓮薏）為君；配以有強力清心安神作用的辰砂（即朱砂）。二味協同，心火得瀉，睡眠亦安，遺精自止。然辰砂有毒，不宜久服，奏效即停。今多用於青壯年男性的性功能紊亂症。

【原文】**白濁遺精**　潔古云：陽盛陰虛，故精洩也，真珠粉丸主之。用蛤粉（煅）一斤，黃柏（新瓦炒過）一斤，為細末，白水丸如梧子大。每服一百丸，空心用溫酒下，日二次。蛤粉味鹹而且能補腎陰，黃檗苦而降心火也。（46 卷·蛤蜊）

【按語】朱震亨言蛤蜊粉能止遺精白濁，蛤粉味鹹而且能補腎陰，黃柏入腎經而瀉相火、退骨蒸，治療陰虛火旺腰酸遺精。二藥配伍能治遺精白濁，或配上知母、熟地、山藥則療效更佳。

二、腎氣不固

【原文】**腎虛遺精**　北五味子一斤洗淨，水浸，挼去核。再以水洗核，取盡餘味。通置砂鍋中，布濾過，入好冬蜜二斤，炭火慢熬成膏，瓶收五日，出火性。每空心服一二茶匙，百滾湯下。劉松石《保壽堂方》。（18 卷·五味子）

【按語】此文指出腎虛遺精，可單用北五味子熬膏服用，並介紹了具體的製作及服用方法。五味子有北五味子與南五

味子之分。北五味子品質較南五味子為優，藥力也較強；南五味子不僅藥力較弱，且幾無滋補作用。故治療腎虛遺精時強調應選用北五味子，意即取其補腎與澀精止遺的雙重作用。

【原文】**白濁遺精**　石蓮肉、龍骨、益智仁等分，為末。每服二錢，空心米飲下。《普濟》：用蓮肉、白茯苓等分，為末。白湯調服。（33卷・蓮藕・蓮實）

【按語】白濁遺精者今多稱滑洩、遺精，一般發生於睡眠過程中，有夢而出者稱遺，無夢而出者稱滑。其為男子性功能減退或紊亂時的常見症狀。臨證認為其發生多與腎陽虧虛，精關失約，精液滑洩有關。故施治應以溫腎助陽，固澀精關為法。本方用石蓮肉（又名蓮肉）溫腎澀精，養心安神；配益智仁能溫助腎陽，固精止遺；伍龍骨可增強是方收斂固澀之功，但入藥時宜選煅龍骨。諸品合用，尤長於固澀精關，制止滑洩，而補腎助陽之力卻顯不足。今若用之理當加入淫羊藿等助陽力較強的藥物，以奏開源節流之效。《普濟方》用蓮肉、白茯苓協同，有交通心腎，固精止遺之效。尤適用於心腎不交所致的男子夜寐多夢，夢中遺洩之證。

【原文】**遺精白濁**　心虛不寧。金鎖玉關丸：用藕節、蓮花鬚、蓮子肉、芡實肉、山藥、白茯苓、白茯神各二兩，為末。用金櫻子二斤搥碎，以水一斗，熬八分，去滓，再熬成膏，入少麵和藥，丸梧子大。每服七十丸，米飲下。（33卷・蓮藕・藕節）

【按語】臨證認為心者火臟，生理狀態下心火下潛，以助腎陽，下元陽盛，則精關得固。文中所言「心虛不寧」實指心之陽氣不足，心火衰弱，腎陽無助，則固澀不能，故常

見遺精白濁之證。其辨證屬正虛滑脫，治宜扶正固脫，澀精止遺。本方謹遵此法，以藕節、蓮花鬚、芡實肉、金櫻子等收斂之品，澀精止遺；用蓮子肉、山藥、白茯苓、白茯神等益氣助陽，養心健脾，固腎澀精，安神定志。全方可奏扶正固本，制止滑脫之功，有標本兼顧之效。但縱觀本方，乃以腎虛為主。今多用於男性性功能減退。

【原文】**精氣虛滑**　玉鎖丹治精氣虛滑。用芡實、蓮蕊。方見藕節下。（33 卷・芡實）

【按語】玉鎖丹用芡實、蓮蕊（即蓮鬚），主要取其固腎鎖關，澀精止遺之功，故純為治標之劑。臨證凡見腎氣不足，精關失固所致的精氣虛滑證，皆可用之。然本方的扶正固本，補益元氣之力尤顯不足。若欲得標本兼顧之效，理當增加補益腎氣之品。

【原文】**便數遺精**　四精丸治思慮、色慾過度，損傷心氣，小便數，遺精。用秋石、白茯苓、芡實、蓮肉各二兩，為末，蒸棗和，丸梧子大。每服三十丸，空心鹽湯送下。《永類方》。（33 卷・芡實）

【按語】秋石：人類小便中的沉積結晶。

便數者小便頻數，且尤以夜間為甚也。其若與遺精並見，病機多與心火旺於上，腎氣虧於下，精關失固有關。觀四精丸用秋石，以滋陰清熱；配白茯苓、芡實、蓮肉能養心安神，健脾補腎，縮尿止遺。可知此證應屬心腎不交，水虧火旺所致。而本方功能滋水瀉火，交通心腎，固澀精關，用之必效。然文中所言「思慮、色慾過度」，實為病因，此因不除，雖用藥亦難奏效。

【原文】**腎虛遺精**　盜汗，夜夢鬼交。用豬腎一枚，切開去膜，入附子末一錢，濕紙裹煨熟，空心食之，飲酒一杯。不過三五服，效。《經驗方》。（50卷・豕）

【按語】夜夢鬼交，是指夢中與鬼交合，多由於身體虛弱所致。根據以臟補臟之說，豬腎有補腎之功，能理腎氣，通膀胱，暖腰膝，補虛壯氣，既補腎陽又滋腎陰；附子能溫腎壯陽，配豬腎以陽中求陰，陰陽雙補，共同治療腎陰虛遺精盜汗證。不過在具體使用中，若陽盛火旺之遺精則不宜使用。

【原文】**虛勞遺濁**　玉鎖丹治腎經虛損，心氣不足，思慮太過，真陽不固，漩有餘瀝，小便白濁如膏，夢中頻遺，骨節拘痛，面黧肌瘦，盜汗虛煩，食減乏力。此方性溫不熱，極有神效。用五倍子一斤，白茯苓四兩，龍骨二兩，為末，水糊丸梧子大。每服七十丸。食前用鹽湯送下，日三服。《和劑》方。（39卷・五倍子）

【按語】五倍子性收澀。能固精止遺，治療小便遺瀝，白茯苓能補脾益氣，龍骨收斂固澀，可固精止遺。本方既能收澀，又有補益之功，收標本兼治之功。用鹽湯送下，可引藥下行入腎經，而治腎虛不固之證。此方對於小便頻數，遺尿等均有作用。在治療遺尿方面，還可將五倍子研末外敷肚臍眼。

【原文】**遺精白濁**　盜汗虛勞。桑螵蛸（炙）、白龍骨等分，為細末。每服二錢，空心用鹽湯送下。《外臺》。（39卷・桑螵蛸）

【按語】遺精白濁，多由腎虛不能固攝所致。桑螵蛸性收斂，能固精縮尿，為治腎虛不固之遺精遺尿要藥，同時桑螵蛸還能補腎助陽；龍骨煅用，有良好的收斂固澀之功；鹽

湯送服，可引藥下行，使之補腎固腎。臨床上單用桑螵蛸或龍骨就有良好的作用。

【原文】**遺精白濁**　晚蠶蛾焙乾，去翅、足，為末，飯丸綠豆大。每服四十丸，淡鹽湯下。此丸常以火烘，否則易糜濕也。《唐氏方》。（39卷·原蠶·雄原蠶蛾）

【按語】李時珍說：雄原蠶蛾「壯陽事，止洩精」。其能補腎助陽，固精止遺，可用於腎虛不固之遺精、白濁。鹽湯送下，可引藥入腎經。因其鱗毛有毒，故原蠶蛾入藥時應去足、翅，可確保用藥的安全。

三、脾腎兩虛

【原文】**白濁遺精**　茯菟丸：治思慮太過，心腎虛損，真陽不固，漸有遺瀝，小便白濁，夢寐頻洩。菟絲子五兩，白茯苓三兩，石蓮肉二兩，為末，酒糊丸梧子大。每服三五十丸，空心鹽湯下。《和劑局方》。（18卷·菟絲子）。

【按語】此文意為若因思慮太過，心腎虛損，真陽不固，逐漸而致的白濁、睡夢遺精，可用茯菟丸治療。茯菟丸由菟絲子、白茯苓、石蓮肉組成，方中菟絲子功能補腎陽，益腎精而固精縮尿；配伍白茯苓補氣健脾而寧心安神；石蓮肉既能收斂固澀，又能補腎、健脾、養心，可交通心腎而安神。諸藥合用，腎虛得補，脾氣健運，心有所養，能補能澀，對心腎虛損，真陽不固之白濁、睡夢遺精可收標本兼顧之效。

【原文】**虛滑遺精**　白茯苓二兩，縮砂仁一兩，為末，入鹽二錢。精羊肉批片，摻藥炙食，以酒送下。《普濟方》。（37卷·茯苓·茯神）

【按語】本方所用白茯苓有滲濕健脾，安神寧心之功；所配縮砂仁能溫中化濕，行氣健脾，澀腸止遺；所輔羊肉為溫潤之品，有滋補脾腎，助陽強壯之功。三品合用，尤能溫補脾腎，益氣助陽，寧心安神，澀精止遺。以方測知，此虛滑遺精證確由脾腎虧虛，陽氣不足，精關失固所致。患者多伴見畏寒肢冷，腰膝酸軟，無夢頻滑，夜尿頻多等症。臨證若選此方，非久服不足以奏效。今亦可用治脾腎不足所致的小兒遺尿症。

四、陰虛火旺

【原文】陰虛夢洩　九肋鱉甲燒研。每用一字，以酒半盞，童尿半盞、蔥白七寸同煎。去蔥，日晡時服之。出臭汗為度。《醫壘元戎》。（45 卷·鱉甲）

【按語】日晡時：晡：①申時，即午後 3～5 時。②黃昏時。此處指午後 3～5 時。

鱉甲善養肝腎之陰，又能清虛熱；童子小便滋陰降火，蔥白通陽。本方宜於陰虛火旺，擾動下焦精室所致遺精之證。

【小結】遺精以火旺比較多見，補腎、瀉火是主要大法，包括瀉心火、瀉腎火。只要掌握這點，就能得心應手地應用藥物。從臨床來看，心理調理也是很重要的。此處節錄的方子是從內服用藥歸納的。

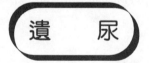

遺　尿

遺尿是指睡中小便自遺，醒後方覺的一種病證。又稱遺溺、尿床。多為嬰幼兒。自幼得病，有的持續數年到性成熟

時才消失，遺尿總由膀胱不固所致。

遺尿的常見證型有下元虛寒，宜溫補腎陽，固澀小便；脾肺氣虛，宜培元補氣，固澀小便；肝經濕熱，宜清熱瀉肝。

一、脾腎陽虛

【原文】**小便頻數**　脬氣不足也。雷州益智子鹽炒，去鹽，天臺烏藥等分，為末，酒煮山藥粉為糊，丸如梧子大。每服七十丸，空心鹽湯下。名縮泉丸。朱氏《集驗方》。（14卷・益智子）

【按語】脬氣不足，即膀胱氣不足，多為下元虛寒也。今小便頻數或遺尿，乃膀胱虛寒所致，此方以益智仁配伍烏藥、山藥為丸，即縮泉丸，主治遺尿，小便頻數，或溺有餘瀝，李時珍認為益智仁「行陽退陰之藥也，三焦、命門氣弱者宜之」，其溫補腎陽，固澀精氣，收縮小便；烏藥調氣散寒；山藥健脾補腎，固澀精氣，藥雖簡單，但收縮小便的作用明顯。

【原文】**小兒遺尿**　膀胱冷也。夜屬陰，故小便不禁。破故紙炒為末，每夜熱湯服五分。《嬰童百問》。（14卷・補骨脂）

【按語】小兒因腎氣虛弱，陽氣不足，夜間導致小便不禁而遺尿，將補骨脂以水煎服或研末服有效。此法簡單方便，實用。

【原文】**小兒遺尿**　桂末、雄雞肝等分，搗丸小豆大。溫水調下，日三服。《外臺》。（34卷・牡桂）

【按語】小兒遺尿俗稱尿床。之所以兒童多發，或因先天稟賦不足，或因後天失養，以致腎精不足。據觀察患兒多

見腎陽偏虛，無以氣化，膀胱失約。故本方特以桂末（即肉桂）溫腎助陽，化氣縮尿；配雄雞肝滋養陰血，以助生陽。二味相配正合「善補陽者陰中求陽」之法。小兒用之有補陽而無化燥之弊，養陰而無膩滯之嫌。

【原文】**婦人遺尿**　桑螵蛸酒炒為末，薑湯服二錢。《千金翼》。（39卷·桑螵蛸）

【按語】桑螵蛸能固精縮尿，為治遺尿、尿頻的良藥。同時又可補腎助陽，其性收斂，不只是婦人遺尿，對於各種遺尿，諸如小兒、久病，身體虛弱所致病證均可應用。《本草綱目》還介紹將桑螵蛸研末，用米飲送服者。此多由氣虛不能托舉子宮，或腎虛系胞無力，致膀胱關門不利或氣化不行所致。也可配伍龍骨一起使用。

二、脾氣虛弱

【原文】**小便頻數**　下焦真氣虛弱者。用上方（用蓮實半升，酒浸二宿，以牙豬肚一個洗淨，入蓮在內，縫定煮熟，取出曬乾為末，酒煮米糊丸梧子大。每服五十丸，食前溫酒送下），醋糊丸，服。（33卷·蓮藕·蓮實）

【按語】小便頻數清長多源於脾腎不足，氣化不利，膀胱失約，開多合少。故施治應以溫補脾腎，益氣助陽，約束水道為法。本方所用蓮實（即蓮子仁）能補脾益腎，固精縮尿，尤為治體虛滑洩證所首選；配豬肚可奏「以臟養臟」之效，能補益中氣，運脾養血。二味協同，恰合大法，再者尚具可藥可食之特點，故常食之，不僅能治病，而且還能養身。今凡見此證，無論老幼皆可用之。

【原文】**小便頻多**　白茯苓（去皮）、乾山藥（去皮，

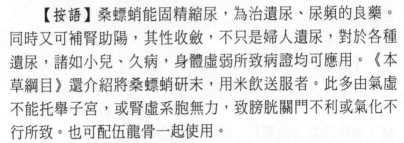

《本草綱目》驗方解

以白礬水瀹過，焙）等分，為末。每米飲服二錢。《儒門事親》方。（37卷‧茯苓‧茯神）

【按語】是方用甘淡性平之白茯苓能滲濕健脾，寧心安神；以乾山藥平補肺、脾、腎三臟氣陰，其經白礬水瀹過則固澀縮尿之效倍增。可見兩藥合用，上可寧心神，中能健脾胃，下能補腎氣，共奏固澀縮尿之效。以方測知，此小便頻多應為心腎氣陰不足，膀胱失約所致。本方甘平和緩，可藥可食，然需久服。

【小結】遺尿以腎虛、脾虛最為多見。在治療遺尿方面，除用藥外，也要注意心理調節，不要造成小兒心理緊張。外用藥物對於緩解症狀有很好的效果，一般多用五倍子、吳茱萸等研末外敷肚臍部位，比單用藥物內服效果要好。

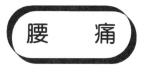

腰　痛

腰痛又稱腰脊痛，是指因外感、內傷或挫閃導致腰部氣血運行不暢，或失於濡養，引起腰脊或脊旁部位疼痛為主要症狀的一種疾病。腰痛產生的原因有外邪侵襲、體虛年邁、跌撲閃挫等。

腰痛常見的證型有寒濕腰痛，宜散寒祛濕，溫經通絡；濕熱腰痛，宜清熱利濕，舒筋止痛；瘀血腰痛，宜活血化瘀，通絡止痛；腎虛腰痛而偏於腎陰虛者，宜滋補腎陰，濡養筋脈；偏於腎陽虛者，宜補腎壯陽，溫煦經脈。

現代醫學的腰肌勞損、腰肌纖維炎、腰椎骨質增生、腰椎間盤病變、跌打損傷、婦科疾病、外科疾病均可引起腰

痛。

一、寒濕腰痛

【原文】**腰腳疼痛** 天麻、半夏、細辛各二兩，絹袋二個，各盛藥令勻，蒸熱交互熨痛處，汗出則癒。數日再熨。《衛生易簡方》。（12卷・赤箭）

【按語】赤箭：即天麻。將藥物蒸熱外用，不失為一種治療疾病的好方法。天麻祛風通絡，半夏燥濕化痰，細辛祛風止痛，對風濕痺痛，腰腳疼痛均可應用。

【原文】**腰腳諸痛** 《千金方》：用威靈仙末，空心溫酒服一錢。逐日以微利為度。《經驗方》：用威靈仙一斤，洗乾，好酒浸七日，為末，麵糊丸梧子大。以浸藥酒，每服二十丸。（18卷・威靈仙）

【按語】威靈仙善能通行十二經絡，具有祛風濕，通經絡，止痛之功，故可用治因風寒濕邪侵犯所致的腰腳諸痛。《千金方》、《經驗方》均是與酒同用，其目的在於加強溫散疏通之力。現代臨床單用威靈仙，或配伍他藥治療關節炎、增生性脊椎炎、足跟痛等皆獲較好療效。

【原文】**腰痛腳氣** 木瓜湯：治腰膝痛，腳氣不仁。羊肉一腳，草果五枚，粳米二升，回回豆（即胡豆）半升，木瓜二斤，取汁，入砂糖四兩，鹽少許，煮肉食之。《正要》。（50卷・羊）

【按語】《本草綱目》言羊肉能補中益氣、止痛，治療虛勞寒冷、五勞七傷。木瓜舒筋活絡，能去濕除痺，尤為濕痺、筋脈拘攣的要藥，善治下焦寒濕之腰膝痛、腳氣不仁，凡腿肚痙攣，木瓜為首選；草果溫燥能化寒濕。入粳米、胡

豆護養正氣，此方食物、藥物兼用，既便於服用，也便於病人接受。

二、腎虛腰痛

【原文】**腎虛腰痛** 《經驗後方》：用破故紙一兩，炒為末，溫酒服三錢，神妙。或加木香一錢。《和劑局方》：青娥丸：治腎氣虛弱，風冷乘之，或血氣相搏，腰痛如折，俯仰不利，或因勞役傷腎，或卑濕傷腰，或損墜墮傷，或風寒客搏，或氣滯不散，皆令腰痛，或腰間如物重墜。用破故紙酒浸炒一斤，杜仲去皮薑汁浸炒一斤，胡桃肉去皮二十個，為末，以蒜搗膏一兩，和丸梧子大，每空心溫酒服二十丸。婦人淡醋湯下。常服壯筋骨，活血脈，烏髭鬚、益顏色。（14卷·補骨脂）

【按語】補骨脂具有溫腎壯陽之功，可治腎虛腰痛，單用即有效果。青娥丸中將補骨脂配伍杜仲、胡桃肉、大蒜同用，具有補肝腎，強腰膝，壯筋骨，溫命門，去寒濕之功，此方為治療腎虛腰痛要方。

【原文】**腰膝疼痛** 或頑麻無力。菟絲子洗一兩，牛膝一兩，同入銀器內，酒浸過一寸，五日，暴乾為末，將原酒煮糊丸梧子大。每空心酒服三二十丸。《經驗後方》。（18卷·菟絲子）

【按語】腰膝疼痛之證，有感受外邪者，有氣滯血瘀者，有腎虧體虛者。本方選用菟絲子、牛膝治療腰膝疼痛，顯然是因腎虛所致。因「腰為腎之府」、「膝為筋之府」，肝主筋，腎主骨，肝腎不足則腰膝筋骨失於濡養，表現為疼痛，或麻木不仁，或軟弱無力等。菟絲子功能滋補肝腎，與能補肝腎，強筋骨的牛膝同用，其補益之力更強。且牛膝還

具活血通經，引藥下行之功，故在補肝腎之時，又可疏通氣血，引藥直趨病所。二藥相互協同，加上酒劑的輔助，對肝腎不足之虛證腰痛，用之甚為適宜。

【原文】**腎虛腰痛** 崔元亮《海上集驗方》：用杜仲去皮炙黃一大斤，分作十劑。每夜取一劑，以水一大升，浸至五更，煎三分減一，取汁，以羊腎三四枚切下，再煮三五沸，如作羹法，和以椒、鹽，空腹頓服。《聖惠方》：入薤白七莖。《篋中方》：加五味子半斤。（35卷・杜仲・皮）

【按語】腎虛腰痛明示此腰痛由腎虛所致。然腎虛有陽虛、陰虛、精虧等類。觀是方以杜仲為君，其有補腎壯陽，祛寒止痛之功。可知此證應為腎陽不足，虛寒內生所致。故患者尚可伴見腰膝酸冷，惡風畏寒，小便清長等症。方中配以羊腎能溫腎助陽，滋補陰血。二味協同，可奏陰陽雙補，祛寒止痛，強腎壯腰之功。今凡遇此證者亦常用之。文後《聖惠方》中加薤白能助主方通陽散寒，行氣通絡，以增止痛之效；《篋中方》：加五味子可使主方新增固精止遺之功，以治療腎虛腰痛伴有遺精滑洩，小便頻數等症。

【原文】**風冷傷腎** 腰背虛痛。杜仲一斤切炒，酒二升，漬十日°，日服三合。此陶隱居得效方也。《三因方》：為末，每旦以溫酒服二錢。（35卷・杜仲・皮）

【按語】腰為腎之府，腎陽不足，則禦寒力弱，較易受外界風寒之侵襲，以致內外兼挾而生腰背虛痛。患者常常遇風寒則腰痛加劇。為此本方以杜仲浸酒為法。此酒不僅能內助腎陽，以除陰寒，外散風寒，以驅病邪；而且有溫通經絡，化瘀止痛之功。今尤多用於中老年人的腎虛腰痛證。

《本草綱目》驗方解

【原文】**腎虛腰痛**　枸杞根、杜仲、萆薢各一斤，好酒三斗漬之，罌中密封，鍋中煮一日。飲之任意。《千金方》。（36卷·枸杞）

【按語】本方所用枸杞根即地骨皮，有清熱涼血之功，而萆薢除濕熱；伍杜仲能助陽氣，補肝腎，強筋骨；三藥浸酒可達到補腎，祛濕，止痛之效。據此推知，此腎虛腰痛證的病機較為複雜，應與腎陽虧虛，復感濕熱，經絡阻滯有關，屬虛實寒熱夾雜證候。針對於此方中採用了扶正祛邪，寒熱並用的配伍方法，充分體現了臨證辨證論治的思想。

【原文】**腎虛腰痛**　用豬腰子一枚切片，以椒、鹽淹去腥水，入杜仲末三錢在內，荷葉包煨食之，酒下。《本草權度》。（50卷·豕）

【按語】豬腎俗名豬腰子，《本草綱目》謂豬腎味鹹入腎，能理腎氣，通膀胱，補膀胱水臟，暖腰膝，補虛壯氣，以治腎虛腰痛，豬腰子是補腎的常用食品；杜仲甘溫，能補肝腎、強筋骨，為治療各種腰痛的要藥，尤善治療腎虛腰痛。此方食物與藥物同施，便於病人接受，不失為一首藥食兼用的好方。

【原文】**腎虛腰痛**　《心鏡》：用羊脊骨一具，捶碎煮，和蒜齏食，飲少酒妙。《正要》：用羊脊骨一具捶碎，肉蓯蓉一兩，草果三枚，蓽撥二錢，水煮汁，下蔥、醬作麵羹食。（50卷·羊·脊骨）

【按語】羊脊骨甘熱，李時珍認為其補腎虛，通督脈，治腰痛；肉蓯蓉能補腎陽益精血，治療腎精血虧虛之腰痛；二者合用能增強補腎強腰之作用。草果、蓽撥（芨）溫暖陽氣而散寒，此方治療腰痛有效。

【原文】**腎虛腰痛** 如錐刺不能動搖。鹿角屑三兩,炒黃研末。空心溫酒服方寸匕,日三。《肘後方》。(51 卷·鹿)

【按語】鹿角味鹹性溫,能補腎陽、益精血、強筋健骨,治療腎虛骨弱腰痛,《本草經集注》言其能除腰脊痛,唐代醫學家孟詵謂其能「輕身強骨髓、補陽道絕傷」。現常用鹿角治療陽虛腰痛病證。此方還可將其泡酒服也有效果。

三、血瘀腰痛

【原文】**反腰血痛** 桂末和苦酒塗之。乾再上。《肘後方》。(34 卷·牡桂)

【按語】反腰血痛者意為腰背處因瘀血阻滯所致的疼痛證,臨證可見局部刺痛,固定不移,或現瘀斑等症。一般血液瘀滯與寒凝、氣滯、外傷等因素有關。以是方用桂末配苦酒溫經散寒,活血通絡,化瘀止痛的方義,可知此證應為寒邪侵襲,氣血凝滯所致。給藥採用局部塗擦,可使藥性直達病所。今若用之尚可配合艾灸或推拿等治法,能增強療效。

【小結】腰痛多見於 40 歲以上的人,由於腰為腎之府,補腎、強腰、通腑是治療本病的大法。在選用藥物之時,無論何種腰痛,均宜以補腎為主。一般多選用具有強壯作用之品,如杜仲、續斷、何首烏、牛膝、五加皮、桑寄生、骨碎補、狗脊等。此處選錄的方子也可以適當選用。

第六部分 婦　科

月經不調

　　女性月經不調有多種表現，如月經先期、月經後期、月經先後無定期、月經過多、月經過少、經期延長、經間期出血，其表現很複雜。

　　月經先期，如因氣虛者，宜補氣攝血調經；血熱者，宜清熱涼血調經；血瘀者，宜活血化瘀，固沖調經。

　　月經後期，如因血虛者，宜補血調經；血寒者，宜溫經散寒調經；虛寒者，宜溫腎助陽，祛寒調經；氣滯者，宜理氣活血調經。

　　月經先後無定期，因肝鬱者，宜疏肝理氣調經；腎虛者，宜補腎益血調經。

　　月經過多，因氣虛者，宜補氣攝血固沖；血熱者，宜清熱涼血止血；血瘀者，宜活血化瘀止血。

　　月經過少，因腎虛者，宜補腎養血調經；血虛者，宜養血調經；血瘀者，宜活血化瘀調經；痰濕者，宜化痰燥濕，溫腎健脾。

　　經期延長，因氣血者，宜益氣健脾攝血；血熱者，宜滋陰清熱止血；血瘀者，宜活血化瘀止血。

一、瘀血阻滯

【原文】**丹參散**　治婦人經脈不調，或前或後，或多或少，產前胎不安，產後惡血不下，兼治冷熱勞，腰脊痛，骨節煩疼。用丹參洗淨，切曬為末，每服二錢，溫酒調下。《婦人明理方》。（12卷·丹參）

【按語】一味丹參可以治療月經諸多疾患，包括提前，推後，經血過多、過少及產後諸病，內傷雜病。李時珍在引用《婦人明理論》云：「四物湯治婦人病，不問產前產後，經水多少，皆可通用。惟一味丹參散，主治與之相同。蓋丹參能破宿血，補新血，安生胎，落死胎，止崩中帶下，調經脈，其功大類當歸、地黃、芎藭、芍藥故也。」後人據此有「一味丹參散，功同四物湯」的說法。由於四物湯主治月經多種病變，故有丹參兼治多種內科雜病的特點。

【原文】**益母膏**　《近效方》：治產婦堵疾，及折傷內損有瘀血。每天陰則痛，神方也。三月採益母草一名負擔，一名夏枯草，連根葉莖花洗擇令淨，乾箔上攤暴水乾，以竹刀切長五寸，勿用鐵刀，置於大鍋中，以水浸過二三寸，煎煮，候草爛水減三之二，漉去草，取汁約五六斗，入盆中澄半日，以綿濾去濁滓，以清汁入釜中，慢火煎取一斗，如稀餳狀，瓷瓶封收。每取梨大，暖酒和服，日再服。或和羹粥亦可。如遠行，即更煉至可丸收之。服至七日，則疼漸平復也。產婦惡露不盡及血運，一二服便瘥。其藥無忌。又能治風、益心力。《外臺秘要》。（15卷·茺蔚）

【按語】益母草及子（茺蔚子）是治療婦科疾患的主藥，李時珍認為「婦女經脈不調，胎產一切血氣諸病，妙品也」。可用治如月經不調、痛經、閉經、產後諸病。又因其

具有活血化瘀的作用，又可用治瘀血病證，如跌打損傷等。現主要用治月經不調。此方將益母草一味藥收膏，是便於服用，也便於攜帶。同時也可做成丸劑。原文中的「一名負擔」按劉衡如校點本認為非益母草的別名，乃是「一重擔」，為量詞。按《本草綱目》記載，本方還可用治難產、胎死腹中、產後血運、產後血閉等多種婦科疾病。

【原文】**經水不止**　紅雞冠花一味，曬乾為末。每服二錢，空心酒調下。忌魚腥豬肉。孫氏《集效方》。（15卷·雞冠）

【按語】雞冠花為治療婦科疾患的主藥。李時珍認為其主治「痔漏下血，赤白下痢，崩中赤白帶下，分赤白用」。意思是說，赤痢、赤帶用紅雞冠花，白痢、白帶用白雞冠花。今經水不止，故用紅雞冠花，其單用就有一定的療效。此方在《本草綱目》中記載還用其治療帶下，赤帶用紅色者，白帶用白色者。亦治痢疾，用法與之相同。

二、氣機不暢

【原文】**女人諸病**　《瑞竹堂方》：四製香附丸：治婦人女子經候不調，兼諸病。大香附子擦去毛一斤，分作四分：四兩醇酒浸，四兩醇醋浸，四兩鹽水浸，四兩童子小便浸。春三、秋五、夏一、冬七日。淘洗淨，曬乾搗爛，微焙為末，醋煮麵糊丸梧子大，每酒下七十丸。瘦人加澤蘭、赤茯苓末二兩，氣虛加四君子料，血虛加四物料。

《濟生堂》方：煮附濟陰丸：治婦人月經不調，久成癥積，一切風氣。用香附子一斤，分作四分，以童溲、鹽水、酒、醋各浸三日，艾葉一斤，漿水浸過，醋糊和作餅，曬乾，晚蠶砂半斤炒，莪茂四兩酒浸，當歸四兩酒浸，各焙為

末，醋糊丸梧子大。每服七十丸，米飲下，日二。

醋附丸：治婦人室女一切經候不調，血氣刺痛，腹脇膨脹，心怔乏力，面色萎黃，頭運噁心，崩漏帶下，便血，癥瘕積聚，及婦人數墮胎，由氣不升降，服此尤妙。香附子米醋浸半日，砂鍋煮乾，搗焙，石臼為末，醋糊為丸，醋湯下。

《澹寮方》：艾附丸：治同上。香附子一斤，熟艾四兩，醋煮，當歸酒浸二兩，為末，如上丸服。（14卷·莎草、香附子）

【按語】四製香附丸是治療婦科月經不調的要方，是將香附用四種不同的方法（酒、醋、鹽水、童便）進行炮製，做成丸劑服用，此方對於婦科因氣鬱致月經異常有良好的效果。後方用晚蠶砂、莪茂（ㄗㄨ。莪茂即莪朮）、當歸，是加強其活血的作用，對於血瘀病證有很好的效果。至於加艾葉（艾附丸），其作用基本相似，但溫暖胞宮的作用加強。李時珍對於香附有非常中肯的評價，認為香附「乃氣病之總司，女科之主帥」，乃調經要藥，故目前臨床在治療月經不調方面，此藥常為首選。

【原文】**月水不通** 厚朴三兩炙切，水三升，煎一升，分二服，空心飲。不過三四劑，神驗。一加桃仁、紅花。《子母秘錄》。（35卷·厚朴·皮）

【按語】月水不通者即月經閉止，簡稱閉經。月經之所以閉止，或因氣滯，或因血瘀，或因血虛等。此方所用厚朴功能芳香行氣，導滯通經。由此可知，此證應為氣滯血阻所致。患者多見周期性小腹脹痛，但無經血流出。然氣機鬱滯，可致月經血當出不出，必瘀於胞宮，瘀血內留，則更加重氣滯，以致氣滯血瘀並見。故而文中言「加桃仁、紅花」，

此二味皆為活血通絡，化瘀調經之要藥。與厚朴配伍，可奏行氣活血，化瘀通經之效。今若治此證理當首選後方。

三、胞宮虛寒

【原文】**經血不止** 瑞蓮散：用陳蓮蓬殼燒存性，研末。每服二錢，熱酒下。《婦人經驗方》。（33卷·蓮藕·蓮房）

【按語】經血不止者必大傷氣血，以致正氣虧虛。若按唐容川治血證首選「塞流」止血的原則，本方單用陳蓮蓬殼炭，意取其強力的收斂止血之功，以求速效。方後言「熱酒下」，可防其過澀留瘀。然此純為治標之劑，奏效後理當更方，以澄源復舊。

四、胞宮血熱

【原文】**月水不斷** 側柏葉（炙）、芍藥等分。每用三錢，水、酒各半，煎服。室女用側柏葉、木賊（炒微焦）等分，為末。每服二錢，米飲下。《聖濟總錄》。（34卷·柏·柏葉）

【按語】月水者月經也。臨證所見月水不斷，多與火、氣、瘀三因有關。其施治應遵「塞流、澄源、復舊」三法。一般首選塞流止血，以防過失傷正，亦有三法聯用，而求標本兼顧。是方用側柏葉清熱涼血，收斂止血，以節流；配芍藥益陰養血，以開源。二藥合用，有開源節流，標本兼顧之效。以方測知，此證應為熱入血分，迫血妄行所致。方後所言「室女」乃處女。處女之月水不斷多與肝鬱化熱有關，以致經血過多或不斷。其症雖與成人相同，但虛實有別，故宜同病異治。其方除仍用側柏葉清熱涼血，收斂止血外；另配木賊疏肝解鬱，散熱涼血，以止經血。由此可見，婦女患此

多虛證，處女則多見實證。臨證應詳辨之。

芍藥入藥有赤芍、白芍之分。赤芍功能涼血化瘀；白芍功能養血益陰。若月水不斷是因熱邪或熱壅血瘀所致宜選前者；若因氣血虧虛所致宜選後者；若兼而有之則可二者聯用。

【小結】月經不調的成因有多種，此處選用了部分關於治療本病的方子，以上四種類型的病變均為常見之象。用藥以治血為重點，包括血瘀、血熱、血寒及氣鬱，根據《本草綱目》對於藥物的認識，結合臨床用藥情況來看，現在比較多用的調經藥是香附、益母草、玫瑰花、月季花、烏藥、當歸、芍藥、玄胡索、紅花等。當然這還要結合病家、醫家的情況來決定用藥。

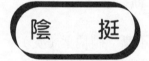

陰 挺

陰挺是指子宮從正常位置沿陰道下降，子宮脫出甚至全部脫出於陰道口以外。古亦稱陰脫、陰菌、陰痔、產腸不收、葫蘆頹等，即子宮脫垂。

陰挺的常見證型有氣虛，宜補中益氣，升陽舉陷；腎虛，宜補腎固脫，益氣升提。

一、氣虛病證

【原文】**婦人陰脫** 礬石燒研，空心酒服方寸匕，日三。《千金翼》。（11卷·礬石）

【按語】礬石經燒研後即枯礬，具有收斂固澀作用，用治滑脫病證。此方外用而治子宮脫垂，其方法簡單，可以使用。一般來說，具有收斂作用的藥物，外用治療子宮脫垂效

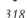

《本草綱目》驗方解

果比較明顯，且作用也迅速。

【原文】**產後腸脫** 五倍子末摻之。或以五倍子、白礬煎湯薰洗。《婦人良方》。（39卷·五倍子）

【按語】產後腸脫即子宮脫垂。

子宮脫垂多因產後氣虛，不能托舉所致。五倍子、白礬均能收斂，尤其是可收斂子腸，現將其煎湯薰洗是有作用的，可以選用。單用五倍子即有此作用。

二、虛寒病證

【原文】**婦人陰脫** 白及、川烏頭等分，為末，絹裹一錢納陰中，入三寸，腹內熱即止，日用一次。《廣濟方》。（12卷·白及）

【按語】白及具有良好的收斂作用，用其以絹裹後塞入陰道治療陰脫是對證的，但川烏大熱，有毒，用之宜慎。

【小結】陰挺在用藥方面，除了採用內服的方法外，按傳統用藥及治療效果來看，多同時採用外用的方法，此處選錄的關於用五倍子外用，就有比較明顯的效果，一般外用藥物以收澀之品多用。從內服用藥來看，則多採用補益中氣，升提的方法，按現在的認識，多為肌肉收縮無力，故常加用促使肌肉收縮之品，如枳實、枳殼。

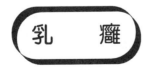

乳　　癰

乳癰是指熱毒侵入乳房而引起的一種疾病。多見於哺乳期婦女，而以初產婦為多見。好發於產後3～4週。本病是由

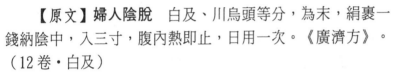

第六部分　婦科

於肝氣不舒，胃熱壅滯，以致肝胃不和，氣血瘀滯或因其他原因致乳汁鬱積，使乳絡不暢，乳管阻塞，敗乳蓄積而成癰腫。

乳癰常見證型有肝鬱氣滯，宜疏肝解鬱，通乳散結；胃熱壅滯，宜清胃解毒，透膿散結；證虛毒留，宜扶正托毒。乳癰總的治療原則是疏肝清胃，通乳消腫。亦有分為乳癰初起，成膿期，潰破期者。

乳癰相當於現代醫學所說的乳腺炎。

一、乳癰初起

【原文】**乳癰初起**　炙甘草二錢，新水煎服，仍令人咂之。《直指方》。（12 卷・甘草）

【按語】咂（ㄗㄚ，即吸、呷意），因甘草具有清熱解毒的作用，故治療乳癰可以其煎水服。咂，可有利於癰腫消退。

【原文】**乳癰初發**　大熟栝樓一枚熟搗，以白酒一斗，煮取四升，去滓。溫服一升，日三服。《子母秘錄》。（18 卷・栝樓）

【按語】瓜蔞性寒清熱，並有散結消腫之功，故可用治乳癰初起者。除本條以之用白酒煮汁內服外，臨床亦可配伍蒲公英等同用，且既可內服，亦可外敷。從臨床上使用來看，瓜蔞皮治療乳癰更好。

【原文】**乳癰初起**　蔓荊子炒，為末。酒服方寸匕，渣傅之。危氏《得效方》。（36 卷・蔓荊子・實）

【按語】乳癰初起一般為熱毒感染期。患者可見乳房某處紅熱微痛，並伴周身不適，或低熱等。故是方用辛苦微寒

的蔓荊子，以疏風清熱，達到解毒之目的。其採用了一方兩用的給藥方法，內服可解患者全身之熱毒，外敷可直達病所以解局部之熱毒。如此全身與局部結合的治療方法常可奏立竿見影之效。

二、乳癰熱盛

【原文】**吹乳腫痛**　遠志焙研，酒服二錢，以滓傅之。《袖珍方》。（12卷·遠志）

【按語】遠志具有消癰腫的作用，故內服、外用可治乳癰。

【原文】**吹奶作痛**　貝母末吹鼻中，大效。危氏《得效方》。（13卷·貝母）

【按語】乳癰一般表現為乳房的紅腫熱痛，內服多採用清熱解毒，散結消腫之品，而此方則採用貝母研末吹鼻，方法獨特，減少了服藥的麻煩，確實良方。

【原文】**乳癰初腫**　貝母末，酒服二錢，仍令人吮之。即通。《仁齋直指方》。（13卷·貝母）

【按語】此方以貝母研末用酒送服治療乳癰，主要是取其消腫散結的作用，令人吮（ㄕㄨㄣˇ，聚攏嘴唇來吸）之，即讓人吸吮乳頭以利乳汁排洩，可以使乳房腫脹消退，也就是說，貝母既可內服又可外用，故治乳癰常選貝母。

三、乳癰成膿

【原文】**婦人乳癰**　皂角刺（燒存性）一兩，蚌粉一錢，和研。每服一錢，溫酒下。《直指方》。（35卷·皂莢·刺）

【按語】乳癰即發生於婦女乳房的一種熱毒瘡瘍。本病一般多發生於哺乳婦，常與乳腺阻滯，復感熱毒有關。其臨床過程可分為三個階段，即熱毒感染期，可見乳房的某處紅熱微痛；熱壅血瘀期，可見乳房紅腫熱痛，甚者伴高熱；肉腐成膿期，可見乳房腫塊變軟，顏色變暗，腫塊頂部出現膿點等。觀本方用皂角刺，意在排膿消癰；配蚌粉能清熱化痰，消腫祛積。可知此方用於肉腐成膿期尤為適宜。

【小結】乳癰在早期的治療過程中，以消散癰腫為主要方法，後期以排膿為主要法則。關於治療的方法，內服用藥只是其中之一。在外用藥時，往往效果也很好。此處節錄了採用外敷、吹鼻的方法，特別是用藥物吹鼻，有非常突出的效果，此處節錄的是用貝母研末吹鼻，在《本草綱目》中還介紹用生半夏吹鼻也有作用。吹鼻選用藥物以散結消腫為基本方向。外敷用藥一般多用清熱解毒、消腫之品，如黃連、芒硝等。

帶　下

帶下是指帶下量明顯增多或減少，色、質、氣味發生異常，或伴有全身或局部症狀者。帶下明顯增多稱為帶下過多，帶下明顯減少稱為帶下過少。

濕邪是導致帶下過多的主要病因。帶下過多常見證型有脾虛，宜健脾益氣，升陽除濕；腎陽虛，宜溫腎培元，固澀止帶；陰虛挾濕，宜滋腎益陰；濕熱下注，宜清利濕熱，解毒殺蟲；熱毒蘊結，宜清熱解毒。

現代醫學中的各類陰道炎、宮頸炎、盆腔炎、內分泌功

能失調等可引起帶下增多。

帶下過少是指帶下明顯減少，主要病機是陰液不足，不能潤澤陰戶，導致陰中乾澀癢痛，甚至陰部萎縮。常見證型有肝腎虧損，宜滋補肝腎，養精益血；血枯瘀阻，宜補血益精，活血化瘀。

現代醫學中的卵巢功能早衰、停經後卵巢功能下降、手術切除卵巢後、盆腔放療後、嚴重卵巢炎及席漢氏綜合徵、長期服用某些藥物抑制卵巢功能致陰道分泌物減少出現帶下過少。

本節中輯錄的方治多用治帶下過多。

一、寒濕帶下

【原文】**婦人帶下**　百草霜一兩，香金墨半兩，研末。每服三錢，豬肝一葉，批開入藥在內，紙裹煨熟，細嚼，溫酒送之。《永類方》。（7卷·百草霜）

【按語】百草霜具有收斂作用，除主治出血外，還用治帶下，濕疹等。今將百草霜、墨與豬肝煨熟同用，可加強止帶作用，此方是將藥物、食物合用，達到藥食兼用之目的。

【原文】**赤白帶下**　禹餘糧火煅醋淬、乾薑等分，赤下乾薑減半，為末，空心服二錢匕。《勝金方》。（10卷·禹餘糧）

【按語】禹餘糧具有收斂固澀作用，用治滑脫病證，如帶下、久瀉、久痢、崩漏出血等，尤其是用治下部病變，李時珍說「其性寒，故主下焦前後諸病」。此方除用治帶下外，也用治前後二陰其他病證，但以虛寒性者為佳，因乾薑具有溫暖散寒作用，若熱證則乾薑不宜，故云「赤下乾薑減半」，此方實際上與張仲景的桃花湯很相似。

【原文】**室女白帶**　沖任虛寒。鹿茸丸：用金毛狗脊燎去毛、白斂各一兩，鹿茸酒蒸焙二兩，為末，用艾煎醋汁打糯米糊，丸梧子大。每服五十丸，空心溫酒下。《濟生方》。（12卷・狗脊）

【按語】室女，指未結婚的女性，即處女。空心，即空腹。鹿茸大補腎陽，金毛狗脊補腎溫陽，白斂有收斂作用，艾葉亦有溫暖下焦之功，故沖任虛寒之帶下，將以上藥研末為丸，可以應用。

【原文】**赤白帶下**　月水不來。用蛇床子、枯礬等分，為末，醋麵糊丸彈子大，胭脂為衣，綿裹納入陰戶。如熱極，再換，日一次。《儒門事親》方。（14卷・蛇床子）

【按語】若下焦虛寒，帶下過多，月經不來，取蛇床子溫暖胞宮的作用，其外用能直達病所，配伍枯礬是因為有收斂之功，由於蛇床子性溫，故外用後可能出現局部熱感。此方既可將其為丸局部外用，亦可煎水外洗達到殺蟲止癢之功。所以李時珍《集簡方》是用此二藥煎湯頻洗以治陰癢的。還有將蛇床子作為坐藥應用者。

【原文】**婦人白帶**　白芷四兩，以石灰半斤，淹三宿，去灰切片，炒研。酒服二錢。《醫學集成》。（14卷・白芷）

【按語】白帶過多有寒濕和濕熱之分，白芷辛溫，主治寒濕帶下，經過配伍亦治療濕熱帶下。以白芷治療帶下，早在《神農本草經》中就有記載。今將白芷與石灰同製，是加強白芷的燥濕之功。

【原文】**赤白帶下**　年深月久不瘥者。取白芍藥三兩，

並乾薑半兩，銼熬令黃，搗末。空心水飲服二錢匕，日再服。（《廣濟方》）。只用芍藥炒黑，研末，酒服之。貞元《廣利方》。（14卷‧芍藥）

【按語】婦人赤白帶下，取白芍者，是因為其具收斂之功，而用乾薑乃因為其溫暖散寒，若非寒邪偏盛，則不宜使用乾薑。單用白芍炒黑，也是加強其作用。此方多用於虛寒病證。

【原文】**赤白帶下**　及血崩不止。香附子、赤芍藥等分，為末，鹽一捻，水二盞，煎一盞，食前溫服。《聖惠方》。（14卷‧莎草、香附子）

【按語】李時珍說：香附治「婦人崩漏帶下，月候不調，胎前產後百病。」「乃氣病之總司，女科之主帥。」是治療婦科疾病的主藥，對於帶下、崩漏、月經不調尤為多用。今赤白帶下，又兼崩漏，以香附行氣，疏通氣機，以赤芍走血分而活血涼血，故同用可治上述諸病。

二、濕熱帶下

【原文】**赤白帶下**　年深，諸藥不能療者，用上方治之亦驗，名獨聖湯。方同上。（12卷‧貫眾）

【按語】此「用上方治之亦驗」，指的是「用貫眾狀如刺猬者一個，全用不銼，只揉去毛及花萼，以好醋蘸濕，慢火炙令香熟，候冷為末，米飲空心每服二錢，甚效。」此方源於《婦人良方》，因貫眾能清熱解毒，根據現在對其的認識，有抗菌、抗病毒的作用，故對於熱毒病證可以應用。

【原文】**赤白帶下**　苦參二兩，牡蠣粉一兩五錢，為末。以雄豬肚一個，水三碗煮爛，搗泥和丸梧子大。每服百丸，

溫酒下。陸氏《積德堂方》。（13卷·苦參）

【按語】帶下分赤帶、白帶，與濕熱有密切關係，一般宜清熱利濕或燥濕。苦參清熱燥濕，又能清利小便，對濕熱病證有良好的效果。牡蠣具有收斂固澀止帶的作用，多用於體虛滑脫證，故可用於帶下，至於用雄豬肚者，是將藥物治療與食物應用結合起來，便於服用，也易於被病人接受。

【原文】**女人白帶**　椿根白皮、滑石等分，為末，粥丸梧子大。每空腹白湯下一百丸。又方：椿根白皮一兩半，乾薑（炒黑）、白芍藥（炒黑）、黃檗（炒黑）各二錢，為末。如上法丸服。丹溪方。男子白濁方同上。（35卷·椿樗·白皮及根皮）

【按語】白帶者為婦女陰道內分泌的一種黏液。正常情況下白帶量較少，若發生病變分泌量異常增多時，稱為帶下病。一般帶下病的發生多與濕濁內盛有關，或兼熱邪，或兼寒邪，或因脾腎不足等。由本方用椿根白皮配滑石，既能清熱利濕，又能固澀止帶。可知此證應與濕熱下注，濕重於熱有關。

文中又方選用椿根白皮、白芍藥、黃檗三藥並炒黑，功能清熱燥濕，固澀止帶；加黑乾薑能溫中助陽，散寒燥濕。意在寒熱並用，燥濕止帶。尤適用於因寒熱錯雜，濕濁下注之帶下重證。可見帶下病亦應辨證論治，切忌一方通行。

【原文】**白帶不止**　槐花（炒）、牡蠣（煅）等分，為末。每酒服三錢，取效。同上《摘玄方》。（35卷·槐·槐花）

【按語】本方用炒槐花，其善行下焦，有清熱收澀之功；所配煅牡蠣功專收斂固澀。二味相配，尤以突出其收澀作

用。據此推知，此白帶不止證，患者見帶下清稀量多，經日不止。臨證論治首當收澀，用上方恰如其分。然純以治標，難得全效，今多在此基礎上加味，而求標本兼顧。

【原文】**帶下脈數** 枸杞根一斤，生地黃五斤，酒一斗，煮五升。日日服之。《千金方》。（36卷・枸杞）

【按語】由帶下病患者並見脈數，可知其與火熱內盛下焦有關。臨證認為熱盛者脈數也，其所下之帶亦常呈黃色，又簡稱為黃帶。《內經》云：「熱者寒之」，故是方選用性寒之枸杞根，以清下焦邪熱；配生地黃攻補兼施，能清熱養陰，生津潤燥，可防熱盛傷津。方後云以酒煮，意在反佐，以免過寒傷陽，且可助主方通行經絡，使之又走又守，而無膩滯之弊。

三、虛寒帶下

【原文】**赤白帶下** 白扁豆炒為末，用米飲每服二錢。（24卷・藊豆）

【按語】白扁豆功能補氣健脾，兼能化濕。故其所治赤白帶下以脾虛濕濁下注者最為適宜。本方雖單用炒後研末，米湯送服，但因其「味輕力薄……，必須同補氣之藥共用為佳」（《本草新編》）。因此，臨證若隨證配伍白朮等藥同用則效果更好。

【原文】**赤白帶下** 白果、蓮肉、江米各五錢，胡椒一錢，為末。烏骨雞一隻，如常治淨，裝末爪腹煮熟，空心食之。（48卷・雞・烏骨雞）

【按語】烏骨雞能益產婦，治女人崩中帶下；白果又叫銀杏，味酸具有收斂之性，能收斂固澀治療帶下證；蓮肉既

補脾益腎，又固澀止帶，補澀兼收，為治脾虛、腎虛帶下常用之品。用上江米、胡椒同食，共同治療赤白帶下，療效確切。縱觀全方，以治虛寒帶下作用更好。

【原文】**室女白帶**　因沖任虛寒者。鹿茸（酒蒸焙）二兩，金毛狗脊、白蘞各一兩，為末，用艾煎醋，打糯米糊，丸梧子大。每溫酒下五十丸，日二。《濟生》。（51卷‧鹿）

【按語】室女，指未結婚的女子，即處女。鹿茸功能補腎陽、益精血、強筋骨、固沖任，治療腎陽虛、沖任虛寒帶下證；金毛狗脊甘溫，能補肝腎、強腰膝、兼固澀作用，治療肝腎陽虛、沖任虛寒帶下過多清稀；白蘞具收斂止血止帶作用，治療白帶過多；艾葉溫通經脈、散寒濕，為治婦人下焦虛寒或寒客胞宮的要藥，常用於下焦虛寒帶下清稀證。方中四藥配伍，對於室女白帶因沖任虛寒者有很好療效。

【小結】治療白帶以祛濕為主要大法，可採用燥濕、利濕、化濕等。此處節錄了有關這方面的用藥情況，其中有內服用藥，也有外用藥物，比較特殊的是用食療來治療本病，這種方法值得推廣，至於選用食物，可以結合病人的生活習慣，嗜好，飲食口味來決定。

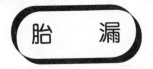

胎　漏

胎漏是指妊娠期間，陰道不時有少量出血，時出時止，或淋瀝不斷，而無腰酸、腹痛、小腹下墜者。亦稱胞漏、漏胎。

胎漏常見證型有腎虛，宜補腎健脾，益氣安胎；血熱，宜清熱涼血，養血安胎；氣血虛弱，宜補氣養血，固腎安

胎；血瘀，宜活血消癥，補腎安胎；肝鬱氣滯，宜疏肝理氣；脾氣虛弱，宜健脾益氣；血脈瘀阻，宜活血化瘀。

現代醫學之先兆流產屬於胎漏範疇。

一、氣虛病證

【原文】**胎動不安**　腹痛、下黃汁。黃耆、川芎藭各一兩，糯米一合，水一升，煎半升，分服。《婦人良方》。（12卷‧黃耆）

【按語】產生胎動不安的原因有多種，若氣虛又兼氣滯者可以應用本方。若非氣滯者不宜使用，這是因為川芎有行氣活血作用，會影響胎兒的正常發育。

二、氣滯病證

【原文】**妊娠胎動**　偶因所觸，或跌墜傷損，致胎不安，痛不可忍者。縮砂熨斗內炒熱，去皮用仁，搗碎。每服二錢，熱酒調下。須臾覺腹中胎動處極熱，即胎已安矣。神效。孫尚藥方。（14卷‧縮砂蔤）

【按語】砂仁具有很好的安胎作用，可用於肝鬱氣滯或脾胃虛弱所致的胎動不安，單用即有效果。今因意外所觸，或跌墜傷損而導致胎動不安，取砂仁以酒送服，正是取其行氣安胎的作用。後人常以砂仁配伍蘇梗、白朮、桑寄生、杜仲、續斷等同用。

三、胎熱病證

【原文】**安胎清熱**　條芩、白朮等分，炒為末，米飲和丸梧子大。每服五十丸，白湯下。或加神曲。凡妊娠調理，以四物去地黃，加白朮、黃芩為末，常服甚良。《丹溪纂要》。（13卷‧黃芩）

【按語】米飲，即米湯。黃芩乃清熱安胎，白朮健脾安胎，後人將此二藥視為安胎聖藥。取二藥安胎之功，早在《金匱要略》中就有同用的例子，如「婦人妊娠，宜常服當歸散主之。」當歸散即由當歸、黃芩、芍藥、芎藭、白朮組成。此處將黃芩、白朮加神曲作丸，既能安胎，又能健脾，保護脾胃功能，自能強壯身體。至於後面所云四物去生地等，實際上就是張仲景的當歸散。

【原文】**漏胎下血**　蓮房燒研，麵糊丸梧子大。每服百丸，湯、酒任下，日二。朱氏《集驗方》。（33卷・蓮藕・蓮房）

【按語】漏胎下血者胎動不安也，今稱之為先兆流產。婦女妊娠，其血下注以養胎兒，故無月經或陰道出血。若此期間見陰道出血，可致胞胎失養，甚至墮胎。此時首當其衝，宜迅速制止出血。是方單用有較強收斂止血作用的蓮房，功專力大。然血止之後仍需更方安胎，鞏固療效。

四、陰血虧虛

【原文】**妊娠下血**　張仲景曰：婦人有漏下者，有半產後下血不絕者，有妊娠下血者，並宜膠艾湯主之。阿膠二兩，艾葉三兩，芎藭、甘草各二兩，當歸、地黃各三兩，芍藥四兩，水五升，清酒五升，煮取三升，乃納膠令消盡，每溫酒一升，日三服。《金匱要略》。（15卷・艾）

【按語】此方乃張仲景的膠艾湯，亦名芎歸膠艾湯。是治療陰血虧虛，衝任損傷所致的崩漏、胞阻或胎動不安的一首良方。方中以四物湯養血和血，艾葉溫經暖宮，甘草調和諸藥，清酒以行藥力，實為婦科中的要方。李時珍說：「膠艾湯治虛痢，及妊娠產後下血，尤著其效。」

【原文】**妊娠下血**　不止。阿膠三兩炙為末，酒一升半煎化，服即癒。又方：用阿膠末二兩，生地黃半斤搗汁，入清酒三升、絞汁分三服。《梅師方》。（50卷·驢）

【按語】阿膠為止血要藥，善治陰虛血熱出血，根據《本經》記載，阿膠又能安胎，故妊娠而出現下血既取阿膠止血，又取安胎之效；生地黃清熱涼血養陰止血，尤治血熱出血。二藥均能止血，可治妊娠下血不止。

五、肝腎虧虛

【原文】**妊娠胎動**　兩三月墮，預宜服此。川續斷酒浸，杜仲薑汁炒去絲，各二兩，為末，棗肉煮爛杵和丸梧子大。每服三十丸，米飲下。（15卷·續斷）

【按語】續斷、杜仲均具有補肝腎、安胎之效，為常用的安胎之品，尤其是對於因肝腎不足所致的腰膝酸軟，胎動不安有很好的療效。

古代本草認為續斷能治療婦人產前後一切病，胎漏，子宮冷等多種婦科疾病。今與杜仲、棗肉為丸劑既便於服用，又便於保管，以米飲送下，則更能固護正氣。

【原文】**頻慣墮胎**　或三四月即墮者。於兩月前，以杜仲八兩（糯米煎湯浸透，炒去絲），續斷二兩（酒浸焙乾）為末，以山藥五六兩，為末作糊，丸梧子大。每服五十丸，空心米飲下。《肘後方》：用杜仲焙研，棗肉為丸。糯米飲下。楊起《簡便方》。（35卷·杜仲·皮）

【按語】頻慣墮胎者為反覆多次流產也，今稱之為習慣性流產。臨證認為腎藏精，主生殖；腎精足，胎氣固，腎精衰，則胎動不安，甚則墮胎。故而補腎固本，安胎止墮當為施治大法。本方以杜仲、**續斷**共為君藥，可奏補益肝腎，止

墮安胎之功；配山藥平補脾腎氣陰，兼顧先天、後天二臟，可助君藥一臂之力，增強安胎之效。今凡見因腎虛所致的習慣性流產者皆可選用此方。

六、虛寒病證

【原文】**妊娠胎動**　或腰痛，或搶心，或下血不止，或倒產子死腹中。艾葉一雞子大，酒四升，煮二升，分二服。《肘後方》。（15卷‧艾）

【按語】艾葉具有溫暖胞宮、止血的作用，若因胞中虛寒，導致胎動不安，以艾葉散寒、止血，故可用治胎動不安，子死腹中。

【原文】**妊娠下血**　不止。鹿角屑、當歸各半兩，水三盞，煎減半，頓服。不過二服。《普濟方》。（51卷‧鹿）

【按語】妊娠下血不止乃因瘀血所致，瘀血不去則出血不止，治宜活血為主。鹿角雖為補腎陽之品，但兼能活血散瘀消腫，可治療產後瘀血；當歸功能活血止痛，為婦科要藥，治婦科瘀血病證。二藥配伍，能活血化瘀，瘀血去，則妊娠下血自止。此方只適宜虛寒兼瘀血病證。

七、虛熱病證

【原文】**孕婦漏胎**　五倍子末，酒服二錢，神效。《朱氏集驗方》。（39卷‧五倍子）

【按語】妊娠期陰道少量出血，時下時止而無腰酸腹痛者，稱為「胎漏」。五倍子味酸收斂，可收斂止血。用酒調服，可免止血留瘀。若習慣性流產，也可以選用此方。

【小結】妊娠後胎動不安會導致流產、早產，需要安胎，

《本草綱目》驗方解

而產生胎動不安的原因有多種，此處選錄的七種病型，在臨床上均可見到，從用藥來看，現在一般治療氣虛者多選用黃芪、白朮；氣滯者多選用砂仁、紫蘇、香附、藿香梗；胎熱者多選用黃芩；陰虧者多選用阿膠；肝腎不足者多選用杜仲、續斷、桑寄生、菟絲子、沙苑子；虛寒者多選用艾葉；虛熱者多選用荷葉梗。

缺　乳

缺乳是指產後哺乳期內，產婦乳汁甚少或無乳可下者，又稱產後乳汁不行。缺乳的主要病機是乳汁生化不足或乳絡不暢。

缺乳的常見證型有氣血虛弱，宜補氣養血，佐以通乳；肝鬱氣滯，宜疏肝解鬱，通絡下乳；痰濁阻滯，宜健脾化痰，行氣通乳。

一、絡脈壅滯

【原文】乳汁不下　乃氣脈壅塞也。又治經絡凝滯，乳內脹痛，邪蓄成癰，服之自然內消。

漏盧二兩半，蛇退十條炙焦，瓜蔞十個燒存性，為末。每服二錢，溫酒調下，良久以熱羹湯投之，以通為度。《和劑》方。（15卷・漏盧）

【按語】漏盧：現寫作漏蘆。

產後乳汁不通，若因為經絡阻滯，可以漏蘆治療。漏蘆具有通乳之效，早在《神農本草經》中就記載其「下乳汁」，李時珍說「漏蘆下乳汁，消熱毒，排膿止血，生肌殺蟲。」現熱毒內壅，邪熱壅滯，乳內脹痛，故以漏蘆清熱解

毒，通乳，消癰。蛇蛻、瓜蔞協助漏蘆的作用。

【原文】乳汁不通　方見發明。（16卷·葵）

【按語】按陳自明《婦人良方》云：乳婦氣脈壅塞。乳汁不行，及經絡凝滯，奶房脹痛，留蓄作癰毒者。用葵菜子炒香、縮砂仁等分、為末，熱酒服二錢。此藥滋氣脈，通營衛，行津液，極驗。乃上蔡張不愚方也。此方用冬葵子治療產後乳汁分泌過少，取冬葵子通乳，有良好的作用，李時珍認為其「利竅通乳」。此方可以選用。其單方一味，有氣煞名醫的說法。

【原文】乳汁結毒　產後乳汁不洩，結毒者。皂角刺、蔓荊子各燒存性，等分為末。每溫酒服二錢。《袖珍方》。（35卷·皂莢·刺）

【按語】乳汁結毒者為乳汁泌出，不得排洩，結積成毒，為害乳房。此證多見於初次生產的哺乳婦，其症有乳房脹痛、壓之偏硬，乳汁排洩不暢等，今稱之為乳汁鬱積症，多與輸乳管不通暢有關。臨證應以急通乳汁，解毒消腫為要，若難獲速效，則極易繼發乳癰。故本方以有較強破鬱通絡，排洩乳汁作用的皂角刺為君，以期速效；配蔓荊子以疏解鬱滯，清熱散毒，能助君藥開結去毒，通調乳道。然今若用之常加有退乳之功的麥芽，以絕敵之援兵，可有縮短奏效時間及標本兼顧之效。

【原文】乳汁不通　白僵蠶末二錢，酒服。少頃，以脂麻茶一盞投之，梳頭數十遍，奶汁如泉也。《經驗方》。（39卷·白僵蠶）

【按語】脂麻即芝麻，作為藥用，以黑芝麻為好。

《本草綱目》驗方解

僵蠶行散，有很好的通絡行滯之功；酒辛溫通絡活血；脂麻長於補肝腎，潤五臟，益氣血。對於氣血不足或經脈不利之乳少均宜。關於此處所謂梳頭，有兩種解釋，一是認為梳頭髮，一是認為梳乳頭，兩者均可通利氣血經絡，有助於行乳。一般認為梳乳頭更恰當，即輕輕地拉扯乳頭，有利於乳汁排洩。

二、氣滯血瘀

【原文】婦人乳少　因氣鬱者。湧泉散：王不留行，穿山甲炮、龍骨、瞿麥穗、麥門冬等分，為末。每服一錢，熱酒調下，後食豬蹄羹，仍以木梳梳乳，一日三次。《衛生寶鑒》。（16卷・王不留行）

【按語】產後乳汁少，可因氣鬱致脈絡阻滯，王不留行、穿山甲具有很好的通乳作用，李時珍說：「王不留行能走血分，乃陽明沖任之藥。俗有『穿山甲、王不留，婦人服了乳長流』之語，可見其性行而不住也。」根據臨床實踐來看，王不留行、穿山甲配伍，其通乳之功明顯加強，均為要藥，豬蹄也是通乳很好的食品，只此三味，就能達到良好的作用。至於龍骨因其有收斂作用，瞿麥苦寒傷陽，麥冬性寒，而產後要用溫藥，故可以不用。

【原文】乳汁不通　湧泉散：用穿山甲炮研末，酒服方寸匕，日二服。外以油梳梳乳。《單驤方》。（43卷・鯪鯉）

【按語】穿山甲性善走竄，活血通經，擅長通經下乳，為治乳汁不通的要藥。《本草綱目》載一諺語云「穿山甲、王不留，婦人食了乳長流」，意思是說其通乳的作用非常之好。酒可增強活血通絡之功。用油梳梳乳頭，是保持乳腺通

暢，有利於乳汁排洩。因乳汁排洩不斷，故云湧泉散。此方亦治乳癌、乳癰。

【小結】產後乳少，宜通乳。上面選錄的方子主要針對經脈不通而用藥，根據《本草綱目》記載，在通乳方面，以穿山甲、王不留行的作用最佳，但通乳之時，還必須加用益氣血之品，才能使來源充足，故同時亦常加用諸如補氣的黃、白朮等。食療對於乳少有很明顯的效果，可以結合選用，如豬蹄、鯽魚、黃花菜等。

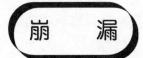

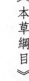

崩漏是指經血非時暴下不止，或淋瀝不盡，前者謂之崩中，後者謂之漏下。崩與漏出血情況雖不同，然二者常交替出現，病因病機基本相同，故概稱崩漏。其產生的原因可因脾虛、腎虛、血熱、血瘀等所致。

崩漏的常見證型有脾虛，宜補氣攝血，固沖止崩；腎氣虛，宜補腎益氣，固沖止血；腎陽虛，宜溫腎益氣，固沖止血；腎陰虛，宜滋腎益陰，固沖止血；血熱證，偏虛熱者，宜清熱養陰，固沖止血；偏實熱者，宜清熱涼血，固沖止血；瘀血內阻，宜活血化瘀，固沖止血。

現代醫學中的功能不良性子宮出血可表現為崩漏徵象。

一、虛寒病證

【原文】婦人崩中　百草霜二錢，狗膽汁拌勻，分作二服，當歸酒下。《經驗方》。（7卷・百草霜）

【按語】百草霜即燒柴火的煙爐中墨煙。因其質輕，故

謂之霜，其色黑。為止血常用之品。中醫向有血見黑則止的說法。用其治療婦科疾患有良好的效果。其實百草霜除用治婦科出血外，還用治衄血、吐血、齒血、大便出血、胎動不安下血等。不過現在藥房一般不備此藥，在有條件的情況下，可以自己選用。故也可以作為單方、驗方使用。

【原文】**婦人崩中** 獨聖散：用防風去蘆頭，炙赤為末。每服一錢，以面糊酒調下，更以麵糊酒投之，此藥累經效驗。一方：加炒黑蒲黃等分。《經驗後方》。（13卷·防風）

【按語】治療崩漏的藥物有許多，防風炒炭後有止血的作用。此方以防風炒後內服用治崩漏是有作用的。以此方提示，治療疾病，藥物不一定要多，關鍵在於對證，要恰到好處的選用藥物。

【原文】**婦人崩中** 連日不止。熟艾雞子大，阿膠炒為末半兩，乾薑一錢，水五盞，先煮艾薑至二盞半，傾出，入膠烊化，分三服，一日服盡。初虞世《古今錄驗》。（15卷·艾）

【按語】婦人崩漏，若因虛寒者，可以此方治療，因艾葉、阿膠均具有止血之功，乾薑能溫暖胞宮使然。按李時珍的認為，艾葉不僅可以治療婦科下血，而且也用於下血、吐血、鼻血等多部位出血。

【原文】**血崩不止** 不拘冷熱。用蓮蓬殼、荊芥穗各燒存性，等分為末。每服二錢，米飲下。《普濟方》。（33卷·蓮藕·蓮房）

【按語】血崩不止極易傷血傷氣，以致變證頻起。故而

治療首當急止其血，以塞其流。遵此大法，本方以蓮蓬殼炭、荊芥穗炭協同，共奏強力收斂止血之功，欲求速效。然其僅為治標之劑，血止之後，即應辨證更方，以澄源復舊，絕其隱患。

【原文】**產後血崩**　蓮蓬殼五個，香附二兩，各燒存性，為末。每服二錢，米飲下，日二。《婦人良方》。（33 卷·蓮藕·蓮房）

【按語】產後血崩多與分娩過程中的損傷有關。故是方以蓮蓬殼炭收斂止血，以塞其流；配疏肝解鬱，行氣調血之要藥香附，不僅能和暢氣血，促其恢復，又可防蓮蓬殼止澀留瘀之弊。但兩藥均無補益之功，對產婦而言，不免有以偏概全的問題，今若用之理當根據辨證加味方可。

【原文】**血崩不止**　棕櫚皮燒存性，空心淡酒服三錢。一方加煅白礬等分。《婦人良方》。（34 卷·棕櫚·皮）

【按語】棕櫚皮燒存性，即可稱為棕櫚炭。其有較強的收澀止血之功，方中單用，意在功專急止血崩，以免變生他證。然其收澀之性過強，久用恐有留瘀之弊。故血止之後，即應停服，再依辨證更方，以鞏固療效。今凡遇大出血者亦可選用本品。文中言「加煅白礬」，其意仍為加強收斂固澀之效。

二、濕熱病證

【原文】**婦人漏下**　赤白不止，令人黃瘦。方同上。（12 卷·地榆）

【按語】「方同上」，即用「地榆三兩，米醋一升，煮十餘沸，去滓，食前稍熱服一合。」此方原治吐血，也可用治

崩漏。

【原文】**女人血崩**　貫眾半兩，煎酒服之，立止。《集簡方》。（12卷·貫眾）

【按語】貫眾具有涼血止血的作用，若崩漏屬於熱邪所致，可以選用。

三、瘀血阻滯

【原文】**落胎下血**　丹參十二兩，酒五升，煮取三升，溫服一升，一日三服。亦可水煮。《千金方》。（12卷·丹參）

【按語】用丹參治療因落胎後瘀血內阻而下血者，是可行的，加酒是加強活血之功。

【原文】**婦人血崩**　方同上。（12卷·三七）

【按語】「方同上」指的是用「三七研末，同淡白酒調一、二錢服，三服可癒。加五分入四物湯，亦可。」方源於《瀕湖集簡方》。

【按語】三七乃止血要藥，治療崩漏具有良好的作用。

【原文】**產後血多**　山漆研末，米湯服一錢。同上。（12卷·三七）

【按語】「同上」指的是方源於《瀕湖集簡方》。山漆即三七。三七是止血要藥，對產後出血有良好的止血作用。

【原文】**血崩帶下**　赤芍藥、香附子等分，為末。每服二錢，鹽一捻，水一盞，煎七分，溫服。日二服，十服見效。名如神散。良方。（14卷·芍藥）

【按語】婦人崩漏帶下，若因為氣血鬱滯，將赤芍藥、香附研末內服，可以達到活血化瘀，疏肝解鬱的作用。

【原文】**婦人血崩**　凌霄花為末。每酒服二錢，後服四物湯。《丹溪纂要》。（18卷‧凌霄花）

【按語】婦人血崩，指婦女不在月經期，陰道內大量出血，且來勢急劇。凌霄花性寒清熱，功能涼血止血。可見此婦人血崩，應以血熱血崩為宜。若血熱夾瘀者亦可選用，因其又有破血通經之功。可單用研末服，若血止後，可服四物湯，以防失血而導致血虛。

【原文】**凍腳裂坼**　蒸熟藕搗爛塗之。（33卷‧蓮藕‧藕）

【按語】凍腳裂坼即指腳受凍以致某些局部出現皸裂。一般此證多見於冬季少動之人，皸裂好發於足跟部，且有慣發性（即年年於同一個部位發病）。其病機為寒邪侵襲，經絡凝滯，氣血不通，肌膚失養。故治療首選保暖祛寒，溫通經絡，行氣活血之法。

本方以熟藕泥局部塗之，有溫經活血，生津潤膚之功。方法雖簡，的確有效，但尚需加強保暖祛寒之措施及適當運動，以奏標本兼顧之效。

【原文】**漏血不止**　水蛭炒為末，酒服一錢，日二服，惡血消即癒。《千金》。（40卷‧水蛭）

【按語】若瘀血阻滯會導滯婦人漏下不止。水蛭功能破血通經，逐瘀消癥，藥力峻猛，為治血瘀重證的要藥。酒可活血通經。對瘀血所致漏血不止，可增強水蛭的逐瘀消癥作用，祛除病因而達止血目的。若非瘀血者不宜使用。

【原文】**經血不止** 五靈脂炒煙盡，研。每服二錢，當歸兩片，酒一盞，煎六分，熱服。三五度取效。《經效方》。（48卷・寒號蟲）

【按語】五靈脂能活血止血，治療瘀血內阻、血不歸經之出血證，如婦女經血阻滯，崩漏經血不止，色紫多塊，以五靈脂化瘀止血；當歸活血，治血瘀之經血不止；以酒煎，能加強活血作用。上方三藥配伍主要治療瘀血性出血，若非瘀血病證，不宜使用。

四、血虛病證

【原文】**崩中下血** 小腹痛甚者。芍藥一兩，炒黃色，柏葉六兩，微炒。每服二兩，水一升，煎六合，入酒五合，再煎七合，空心分為兩服。亦可為末，酒服二錢。《聖惠方》。（14卷・芍藥）

【按語】白芍具有收斂，補血的作用，將其炒黃，可加強補血的作用，側柏葉涼血止血，將其炒後，可加強止血的作用，二藥合用，除可用治崩漏外，也用治其他部位出血。此方藥物簡單，方便實用。至於是否用酒送服，可根據臨床情況來決定。

五、血熱病證

【原文】**崩中漏下** 石韋為末。每服三錢，溫酒服。甚效。（20卷・石韋）

【按語】石韋功能止血，《本草綱目》謂之「主崩漏」，故對崩中漏下證單用研末，溫酒送服即可獲效。《普濟方》也單用石韋研末，茄子枝煎湯送服，治療便前有血。觀臨床應用，石韋不僅用治崩漏、便血，亦常用治吐血、衄

血、血尿。因其藥性寒涼，善能涼血止血，故對血熱妄行之出血證用之尤為適宜。

【原文】**婦人血崩**　阿伽陀丸治婦人血崩。用胡椒、紫檀香、鬱金、茜根、小檗皮等分，為末，水丸梧子大。每服二十丸，阿膠湯下。時珍曰：按《酉陽雜俎》：胡椒出摩伽陀國。此方之名，因此而訛者也。（32卷・胡椒）

【按語】血崩者婦女陰道非月經性大出血，屬血證也，今有屬功能性子宮出血者。究其病因多為火、氣、瘀所致，即熱迫血溢、氣虛不攝、瘀阻脈絡等。

阿伽陀丸用鬱金、茜根、小檗皮等清熱涼血，寧絡止崩，是為主藥；以紫檀香、鬱金調肝解鬱，行氣和血；佐胡椒辛溫香竄，和中暖胃，以防主藥過寒敗胃。由此可知，本方尤宜用治因熱瘀搏結於胞宮所致的血崩。

患者多見出血量較大，血色暗紅，挾有血塊，並伴煩躁少寐，潮熱或手足心熱等症。

【原文】**崩中下血**　荷葉燒研半兩，蒲黃、黃芩各一兩，為末。每空心酒服三錢。（33卷・蓮藕・荷葉）

【按語】是方所用黃芩為苦寒瀉火，涼血止血之品；蒲黃兼能活血化瘀，收斂止血，用時有生、炒不同，生者長於活血，炒者偏於止血，本方中宜生炒各半；荷葉燒後收斂止血之功尤強。三藥合用，共奏清熱涼血，活血化瘀，收斂止血之功。以方測知，此崩中下血證應為熱壅血瘀，迫血外溢所致。

【小結】婦人崩漏，有多種原因，此處節錄了關於治療本病的大法是止血，還應結合虛寒、濕熱、瘀血、血虛、血

熱等證型用藥。從臨床用藥來看，長於婦科出血者的藥物如血熱者，可以選用茜草、地榆、側柏葉；血虛者可以選用阿膠；血寒者可以選用艾葉；血瘀者可以選用三七；體虛者可以選用仙鶴草，其他如棕櫚炭、藕節炭等均可用於婦科出血病症。

第六部分 婦 科

第七部分 皮外科

丹　　毒

《本草綱目》驗方解

　　丹毒是一種急性皮膚熱毒病證，以患部皮膚紅如塗丹，故名。又稱流火或火丹，多發於小腿或面部，患處皮膚大片紅腫，略高於皮面，邊緣明顯，表面光滑發亮，觸之堅實，患部附近的淋巴結腫大，伴有寒戰、高熱、頭痛、骨節疼痛等全身症狀。丹毒的形成，多由於火邪侵犯，血分有熱，鬱於肌膚而發。主要有火毒和濕熱兩類。

　　丹毒的常見證型有風熱化火，宜散風清熱解毒；肝脾濕熱，宜清肝洩熱利濕；濕熱化火，宜清熱解毒利濕；火熱毒盛，宜清熱瀉火解毒；血分熱盛，宜涼血消斑解毒。

火熱毒證

【原文】火焰丹毒　　水調芒消末塗之。（11卷·朴消）

【按語】丹毒一般為熱毒所致，芒消具有清熱消腫作用，可用治熱毒腫痛，多外用。將芒硝以水調後，敷在病變部位，此方介紹用其末塗之，其方法簡單，實用。在《本草綱目》中還有介紹以芒硝治療口舌生瘡，小兒鵝口，毒瘡，指腫，漆瘡作癢等病證。從臨床使用來看，芒硝亦是治療瘙癢

的常用藥物。

【原文】**老人火丹** 黃芩末，水調塗之。《梅師方》。
（13卷・黃芩）

【按語】黃芩具有很好的清熱解毒作用，是治療丹毒的
妙藥，將其研末外用，有使藥物直達病所的效果，此方簡
單，應用方便，藥源豐富，可以採用。

【原文】**毒熱足腫** 作痛欲脫者。苦參煮酒漬之。姚憎
坦《集驗方》。（13卷・苦參）

【按語】熱毒病證，出現局部的紅腫熱痛，可以苦參煎
水浸泡局部，因為苦參具有清熱燥濕、止癢的作用。從此方
所介紹的用藥特點來看，突起足部腫脹，現代醫學所說的痛
風病證就類似於此特點，也可以用苦參煎水外泡，此方簡單
易行，便於應用。至於是否用酒則不必強調。

【原文】**熱病發斑** 赤色煩痛。大青四物湯：用大青一
兩，阿膠、甘草各二錢半，豉二合，分三服。每用水一盞
半，煎一盞，入膠烊化服。又犀角大青湯：用大青七錢半，
犀角二錢半，梔子十枚，豉二撮，分二服。每服水一盞半，
煎八分，溫服。《南陽活人書》。（15卷・大青）

【按語】大青葉具有很好的清熱解毒、涼血消斑的作
用，對於熱毒所致的斑疹、丹毒、疒腮、癰腫瘡瘍效果很
佳。今將大青葉、阿膠、甘草、豆豉同用，是可行的。後方
用大青葉、犀角、梔子、豆豉同用，作用相似，但犀角現已
不入藥，可以水牛角代之，但劑量要大。

【原文】**腫毒初起** 大黃、五倍子、黃檗等分，為末。

新汲水調塗，日四五次。《簡便方》。（17卷・大黃）

【按語】大黃、黃柏均具有很好的清熱解毒作用，為治療癰腫瘡毒的要藥，內服、外用均有良好的效果。五倍子有收斂、消腫的作用，此方直接外用，使藥物直達病所，可以選用。在《本草綱目》中還有用其治療口瘡糜爛，鼻中生瘡，金瘡煩痛，火丹赤腫，乳癰腫痛等多種熱毒病症者。

【原文】**腮頰熱腫**　赤小豆末，和蜜塗之，一夜即消。或加芙蓉葉末尤妙。

丹毒如火　赤小豆末，和雞子白，時時塗之不已，逐手即消。《小品方》。（24卷・赤小豆）

【按語】赤小豆既能利水消腫，又有解毒排膿之功，故上文兩方中將其研末，和蜂蜜，或雞蛋清調勻外敷，用治腮頰熱腫、丹毒如火，療效甚佳。臨床用赤小豆50～70粒，搗為碎末，和溫水或蜂蜜，或雞蛋清，調成稀糊狀，攤於布上，敷於患處。治療流行性腮腺炎患兒，一般用藥一次即可消腫。

【原文】**五色丹毒**　蜜和乾薑末傅之。《肘後》。（39卷・蜂蜜）

【按語】蜂蜜具有緩急止痛之功，可緩解局部皮膚肌肉的疼痛；又能解毒，治熱毒瘡癰。乾薑辛散溫通，有利於氣血運行，促進瘡瘍的癒合。二藥可以應用，現臨床單用蜂蜜就有很好的療效。一般不用乾薑。

【小結】此處節錄的部分內容均以外用為主，一般宜選用具有清熱解毒之品，以達到消腫止痛，上述方子在臨床上均可選用，在家庭中還可靈活選用食物來治療本病，如上述

用赤小豆就是例子。選用的食物以涼性、寒性為主。

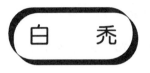

白禿是指頭皮生長白痂，久則毛髮折斷或脫落的症狀。其主要影響美觀。

白禿的常見證型有風熱挾毒白禿，宜疏風清熱；濕熱挾毒白禿，宜祛濕解毒，也可外用藥物塗擦。

一、風濕挾毒

【原文】**白禿頭瘡**　百草霜和豬脂塗之。《簡便方》。（7卷・百草霜）

【按語】禿瘡會影響美觀，因百草霜具有收斂作用，促使瘡瘍癤腫癒合，使其不致破壞頭髮的生長，故可以使用。加用豬脂的目的，是使藥物能附著在頭皮上。李時珍認為百草霜能治一切諸瘡，故瘡瘍病證亦可選用。

【原文】**頭瘡白禿**　貫眾、白芷為末，油調塗之。又方：貫眾燒末，油調塗。《聖惠方》。（12卷・貫眾）

【按語】白禿一般以外用藥較好。此處是因頭瘡而引起白禿，故以貫眾清熱解毒，白芷祛風生肌，促使頭髮生長。單用貫眾以油調亦可。

所謂油，一般是用植物油，以麻油最好。

【原文】**白禿頭瘡**　五月收漏盧草，燒灰，豬膏和塗之。《聖濟總錄》。（15卷・漏盧）

【按語】漏盧具有清熱解毒之功，可以消癰排膿，今將

漏蘆燒灰以豬油調和以後外用，此方可以使用。

二、血熱毒盛

【原文】**小兒白禿**　紫草煎汁塗之。《聖惠方》。（12卷・紫草）

【按語】用紫草煎汁外塗，可以解毒，促使毛髮生長。

【原文】**小兒禿瘡**　白頭翁根搗傅，一宿作瘡，半月癒。《肘後方》。（12卷・白頭翁）

【按語】用白頭翁根來外敷治療白禿，目前用之不多，但可以參考。

三、絡脈阻滯

【原文】**小兒禿瘡**　大蜈蚣一條，鹽一分，入油內浸七日。取油搽之，極效。《海上方》。（42卷・蜈蚣）

【按語】禿瘡內因多由濕熱內盛，濕盛則瘙癢流汁，熱盛則生風生燥，肌膚失養。今取蜈蚣攻毒療瘡，祛風，且性善走竄，通絡散結，有助於氣血通利。將蜈蚣、鹽入油浸後，以油外擦，有止癢、治瘡的作用。

【原文】**白禿頭瘡**　乾地龍為末，入輕粉，麻油調搽。《普濟方》。（42卷・地龍）

【按語】地龍外用，可清熱消腫止痛；若白禿因為瘡瘍潰爛引起，可以輕粉攻毒殺蟲，斂瘡。

以麻油外擦，但因為輕粉有大毒，現已較少使用。

【小結】白禿以外用藥為主，以選用具有促進毛髮增生的藥物來治療，上述方子可以靈活選用，結合《本草綱目》

《本草綱目》驗方解

對藥物的認識，還可選用如骨碎補、何首烏等，在用藥方面，應注意袪風，養血，活血這些基本法則。

蟲蛇咬傷

蟲的種類很多，如蜂、蜈蚣、蠍子、毒蟲；而蛇的毒性包括神經性毒、血液性毒。蛇的毒性很大，嚴重的會危及人的生命。

常見的蜂的種類如蜜蜂、黃蜂、土蜂，各種蜂的蜂尾均生有毒刺，並與毒腺相連，被其刺螫後，毒腺中的毒素經由毒刺注入人的體內，引起局部或全身反應。蜜蜂的毒汁為酸性，可用鹼性的碳酸氫鈉（小蘇打）解，黃蜂的毒汁為鹼性，可塗搽醋酸。毒蟲的種類就很多了，治療的方法也就有多種。

蟲蛇咬傷一般要用外用藥解毒。

一、蜈蚣咬傷

【原文】蜈蚣咬人　嚼鹽塗之，或鹽湯浸之，妙。《梅師方》。（11卷・食鹽）

【按語】在民間用食鹽來治療蜈蚣、毒蟲咬傷，的確有一定的療效。李時珍認為食鹽有「解毒，涼血潤燥，定痛止癢」的作用，可將其用水化開後以其浸之或泡洗，根據《本草綱目》記載，食鹽還可用治蠷螋（ㄑㄩ ㄙㄡ，一種黑褐色有毒昆蟲）、蚯蚓咬毒、蜂蠆（ㄔㄞ）叮螫（ㄕ）、黃蠅毒、毒蛇傷螫等多種動物昆蟲之毒。

二、蜂毒螫傷

【原文】**蜂蠆螫傷**　人參末傅之。《證治要訣》。（12卷·人參）

【按語】蠆，古書上說的蠍子一類的毒蟲。螫，有毒腺的蟲子刺人或牲畜。現在研究認為，毒蟲螫傷，其所含的毒素大多屬於酸性，除這裡介紹的用人參外，還可用鹼性的東西來對抗。

【原文】**蜂蜇腫疼**　蜂房為末，豬膏和傅。或煎水洗。《千金方》。（39卷·露蜂房）

【按語】蜂房性平有毒，可以毒攻毒而散結消腫；豬膏即食用的豬油，性味甘涼，功能潤燥，解毒。用於蜂蜇腫疼，可解蜂毒，消腫止痛。傳統認為用生豬油效果更好。

三、毒蛇咬傷

【原文】**蟲毒蠱毒**　雄黃、生礬等分，端午日研化，蠟丸梧子大。每服七丸，念藥王菩薩七遍。熟水下。蘇東坡良方。（9卷·雄黃）

【按語】雄黃具有很好的解毒作用，特別是能解蟲毒、蛇毒，在民間人們每於端午節時有飲雄黃酒的習俗，據說也是用來防治蟲蛇毒的。雄黃除內服外，也可外用治療蟲、蛇毒。生礬（明礬、白礬）也能解毒，此方可以選用。但因為雄黃有毒，不可過量及長期使用。另外，用雄黃時，要生用並水飛，不能煅用，否則產生劇毒。

【原文】**毒蛇螫人**　新地榆根搗汁飲，兼以漬瘡。《肘後方》。（12卷·地榆）

【按語】用地榆治蛇傷，包括飲服和外洗，可以參照使用。因地榆有清熱解毒的作用。

【原文】摩醋，傅癰腫蛇毒，甚有效。（17卷·蚤休）

【按語】此文見於「發明」欄內。蚤休亦名七葉一枝花，李時珍說：「蟲蛇之毒，得此治之即休，故有蚤休、螫休諸名。」為治療蟲蛇咬傷的要藥，同時也是治療癰腫瘡癤的要藥。《本草綱目》有「七葉一枝花，深山是我家，癰疽如遇者，一似手拈拿」的記載。意思是說，對於瘡癰病證，此藥效果非常之好。將蚤休搗爛，乾品研末外敷，效果明顯。此方可以隨時選用。

【原文】**蝮蛇螫傷**　蜈蚣研末傅之。《抱朴子》。（42卷·蜈蚣）

【按語】蜈蚣有毒，可以毒攻毒，對毒蛇咬傷，可攻散毒邪；且有很好的止痙之功，可制止或減輕毒液內侵引起的痙攣抽搐。此方可以選用。

四、其他動物咬傷

【原文】**虎犬咬傷**　地榆煮汁飲，並為末傅之。亦可為末，白湯服，日三。忌酒。《梅師方》。（12卷·地榆）

【按語】動物類咬傷，以地榆煎水服，並用其研末外敷，可作參考。但如果是狗咬傷，決不可掉以輕心，須按狂犬病治療，以免發生意外。

【原文】**惡蟲咬人**　紫草煎油塗之。《聖惠方》。（12卷·紫草）

【按語】用紫草油外塗，對蟲咬傷有一定作用，具有止

癢、止痛的效果。

【原文】**虎咬蛇傷** 山漆研末，米飲服三錢，仍嚼塗之。並同上。（12卷‧三七）

【按語】三七具有良好的止血止痛的作用，若動物咬傷，可以先止血，但如果是毒蛇咬傷，必須先將毒液擠出，決不可只止血，以防毒液漫延身體。此方源於《瀕湖集簡方》，當是李時珍的經驗方。

【原文】**蜘蛛咬毒** 縛定咬處，勿使毒行。以貝母末酒服半兩，至醉。良久酒化為水，自瘡口出，水盡，仍塞瘡口，甚妙。《仁齋直指方》。（13卷‧貝母）

【按語】貝母具有散結消腫的作用，主治各種腫塊，此方介紹用其治療蜘蛛毒邪，是一種很特殊的應用方法，可以使用。在《本草綱目》中還介紹用其治療蛇蠍咬傷，不過其作用不強。

【原文】**風狗咬傷** 不治即死。用紅娘子二個、斑蝥五個（並去翅、足，若四十歲各加一個，五十歲各加二個），青娘子三個（去翅、足，四十歲加一個，五十六歲加二個），海馬半個，續隨子一分，乳香、沉香、桔梗各半分，酥油少許，為末。十歲者作四服，十五歲作三服，二十歲作二服，三十歲作一服。《談野翁方》。（40卷‧樗雞）

【按語】青娘子即芫青。樗雞亦稱紅娘子。

紅娘子、斑蝥、青娘子均為劇毒的蟲類藥，可攻毒散結，逐瘀，歷代本草認為內服可治狂犬咬傷。海馬甘溫，可調氣活血而散瘀；續隨子即千金子，辛溫有毒，具有很強的瀉下逐水、破血消癥作用；乳香辛香，可行氣活血，消腫生

肌；沉香行氣止痛；桔梗開宣肺氣，使大腸通利。方中既有蟲類藥如紅娘子、芫青等，以攻毒散結；又有辛散溫通之乳香、沉香等以活血行氣，以免毒邪瘀滯氣血；且有瀉利二便之續隨子，使毒邪從二便出。方用散劑，可使藥效快速發揮，所謂「散者散也，去急病用多」。諸藥同用，可使毒邪盡快排出，而不羈留致病。在應用時，本方有大毒，切記。目前對於瘋狗咬傷，除此方可以靈活選用外，還應盡快注射狂犬疫苗，以免發生意外。

另外，《本草綱目》中還介紹單用斑蝥去頭、翅、足，用糯米一勺，略炒過，去斑蝥。再加斑蝥與米炒，去斑蝥，又加斑蝥與米炒，去斑蝥，反覆幾次，可使糯米存其攻毒散結之用，而不用斑蝥，只以米為粉用冷水入清油少許，空心調服。須臾再進一服，以小便利下毒物為度。如不利，再進。利後肚疼，急用冷水調青靛服之，以解其毒。黃連水亦可解之。但不宜服一切熱物也，以免助其辛熱之性。

【小結】上述節錄的方子及方法，須針對不同的病因來用藥，由於毒性的種類較多，故不可一概而論，可以結合具體情況靈活採用解毒的方法。

凍　瘡

凍瘡是由寒冷引起的一種局限性鬱血性皮膚疾患，表現為不同程度的皮膚炎症。為冬季常見的皮膚病。凍瘡發生的因素多因寒冷外襲，或氣血虛弱，不耐其寒，導致寒凝肌膚，經絡阻塞，氣血凝滯而致。

凍瘡常見證型有寒邪阻絡，宜和營祛寒，溫經通絡；氣

血兩虛，宜調補氣血，溫經通絡。凍瘡一般多用外用藥，使藥物直達病所。

一、加強解毒

【原文】**凍瘡發裂** 甘草煎湯洗之。次以黃連、黃柏、黃芩末，入輕粉、麻油調傅。《談野翁方》。（12 卷‧甘草）

【按語】凍瘡是由於受到寒冷致皮膚裂口，疼痛，以甘草煎水外洗有一定作用。用黃連、黃芩、黃柏加輕粉、麻油外敷，應該是有效果的。注意方中輕粉有毒，應用時切忌入口。

二、促使收口

【原文】**手足皸裂** 白及末水調塞之。勿犯水。《濟急方》。（12 卷‧白及）

【按語】白及具有收斂生肌的作用，為治療手足皸裂的要藥，一般是將其研末，用凡士林調效果更好，因為凡士林能促使其附於皮膚上。

【原文】**凍瘡裂痛** 乳汁調黃檗末，塗之。《儒門事親》。（35 卷‧檗木）

【按語】本方以乳汁調黃柏末，有生津潤膚，清熱解毒，生肌止痛之功。故適用於凍瘡皸裂並復感熱毒所致的局部紅腫疼痛之證。因此，凡患凍瘡者尤應及時採用有效的治療方法，控制和消除凍瘡，避免繼發其他變證。

【小結】治療凍瘡主要應注意收口、止癢，以外用藥物為主，上述用白及的效果是很好的。現在還有用雞蛋清或蛋

《本草綱目》驗方解

黃油，效果也很明顯。

金　瘡

　　金瘡是指由於金屬器皿導致的外傷，並由此出現局部突
然出血的病證。由於此病乃純屬意外，故當務之急是立即止
血，其止血多選用外治的方法。血止之後，再根據情況，針
對病證進行治療。

　　【原文】**金瘡血出**　不止，冷水浸之即止。《延壽方》。
（5卷·井泉水）

　　【按語】冷水具有良好的止血作用，尤其是泉水。在《本
草綱目》中記載，用泉水可以治療九竅出血。特別是衄血不
止，用新汲水隨左右洗足即能達到止血的作用。此方以冷水
治療金瘡出血也是有效果的。其方法簡單，實用，可以臨時
應急。

　　【原文】**杖瘡潰爛**　乳香煎油，搽瘡口。《永類鈐方》。
（34卷·乳香）

　　【按語】杖擊尤易皮開肉綻，損筋傷絡，氣血瘀滯。患
者受傷部位瘀腫成瘡，肌膚失養，潰爛不收。臨證論治首選
活血化瘀，行氣通絡，生肌斂瘡之法。本方所用乳香為治金
瘡，生肌療傷，化瘀止痛之要藥。局部應用，其性可直達病
所，能奏速效。

　　【原文】**金刃所傷**　未透膜者。乳香、沒藥各一錢，以
童子小便半盞，酒半盞，溫化服之。為末亦可。《奇效良
方》。（34卷·沒藥）

【按語】金刃所傷未透膜者恐重傷於內。故《奇效良方》以乳香、沒藥聯用，取其協同，可增強行氣活血，散瘀通絡，療傷止痛之功；配童子小便和酒可使主方消散內留惡血之功倍增，常為治金瘡跌打首選。是證以內傷為主，故給藥宜內服。

【原文】**金瘡出血**　騏驎竭末，傅之立止。《廣利方》。（34卷・騏驎竭）

【按語】騏驎竭又名血竭，亦稱麒麟竭。其功能活血化瘀，止血斂瘡，生肌止痛，尤為治金瘡之要藥。以其外敷之法適用於金瘡損及淺表肌膚之傷。本品亦可用於內傷出血留瘀之證。

【原文】**金瘡出血**　不止者。五倍子末貼之。若閉氣者。以五倍子末二錢，入龍骨末少許，湯服，立效。《談野翁方》。（39卷・五倍子）

【按語】金瘡出血是指金屬器皿所導致的出血。五倍子、龍骨外用均有良好的收斂止血之功，對於外傷出血有很好的作用，能迅速達到止血的目的。此方可以選用。龍骨煅用，功能收斂止血。

【原文】**一切金瘡**　及刀斧傷。白僵蠶炒黃研末，傅之立癒。《斗門》。（39卷・白僵蠶）

【按語】僵蠶能解毒散結，消腫止痛，現臨床較少用僵蠶治療金瘡病證，但從此方的應用特點來看，有可取之處，即有些藥物，在古代應用，現代較少應用，並不是說此藥無此作用，而是人們將其功效遺忘了，故此處選錄了此方。給人以提示。

【原文】**止血生肌** 晚蠶蛾散：治刀斧傷創、血出如箭。用晚蠶蛾炒為末。傅之即止，甚效。《勝金方》。（39卷·雄原蠶蛾）

【按語】晚蠶蛾功能止血生肌，對創口的癒合有很好的促進作用。李時珍認為其能治療金瘡，對於金瘡出血可以應用。亦可與當歸、白芷等同用，其止血生肌，活血止痛之力更強。

【原文】**杖瘡腫痛** 水蛭炒研，同朴硝等分，研末，水調傅之。《周密志雅堂雜抄》。（40卷·水蛭）

【按語】因跌打損傷，多為瘀血，而水蛭善活血消腫，朴硝外用可清熱消腫止痛。兩藥同用，能促進瘀血消散，共收消腫止痛，生肌之功。此方同時還有止癢作用。

【小結】金瘡止血，以外用藥物為主，上述介紹的方子是可以選用的。現在比較多用的且效果較好的藥物是三七、白及、馬勃，在家庭中若偶然導致出血，可以選用百草霜（即鍋底灰）。

疝　氣

疝氣是指腹腔內容物行立則外出少腹，滑入陰囊，臥則復入少腹的病證。發病原因可因寒濕邪氣侵襲足厥陰肝經，以致寒凝濕滯，氣因寒聚而發病；或情志抑鬱，或暴怒傷肝，氣機失於疏洩，氣滯不通而發病；或因強力舉重，或遠行辛苦，以致氣虛下陷而發病，或先天不足，或肝腎虧虛，筋脈鬆弛，失於固攝，或脾胃虛弱，中氣下陷而發病。而尤

以中氣下陷為多見。

疝氣的常見證型有氣虛下陷，宜補氣升提；寒濕內盛，宜溫經散寒，行氣利濕；肝鬱氣滯，宜疏肝理氣，散結止痛。

一、肝鬱氣滯

【原文】**疝氣墜痛**　用豬脬一枚洗，入小茴香、大茴香、破故紙、川楝子等分填滿，入青鹽一塊縛定，酒煮熟食之，酒下。其藥焙搗為丸，服之。（50卷・豕・脬）

【按語】豬脬即豬膀胱。《本草綱目》言豬脬能治疝氣墜痛；小茴香、大茴香辛溫，能行氣化滯，溫腎暖肝、散寒止痛，治寒疝腹痛、疝氣墜痛；川楝子苦寒降洩，行氣止痛，治療肝鬱氣滯或肝鬱化火胸腹諸痛及疝氣墜痛等證。一般來說，治療熱疝可配玄胡、香附、橘核，治療寒疝可配小茴香、吳茱萸等。破故紙即補骨脂，有溫散寒邪之功，諸藥配伍治療疝氣墜痛，療效肯定。

二、氣機下陷

【原文】**偏墜氣痛**　用五倍子一個，放食鹽少許在內，以火紙包定，用水浸濕，放文武火灰內，煨存性，為末，酒調服。（39卷・五倍子）

【按語】五倍子可以用治疝氣，此方用五倍子加鹽後煨，主要是取其收斂作用，使下墜的腹內物上提。不過一般治療疝氣多採用行氣之品。

【小結】治療疝氣以行氣止痛之法最多用。常用的藥物如烏藥、枳實、木香、香附、川楝子、橘核、荔枝核、橘絡等，但此病還要結合具體情況，除藥物外，採用其他的方

法，有針對性地根除病因。

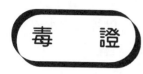

毒　證 （藥毒、蠱毒、酒毒）

毒證，所包含的內容很廣，包括藥毒、蠱毒、酒毒等多種。

藥毒，由於藥物種類很多，故每種藥物中毒的症狀是不一樣的，那麼選用解毒藥物亦不一樣。

蠱毒，也稱毒蠱。所謂蠱，是指人體腹中的寄生蟲。蠱毒，李時珍在《本草綱目・蟲部・42卷・蠱蟲》解釋蠱蟲引陳藏器曰：「取百蟲入甕中，經年開之，必有一蟲盡食諸蟲，即此名為蠱。」故蠱是指諸種蟲蛇毒氣，包括古代所稱氐羌毒、貓鬼、野道、射工、沙虱、水毒等。中毒患者出現心腹刺痛，胸脇支滿，吐血下血，寒熱悶亂，面色青黃或枯黑。治療蠱毒，要針對其病證特點選用藥物，可參考「蟲蛇咬傷」中的選方。

酒毒，是指飲酒過多或對酒精過敏引起的病證。酒文化歷史悠久，但酒對於人體有利也有害，輕者傷身體，重者危機及生命，解酒的藥物和方法有多種，可結合客觀情況選用所收錄的方藥。

一、蠱毒病證

【原文】**蠱毒藥毒**　甘草節，以真麻油浸之，年久癒妙。每用嚼嚥，或水煎服，神妙。《直指方》。（12卷・甘草）

【按語】甘草具有解百毒的作用，故蠱毒、藥毒均可應用之。既可煎服，又可嚼嚥。

【原文】**小兒中蠱** 欲死者。甘草半兩，水一盞，煎五分服，當吐出。《金匱玉函》。（12卷・甘草）

【按語】中蠱毒，病情嚴重，可以甘草煎水內服，至於「當吐出」，就不一定能吐出體內的蠱蟲了。

【原文】**中蠱下血** 如雞肝，晝夜出血石餘，四臟皆損，惟心未毀，或鼻破將死者。苦桔梗為末，以酒服方寸匕，日三服。不能下藥，以物拗口灌之。心中當煩，須臾自定，七日止。當食豬肝臞以補之，神良。一方加犀角等分。《古今錄驗》。（12卷・桔梗）

【按語】中蠱毒而導致下血，日夜出血，是臟腑受損，《本草綱目》引《名醫別錄》云桔梗「下蠱毒」，故此方用桔梗內服，至於說食豬肝臞補之，是因為出血後體虛而致。

【原文】**解諸蠱毒** 薺苨根搗末，飲服方寸匕，立瘥。陳延之《小品方》。（12卷・薺苨）

【按語】蠱毒以薺苨根搗末服用，恐力量不及，此方供參考。

【原文】**溪毒射工** 凡中溪毒，知母連根葉搗作散服，亦可投水搗絞汁飲一二升。夏月出行，多取其屑自隨。欲入水，先取少許投水上流，便無畏。兼辟射工。亦可煮湯浴之，甚佳。《肘後良方》。（12卷・知母）

【按語】因溪水多在陰暗之處，腐敗物多，所以有毒。射工，即蜮，亦稱水弩、射影，一種有毒的水蟲。以知母根葉搗散服或搗汁服，達到解毒的作用，可以一試。至於夏季應用，是因為天熱人們才涉入水中，導致中毒。

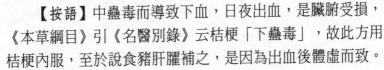

《本草綱目》驗方解

二、食物中毒

【原文】**牛馬肉毒**　甘草煮濃汁，飲一二升，或煎酒服，取吐或下。如渴，不可飲水，飲之即死。《千金方》。（12卷·甘草）

【按語】甘草解毒範圍極廣，當然亦可解牛馬之毒了，一般以內服為好。至於說到渴而飲水就會死，當靈活理解。

【原文】**飲饌中毒**　未審何物，卒急無藥。只煎甘草薺湯，入口便活。《金匱玉函》方。（12卷·甘草）

【按語】不知何種食物中毒，也是可以用甘草的。至於薺苨，現臨床極少使用。

【原文】**食蟹中毒**　紫蘇煮汁飲二升。《金匱要略》。（14卷·蘇）

【按語】紫蘇具有很好地解魚蟹之毒的作用，其早在漢代張仲景的書中即有記載。李時珍在《本草綱目》中亦強調了紫蘇「解魚蟹毒」的作用。在古代是在烹調魚蟹菜餚的時候加用紫蘇，現人們多用生薑。若因食用魚蟹後出現嘔吐、腹瀉等不適感覺，可以用紫蘇解毒。按李時珍的認識，紫蘇子亦有解魚蟹毒的作用。

三、藥物中毒

【原文】**水莨菪毒**　菜中有水莨菪，葉圓而光，有毒，誤食令人狂亂，狀若中風，或作吐，以甘草煮汁服之，即解。《金匱玉函》妙方。（12卷·甘草）

【按語】莨菪有毒，若誤食中毒，也可以甘草解。一般是煎服。

【原文】**解鉤吻毒**　鉤吻葉與芹葉相似，誤食之殺人。惟以薺苨八兩，水六升，煮取三升，每服五合，日五服。張仲景《金匱玉函》。（12卷・薺苨）

【按語】鉤吻有大毒，亦名斷腸草、黃藤。不可誤食，以薺苨解鉤吻毒，恐力不及。《本草綱目》17卷・鉤吻條下，李時珍載：「葛洪《肘後方》云：凡中野葛（即鉤吻）毒，口不可開者。取大竹筒洞節，以頭拄其兩脇及臍中。灌冷水入筒中，數易水。須臾口開，乃可下藥解之。惟多飲甘草汁、人糞汁。白鴨或白鵝斷頭瀝血，入口中。或羊血灌之。《嶺南衛生方》云：即時取雞卵抱未成雛者，研爛和麻油灌之。吐出毒物乃生，稍遲即死也。」以甘草汁、白鴨血、白鵝血、羊血解鉤吻毒，其方法可取，但還要結合其他手段進行搶救。

【原文】**解五石毒**　薺苨生搗汁，多服之，立瘥。蘇頌《圖經》。（12卷・薺苨）

【按語】古代本草認為，薺苨具有解百藥毒，殺蠱毒的作用。五石是指多種礦物，礦物藥中毒，以薺苨解，雖有作用，但力恐不及，還須結合其他方法應用。

【原文】**解輕粉毒**　齒縫出血，臭腫。貫眾、黃連各半兩，煎水，入冰片少許，時時漱之。陸氏《積德堂方》。（12卷・貫眾）

【按語】輕粉即水銀粉，有大毒，若中毒，會導致牙齒出血，腫脹，故以清熱解毒之貫眾、黃連，再加冰片漱口，有一定作用。另外，還要結合其他方法治療，才能有效的控制病情。

【原文】**解砒石毒**　綠豆粉、寒水石等分，以藍根汁調服三五錢。《衛生易簡方》。（24 卷・綠豆）

解諸藥毒　已死，但心頭溫者。用綠豆粉調水服。《衛生易簡方》。（24 卷・綠豆）

【按語】李時珍曰：「綠豆肉平皮寒，解金石、砒霜、草木一切諸毒，宜連皮生研水服」。因此，《衛生易簡方》治療諸藥毒已死，但心頭溫者，單用綠豆粉調水服即可。或配伍他藥，如第一方解砒石毒，即與寒水石同用。近代臨床用綠豆 600g，食鹽 60g，搗碎加冷開水 2000ml 浸泡數分鐘後，過濾飲用，治療誤服 1059 農藥中毒者，皆收到較好療效。另外，用其配伍甘草，煎湯飲服，治療輕度鉛中毒，也獲基本治癒。

【原文】**中砒霜毒**　白扁豆生研，水絞汁飲。並《永類方》。（24 卷・藊豆）

六畜肉毒　藊白扁豆燒存性研，冷水服之，良。《事林廣記》。（24 卷・藊豆）

諸鳥肉毒　生扁豆末，冷水服之。同上。（24 卷・藊豆）

【按語】蘇頌謂：扁豆可「解酒毒、河豚魚毒」。甄權言之能「解一切草木毒，生嚼及煮汁飲取效」。本文所列三方皆為治中毒之證，砒霜中毒，可用生白扁豆研後，加水絞汁飲服。各種畜類肉食中毒，可將白扁豆燒存性研末，冷水調服。至於諸鳥肉毒，也可取生扁豆末，以冷水送服之。

現代研究表明，本品對食物中毒引起的嘔吐、急性胃炎等有解毒作用；並有解酒毒、河豚中毒的作用。

四、酒毒病證

【原文】**酒毒目盲**　一人形實，好飲熱酒，忽病目盲而脈澀，此熱酒所為，胃氣污濁，血死其中而然。以蘇木煎湯，調人參末一錢服，次日鼻及兩掌皆紫黑，此滯血行矣。再以四物湯，加蘇木、桃仁、紅花、陳皮，調人參末服，數日而癒。《丹溪纂要》。（12卷・人參）

【按語】酒毒目盲，是指因身體壯實，好飲熱酒，致酒毒中毒而目盲，這是由於熱酒所致，瘀血停留，故以活血化瘀、行氣之蘇木、桃仁、紅花、陳皮等，調人參服用。

【原文】**酒毒生疽**　一婦嗜酒，胸生一疽，脈緊而澀。用酒炒人參，酒炒大黃，等分為末，薑湯服一錢，得睡汗出而癒，效。丹溪醫案。（12卷・人參）

【按語】酒有毒，其性溫，若嗜酒過多，熱毒內聚，致生疽，以大黃瀉熱是可行的，至於用人參、薑湯，也可以一試。

【原文】酒醉不醒，生葛汁飲二升，便癒。《千金方》。（18卷・葛根）

【按語】酒醉不醒，乃飲酒過量，導致神志不清。取生葛根汁飲後，便可清醒。現代研究發現，葛根所含葛根素可加速乙醇在體內的代謝和排洩，臨床用葛根素注射液治療急性酒精中毒，結果表明其可顯著縮短蘇醒時間和蘇醒後頭痛消失時間。說明孫思邈用其解酒，是有實踐基礎的。從臨床上來看，葛花的解酒作用較葛根更好。

【原文】**酒毒下血**　或下痢。嫩柏葉（九蒸九曬）二兩，

《本草綱目》驗方解

364

陳槐花（炒焦）一兩，為末，蜜丸梧子大。每空心溫酒下四十丸。《普濟方》。（34卷·柏·柏葉）

【按語】飲酒過量，甚至酗酒者必受其毒害。酒性大熱，自古即為國人國醫所鍾愛，其毒每與其量相關。故飲酒要適度，過則中毒。酒毒為熱毒，尤擅走血分，且味辛辣而散，易迫血妄行而動血。此證見下血指的是肛門出血（如痔瘡出血，血色鮮紅），或胃腸出血（血色暗或呈黑便等）。遵治出血之法，首選止血。是方用的柏葉、焦槐花皆為清熱涼血，收斂止血之品，聯合用之意在倍增療效。且焦槐花尤為治肛門出血常用。

五、梅毒病證

【原文】**搜風解毒湯** 治楊梅瘡，不犯輕粉。病深者月餘，淺者半月即癒。服輕粉藥筋骨攣痛、癱瘓不能動履者，服之亦效。其方用土茯苓一兩，薏苡仁、金銀花、防風、木瓜、木通、白鮮皮各五分，皂莢子四分，氣虛加人參七分，血虛加當歸七分，水二大碗煎飲，一日三服。惟忌飲茶及牛、羊、雞、鵝、魚肉、燒酒、法麵、房勞。蓋秘方也。（18卷·土茯苓）

【按語】此段文字見於「發明」欄內。土茯苓為《本草綱目》新增藥物之一，主要用治梅毒，並為治梅毒的要藥。故凡患梅毒，不論病重、病輕皆可選用。

本方搜風解毒湯將土茯苓配伍了薏苡仁、金銀花等藥，療效更佳，故對梅毒之證，若未用輕粉治療者，服之重者月餘可癒，輕者半月即癒。若因梅毒服輕粉治療中毒而致筋骨拘攣疼痛、肢體癱瘓、不能行走者，服用土茯苓也可奏效。因土茯苓還能解汞毒。然臨證應用還須隨證加減，如氣虛加人參，血虛加當歸，以扶助正氣，祛邪外出。

只是服藥時應注意忌飲茶；不宜吃牛、羊、雞、鵝、魚肉、燒酒、法麵（即老麵）等；並忌房勞。

【原文】**楊梅毒瘡**　鄧筆峰雜興方：用冷飯團四兩，皂角子七個，水煎代茶飲。淺者二七，深者四七，見效。一方：冷飯團一兩，五加皮、皂角子、苦參各三錢，金銀花一錢，用好酒煎。日一服。（18卷・土茯苓）

【按語】冷飯團即土茯苓。

土茯苓為治療梅毒要藥。一方是以之配皂角子，煎湯後代茶飲，病輕者14天可癒，重者28天見效。另一方配五加皮、皂角子、苦參、金銀花組成，加好酒煎煮，每日1劑。皂角子為皂莢的種子，具有潤燥通便，祛風消腫之功，土茯苓與皂角子相伍，一可通利小便而利濕，一可通利大便而排毒，使濕去毒解，毒瘡自癒。另一方還配伍了苦參、金銀花等藥，其清熱解毒，清除濕熱之力更強。

【原文】**小兒楊梅**　瘡起於口內，延及遍身。以土萆薢末，乳汁調服。月餘自癒。《外科發揮》。（18卷・土茯苓）

【按語】小兒梅毒為先天梅毒，係血流傳染所致，病情較嚴重，其先起於口內，後遍及全身。此也可將土萆薢（土茯苓）研末，用乳汁調服。

【小結】此處選錄的毒證種類較多，須根據不同毒邪選用不同的藥物，如果是藥物毒邪，一般多選用甘草、大棗、綠豆等。此病須針對不同情況決定用藥。

癰　疽

癰疽疔癤瘡瘍均為外科的常見病證。

癰是發生於皮膚與肌肉之間的一種急性化膿性疾病。臨床表現為局部光軟無頭，初起皮膚上紅腫脹痛，易向周圍擴散，發病迅速，易腫，易膿，易潰，易斂。潰爛之後，狀如蓮蓬蜂窩。本病多由外感風燥火毒，邪熱壅聚，或恣食膏粱厚味，濕熱內鬱，火毒內生，毒邪內侵所致。

癰的總的治療原則是清熱解毒，後期可調補氣血，生肌收口。

癰相當於現代醫學所說的皮膚淺表膿腫、急性化膿性淋巴結炎。

疽乃瘡瘍表現為漫腫平塌，皮色不變，不熱少痛，未成膿難消，已成膿難潰，膿水清稀，破後難斂，其形成多由感受外邪，邪氣鬱於肌肉筋骨之間，氣血凝滯而成。亦可因情志內傷，氣血失調，或恣食肥膩，痰凝濕滯等所致。

疽的總的治療原則是解毒活血。

疔是發病迅速而且危險性較大的急性感染性疾病。其形小堅硬根深，如釘子之狀，易致走黃，危及生命。其發病原因為火毒內患，或因恣食膏粱厚味，醇酒炙煿，致臟腑積熱，火毒內聚，亦可因邪熱火毒蘊結於肌膚，致氣血不暢所致。

疔的治療原則宜清熱解毒，瀉火涼血，後期宜益氣補虛，托毒生肌。

疔相當於現代醫學所說的癤、癰、壞疽、瘭（ㄅㄧㄠ）疽、急性淋巴管炎等。

癤乃發生於肌膚淺表，形小而根淺的一種化膿性疾病，隨處可生。癤多因感受暑熱之毒，或搔抓痱子染毒而發。

癤的治療原則，若熱毒蘊結，宜清熱解毒；暑濕浸淫，宜化濕解暑祛毒；體虛毒戀，宜補虛扶正，解毒化濕。

一、熱毒病證

【原文】**丁毒癰瘡**　凡手指及諸處有瘡起，發癢，身熱惡寒，或麻木，此熱毒之瘡也。急用針刺破，擠去惡血，候血盡，口噙涼水吮之，水溫再換，吮至痛癢皆住即癒，此妙法也。《保壽堂方》。（5卷·井泉水）

【按語】此方所用乃是從井中新汲水，具有清熱涼血的作用，按古人認識，新汲水性味同於雪水，因疔瘡乃熱毒之證，故祛除惡血後，以口含涼水吸吮，可以使熱毒消除。此法在古代是常用的方法。在《本草綱目》中，還有用冷水治療蠍蠆螫傷，飲酒齒痛，時行火眼等證。

【原文】**癰腫發背**　醋磨濃墨塗四圍，中以豬膽汁塗之，乾又上，一夜即消。趙氏方。（7卷·墨）

【按語】墨與豬膽汁均有治癰腫之功，今將墨與豬膽汁同用，可加強清熱解毒作用，此方外用，使藥物直達病所，可以應用。此外取墨的止血作用，可用治多種出血病證。

【原文】**發背癰疽**　崔元亮《海上集驗方》云：李北海言，此方乃神授，極奇秘。用甘草三大兩，生搗篩末，大麥麵九兩，和勻，取好酥少許入內，下沸水搜如餅狀，方圓大於瘡一分，熱傅腫上，以綢片及故紙隔，令通風，冷則換之。已成者膿水自出，未成者腫便內消，仍當吃黃芪粥為妙。又一法：甘草一大兩，水炙搗碎，水一大升浸之，器上

橫一小刀子，露一宿，平明以物攪令沫出，去沫服之，但是瘡腫發背皆甚效。蘇頌《圖經》。（12卷·甘草）

【按語】「平明」，即天亮。癰疽生於脊背部位的，稱為發背。因甘草具有清熱解毒的作用，將其研末，以大麥麵調和做成餅狀，在癰疽上面隔上綢布等，熱敷於瘡癰上，有利於通風，也利於膿水排出，也便於癰腫內消，黃芪能補氣托毒，此法是可以使用的。至於將甘草搗碎露一宿，去沫後內服也是可以使用的。

【原文】**諸般癰疽**　甘草三兩，微炙切，以酒一斗同浸瓶中，用黑鉛一片溶成汁，投酒中取出，如此九度。令病者飲酒至醉，寢後即癒也。《經驗方》。（12卷·甘草）

【按語】各種癰疽均可用甘草來清熱解毒，但方中介紹的將黑鉛置於酒中溶成汁的方法不可取，因為鉛有毒不宜作為內服藥應用。所謂「九度」即九次的意思。

【原文】**一切癰疽**　諸發，預期服之，能消腫逐毒，使毒不內攻，功效不可具述。用大橫文粉草二斤捶碎，河水浸一宿，揉取濃汁，再以密絹過，銀石器內慢火熬成膏，以瓷罐收之。每服一、二匙，無灰酒或白湯下，曾服丹藥者亦解之，或微利無妨，名國老膏。《外科精要》方。（12卷·甘草）

【按語】以甘草清熱解毒來治療癰疽，具有良好的療效。所謂粉草即去了外面粗皮的甘草。將其捶碎，用水浸一宿，有利於汁液溶出，用絹濾過，利於祛除雜質，但不一定要用銀石器熬膏，一般用瓷器、瓦罐均可。白湯即白開水。因甘草稍有利小便的作用，故云「微利無妨」。甘草在古代稱為國老，故名國老膏。

【原文】**些小癰癤** 發熱時，即用粉草節，曬乾為末，熱酒服一二錢，連進數服，痛熱皆止。《外科精要》方。（12卷·甘草）

【按語】熱證癰癤，可用甘草研末服用，至於是否用熱酒服，並不重要。

【原文】**痘瘡煩渴** 粉甘草炙，栝樓根等分，水煎服之。甘草能通血脈，發瘡痘也。《直指方》。（12卷·甘草）

【按語】熱證痘疹瘡瘍，可用甘草、瓜蔞根（天花粉）以水煎服。瓜蔞根具有很好的消腫排膿、生津止渴的作用。至於說甘草通血脈，發瘡痘，是一家之言。

【原文】**陰下懸癰** 生於穀道前後，初發如松子大，漸如蓮子，數十日後，赤腫如桃李，成膿即破，破則難癒也。用橫文甘草一兩，四寸截斷，以溪澗長流水一碗，河水、井水不用，以文武火慢慢蘸水炙之，自早至午，令水盡為度，劈開視之，中心水潤乃止。細銼，用無灰好酒二小碗，煎至一碗，溫服，次日再服，便可保無虞。此藥不能急消，過二十日，方得消盡。興化守康朝病已破，眾醫拱手，服此兩劑即合口，乃韶州劉從周方也。《李迅癰疽方》。（12卷·甘草）

【按語】陰下懸癰即陰部睾丸部位長癰，穀道即腸道肛門。起初癰腫很小，慢慢發展而紅腫成膿，用好甘草煎水內服，能清熱解毒。古人認為溪澗長流水有利於毒邪的排出，河水、井水是不流動的，不利於毒邪排出，故不用河水、井水。將甘草炮製好後研末，再用酒煎後溫服。按此方方法治療癰腫，應該是有效的，但不能性急。所以諸醫不能治療的病，而劉從周治好了。

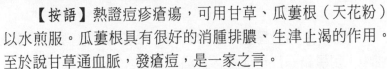

《本草綱目》驗方解

【原文】**陰頭生瘡** 蜜煎甘草末，頻頻塗之神效。《千金方》。（12卷·甘草）

【按語】此方是採用外用的方法，將甘草研末，加蜜後煎，以水反覆塗擦陰莖瘡瘍部位。因甘草能清熱解毒，故有效。

【原文】**小兒濕瘡** 地榆煮濃汁，日洗二次，《千金方》。（12卷·地榆）

【按語】地榆有收斂、清熱解毒的作用，能收濕斂瘡，將其外洗，可以減少濕毒的滲出，故可用於濕瘡。《本草綱目》中還介紹地榆治療小兒面瘡焮赤腫痛，溫洗。

【原文】**痘毒黑疔** 紫草三錢，雄黃一錢，為末，以胭脂汁調，銀簪挑破，點之極妙。《集簡方》。（12卷·紫草）

【按語】黑疔是說毒邪很深，銀簪有解毒作用，故用其挑破疔毒痘毒。紫草有涼血解毒作用，雄黃亦能解毒，為末，外用，是可取的。

【原文】**癰疽便閉** 紫草、瓜蔞實等分，新水煎服。《直指方》。（12卷·紫草）

【按語】癰疽又兼大便秘閉，紫草能清熱涼血解毒，善治癰疽，又因紫草、瓜蔞實（瓜蔞仁）均有通便的作用，故可以使用。

【原文】**預解胎毒** 小兒初生，以黃連煎湯浴之，不生瘡及丹毒。又方：未出聲時，以黃連煎汁灌一匙，令終身不出斑；已出聲者灌之，斑雖發亦輕。此祖方也。王海藏《湯液本草》。（13卷·黃連）

【按語】民間自古以來有用牛黃預防胎毒的方法，而此方用的是黃連，將其煎水洗浴，有預防瘡瘍丹毒等皮膚疾患的作用，這是因為黃連具有良好的清熱解毒作用，尤其是善於清心熱，因為諸痛癢瘡皆屬於心，故選用黃連。由於黃連瀉火作用強，故灌服有預防熱毒病證的特點。一般應用時劑量不宜過大，以免傷陽。

【原文】**癰疽惡瘡**　紫花地丁，連根，同蒼耳葉等分，搗爛，酒一鍾，攪汁服。《楊誠經驗方》。（16卷·紫花地丁）

【按語】紫花地丁最早載於《本草綱目》，歷來作為治療瘡瘍癰癤的要藥，李時珍認為其主治「一切癰疽發背，疔腫瘰癧，無名腫毒惡瘡。」單用就有非常好的效果。此方將其與蒼耳葉同用也是可取的，不過主要還是紫花地丁的作用。

【原文】**癰疽發背**　無名諸腫，貼之如神。紫花地丁草，三伏時收，以白麵和成，鹽醋浸一夜貼之。昔有一尼發背，夢得此方，數日而痊。孫天仁《集效方》。（16卷·紫花地丁）

【按語】此方是將紫花地丁外用，治療各種無名腫痛，外用時以新鮮的為好，具有很好的清熱解毒之功。目前在有條件的地方，常取其外用。

【原文】**一切惡瘡**　紫花地丁根、日干，以罐盛，燒煙對瘡薰之，出黃水，取盡癒。《衛生易簡方》。（16卷·紫花地丁）

【按語】此方方法很獨特，是將紫花地丁曬乾後以煙薰

之，凡是各種癰腫瘡癤均可使用此法。不過從臨床來看，用新鮮的紫花地丁外敷效果會更好。

【原文】**丁瘡腫毒**　《千金方》：用紫花地丁草搗汁服，雖極者亦效。楊氏方：用紫花地丁草、蔥頭、生蜜共搗貼之。若瘤瘡，加新黑牛屎。（16卷·紫花地丁）

【按語】疔腫病證，將新鮮的紫花地丁搗汁服用是有極好的效果的，所以說「雖極者亦效」。至於後方加蔥頭、生蜜也是可取的，但加用牛屎則不可取。

【原文】**癰疽腫毒**　已潰未潰皆可用。黃連、檳榔等分，為末，以雞子清調搽之。王氏《簡易方》。（13卷·黃連）

【按語】黃連具有很好的瀉火解毒作用，用治熱毒瘡瘍常首選之。檳榔行氣，促進癰腫消散，雞蛋清也能清熱解毒，而將其外用，使藥物直達病所。在《本草綱目》13卷中，李時珍還介紹用胡黃連、穿山甲研末，用茶或雞蛋清外敷；單用黃連外敷；用秦艽、牛乳煎服者；單用秦艽外敷者；以蜜煎升麻，時時食之，並以水煮升麻，綿沾拭洗之者；用苦參末，粟米飲，丸梧子大，飲用者；用山慈姑同蒼耳草等分，搗爛，濾汁，以好酒送服者；單用黃芩內服者。

【原文】**癰疽癤腫**　一切無名腫毒。孫氏《集效方》：用野菊花連莖搗爛，酒煎熱服取汗，以渣傅之即癒。《衛生易簡方》：用野菊花莖葉、蒼耳草各一握，共搗，入酒一碗，絞汁服，以渣傅之，取汗即癒。或六月六日採蒼耳葉，九月九日採野菊花，為末，每酒服三錢，亦可。（15卷·野菊）

【按語】李時珍認為野菊花「治癰腫疔毒，瘰癧眼瘜」，其解毒作用很好，凡熱毒癰瘡均可應用。既可內服，又可外

用。此處介紹將野菊花取汁酒煎熱服是可取的，而以渣外敷則效果也很好。因蒼耳草亦有清熱解毒之功，故可同用。

【原文】**癰腫初起**　孟詵《食療》：用栝樓根苦酒熬燥，搗篩，以苦酒和，塗紙上，貼之。楊文蔚方：用栝樓根、赤小豆等分，為末，醋調塗之。（18卷·栝樓·根）

【按語】癰腫初起，多表現為紅腫熱痛。瓜蔞根（天花粉）性寒清熱，既能清熱瀉火，又能清熱解毒，消腫排膿以療瘡，且與消癰腫，解瘡毒的苦酒（醋）同用，其消癰療瘡之效更佳，故可用治癰腫初起。因赤小豆外用也具有消癰排膿之功，故楊文蔚在孟詵的基礎上，又加赤小豆，以增強消散癰腫之力。

【原文】**發背初起**　水調白斂末，塗之。《肘後方》。疔瘡初起方同上。《聖惠方》。（18卷·白斂）

【按語】白斂：現寫作白蘞。

有頭疽初起，發於背部者，以及其他部位的疔瘡初起，皆可將白蘞末用水調勻外塗。因白蘞藥性寒涼，具有清熱解毒，散結止痛之功。而發背初起、疔瘡初起均為熱毒熾盛所致的陽性瘡瘍，故單獨外用，即可奏效。現臨床可以選用。

【原文】**諸瘡不斂**　白斂、赤斂、黃柏各三錢炒研，輕粉一錢，為細末。先用蔥白漿水洗淨，傅之。《瑞竹堂方》。（18卷·白斂）

【按語】白蘞既能清熱解毒，又能斂瘡生肌，故可用治諸瘡不斂。可與解毒療瘡的赤蘞（何首烏）、黃柏及以毒攻毒，生肌斂瘡的輕粉同研為細末，先用蔥白漿水洗淨後外敷。由於輕粉有毒，臨證亦可不用。

《本草綱目》驗方解

【原文】**一切腫毒**　不問已潰未潰，或初起發熱。用金銀花俗名甜藤，採花連莖葉自然汁半碗，煎八分，服之，以滓傅上。敗毒托裡，散氣和血，其功獨勝。萬表《積善堂方》。（18卷·忍冬）

丁瘡便毒　方同上。

喉痺乳蛾　方同上。（18卷·忍冬）

【按語】金銀花功能清熱解毒，消散癰腫，為治一切內癰、外癰之要藥。故一切腫毒，不問已潰未潰，或初起發熱，以及療瘡便毒、喉痺乳蛾皆可單用金銀花連莖葉自然汁煎服，並以藥渣外敷。在臨床使用方面，金銀花為治療各種熱毒病證首選藥。

【原文】**敷腫拔毒**　金銀藤大者燒存性、葉焙乾為末各三錢，大黃焙為末四錢。凡腫毒初發，以水酒調搽四周，留心洩氣。楊誠《經驗方》。（18卷·忍冬）

【按語】金銀藤即忍冬的莖葉。其功效與金銀花相似，也具有清熱解毒之功，雖力量不及金銀花（忍冬藤中綠原酸含量為金銀花的 64% 左右），但加倍使用可代替金銀花。故本方取忍冬藤與清熱解毒的大黃配伍，分別燒存性或焙乾後研末，以水酒調搽，治療癰疽腫毒初起。此方臨床可選用。

【原文】**癰疽托裡**　治癰疽發背，腸癰奶癰，無名腫毒，痛寒熱，狀類傷寒。不問老幼虛實服之，未成者內消，已成者即潰。忍冬葉、黃芪各五兩，當歸一兩，甘草八錢，為細末。每服二錢，酒一盞半，煎一盞，隨病上下服，日再服，以渣傅之。《和劑局方》。（18卷·忍冬）

【按語】忍冬葉為金銀花的葉片。其功效與金銀花相似，也具有清熱解毒之功。現代研究其抑菌效果優於花蕾或

相當於花蕾。故癰疽癬疔之證用忍冬葉治之，同樣可獲理想療效。尤其配伍補益氣血的黃芪、當歸，以及補氣又能清熱解毒的甘草同用，寓祛邪之中又能扶正，故不論是癰疽發背，還是腸癰、乳癰，無名腫毒等，不問老幼、虛實證皆可服用，其初起未成膿者可使之消散，已成膿者即可潰破。

【原文】**癰疽初作** 赤小豆末，水和塗之，毒即消散，頻用有效。《小品方》。（24卷‧赤小豆）

【按語】赤小豆味甘性涼，善能「除寒熱癰腫，排膿散血」。「治療一切癰疽瘡疥及赤腫，不拘善惡，但水調塗之，無不癒者」（李時珍語）。因此，《小品方》治療癰疽初起，單用赤小豆研末，水調和勻，頻頻塗之，毒即消散。

【原文】**護心散** 又名內托散、乳香萬全散。凡有疽疾，一日至三日之內，宜連進十餘服，方免變證，使毒氣出外。服之稍遲，毒氣內攻，漸生嘔吐，或鼻生瘡菌，不食即危矣。四五日後，亦宜間服之。用真綠豆粉一兩，乳香半兩，燈心同研和勻，以生甘草濃煎湯調下一錢，時時呷之。若毒氣沖心，有嘔逆之證，大宜服此。蓋綠豆壓熱下氣，消腫解毒。乳香消諸癰腫毒。服至一兩，則香徹瘡孔中，真聖藥也。李嗣立外科方。（24卷‧綠豆）

【按語】護心散為綠豆粉配伍乳香、燈心、生甘草所組成。方中綠豆、甘草清熱解毒；乳香消諸癰腫毒，止痛護心；燈心清熱利尿，諸藥合用，共奏解毒護心之功。因此，凡毒盛之癰疽，一日至三日之內，連進十餘服者，可使毒氣外出，預防熱毒攻心，避免發生變證。若服之稍遲，則毒氣內攻，漸生嘔吐，或出現鼻生瘡菌，不食等危重之徵候。即使是四五日後，亦宜間服此湯，時時呷之。若已經出現毒氣

沖心，有嘔逆之證者，更宜飲服此方，以清熱解毒而護心。

【原文】**肛門生瘡** 肛門主肺，肺熱即肛塞腫縮生瘡。白蜜一升，豬膽汁一枚相和，微火煎令可丸，丸三寸長作挺，塗油納下部，臥令後重，須臾通洩。《梅師》。（39卷‧蜂蜜）

【按語】痔瘡一般以外用藥為主。豬膽汁性味苦寒，入肺與大腸經，功能清熱，潤燥，解毒。可用治癰腫疔瘡。白蜜亦能潤燥解毒，兩藥相合，有潤燥之功。將藥物做成栓劑直接納入肛門，既能潤腸通便，又可使熱毒從下而出。

【原文】**一切諸瘡** 五倍子、黃柏等分，為末，傅之。《普濟方》（39卷‧五倍子）。

【按語】五倍子功能收濕斂瘡，兼能解毒消腫；黃柏苦寒，長於瀉火解毒，清熱燥濕，為治熱毒瘡癰要藥。兩藥同用，共收解毒，消腫止痛，收濕斂瘡之功。此方對於各種熱毒均可應用，尤其是對熱毒病證流水者有作用。《本草綱目》中還介紹將五倍子炒紫黑色，蜜調，塗之。也用五倍子、大黃、黃柏等分，為末。水調塗四圍，每天不斷換藥，用治一切腫毒，有良好的作用。

二、氣虛病證

【原文】**癰疽內固** 黃耆、人參各一兩，為末，入真龍腦一錢，用生藕汁和丸綠豆大。每服二十丸，溫水下，日三服。《本事方》。（12卷‧黃耆）

【按語】將黃芪、人參、真龍腦（冰片）與生藕汁做成丸，對於因體虛患者所致癰疽是可以使用的。

三、陰寒病證

【原文】**疔瘡腫毒**　白及末半錢，以水澄之，去水，攤於厚紙上貼之。《袖珍方》。（12卷·白及）

【按語】白及有收斂、消腫止痛的作用，將其外用，能促使疔瘡消腫，故有效。

【原文】**無名癰腫**　疼痛不止，山漆磨米醋調塗即散。已破者，研末乾塗。（12卷·三七）

【按語】山漆即三七。其有很好的定痛作用，將三七研末，以醋調外塗止痛作用很好。

【原文】**疔瘡腫毒**　艾蒿一擔燒灰，於竹筒中淋取汁，以一二合，和石灰如糊。先以針刺瘡至痛，乃點藥三遍，其根自拔。玉山韓光以此治人神驗。貞觀初，衢州徐使君訪得此方。予用治三十餘人，得效。孫真人《千金方》。（15卷·艾）

【按語】此方將艾葉外用，來治療瘡癰，其方法簡單實用，且藥源豐富，可以選用。此方還可用治癰疽瘡口不癒合。

【原文】**面上皯疱**　薺苨、肉桂各一兩，為末。每用方寸匕，酢漿服之，日一服。又滅瘢痣。《聖濟總錄》。（12卷·薺苨）

【按語】皯（ㄍㄢ，面色枯焦黯黑）。

面部黯黑，以薺苨、肉桂為末，用醋內服，每日一次，效果可能不是很明顯。至於滅瘢痣，恐力量更差。

《本草綱目》驗方解

【原文】**一切癰疽**　遠志酒：治一切癰疽發背癤毒，惡

候侵大。有死血陰毒在中則不痛，傅之即痛。有憂怒等氣積而怒攻則痛不可忍，傅之即不痛。或蘊熱在內，熱逼人手不可近，傅之即清涼。或氣虛血冷，潰而不斂，傅之即斂。此本韓大夫宅用以救人方，極驗。若七情內鬱，不問虛實寒熱，治之皆癒。用遠志不以多少，米泔浸洗，捶去心，為末。每服三錢，溫酒一盞調，澄少頃，飲其清，以滓傅患處。《三因方》。（12卷•遠志）

【按語】李時珍認為遠志「治一切癰疽」。一般是將其研末後外用，其對於寒熱虛實證均可使用。但因其性溫，主要還是治療寒證。至於說「傅之即痛」，「傅之即不痛」，「傅之即清涼」，「傅之即斂」是用藥後的反應。遠志內服會刺激胃，故臨床一般是將遠志用米泔水浸洗後去心，可減少副作用。

【原文】**癰疽發背** 及乳瘡。半夏末，雞子白調，塗之。《肘後方》。（17卷•半夏）

【按語】半夏外用有消腫止痛之功，可以用治癰腫瘡癤，此方將半夏與雞蛋清調後外敷，有消腫止痛之功，對於一切癰瘡腫癤，均是可以選用的。尤其是將生半夏研末後吹鼻，還可用治乳癰。

【原文】**癰疽發背** 及發乳諸毒。用吳茱萸一升，搗為末，用苦酒調塗帛上，貼之。《外臺秘要》。（32卷•吳茱萸）。

【按語】癰疽有屬陰疽者，症見體表局部膿腫，質軟，色暗，無熱；發背特指後髮際至背部。癰疽發背聯用表示此陰疽發生於項背處。其病機為陰寒之毒凝滯，氣血瘀阻，肉腐成膿。是方用吳茱萸能溫經散寒，化滯消癰；配苦酒（即

食醋）能活血通絡。二藥調和敷於患處，可直接發揮溫散陰寒，散瘀通絡，消癰排膿之功。

【原文】**甲疽弩肉**　膿血疼痛不癒。用乳香（為末）、膽礬（燒研）等分，傅之，內消即癒。《靈苑方》。（34卷·薰陸香）

【按語】甲疽者生於指甲部的癰疽，多位於甲溝處；弩肉者為疽瘡周圍所長出的一些異常新生組織。患者甲溝處生癰疽多較疼痛，且難自癒。故本方用有活血行氣，生肌療瘡，消癰止痛之功的乳香；配具有解毒袪腐，排膿消腫之功的膽礬，外敷患處，可奏解瘡毒，行氣血，排膿血，消癰疽，止疼痛之效。然外敷前，應徹底清洗瘡面，藥物應盡可能接觸患處。

【原文】**拔取疔毒**　蟾酥，以白麵、黃丹搜作劑，每丸麥粒大。以指爬動瘡上插入。重者挑破納之。仍以水澄膏貼之。《危氏方》。（42卷·蟾蜍·蟾酥）

【按語】蟾酥有毒之品，功能解毒消腫，拔毒療瘡；黃丹（鉛丹）可拔毒生肌。兩藥同用，其拔毒療瘡之功更強。應用時宜注意不宜過量，以免鉛中毒。此方對於瘡瘍病證，毒邪內陷者可以選用。《本草綱目》中還介紹用蟾酥以麵粉糊丸，作丸含舌下，治療疔毒走黃；治疗瘡惡腫用蟾酥、巴豆搗爛作丸，薑湯送服；用蟾酥、麝香、乳汁調和外敷；用蟾酥、白麵、朱砂少許，調成小錠子，治療一切瘡毒，用井華水或蔥湯送服等諸多方子。

四、血脈瘀滯

【原文】**腫毒初起**　穿山甲（插入穀芒熱灰中，炮焦為

末）二兩，入麝香少許。每服二錢半，溫酒下。《仁齋直指方》。（43卷‧鯪鯉‧甲）

【按語】穿山甲性善走竄，長於活血消腫，乃治瘡瘍腫毒要藥；麝香辛香溫通，最能活血消腫止痛。與酒調下，可助兩藥活血通絡，消癰散腫之功。若腫毒不消，此方可以選用。《本草綱目》中還介紹用穿山甲（燒存性）、貝母等分為末。酒調服，治馬疔腫毒者，亦是此機理。

五、促進潰破

【原文】**癰疽拔膿**　癰疽不破，或破而腫硬無膿。斑蝥為末，以蒜搗膏，和水一豆許，貼之。少頃膿出，即去藥。《直指》。（40卷‧斑蝥）

【按語】斑蝥有大毒，有腐蝕作用，具走竄之性，能散結消腫，且可以毒攻毒，治惡毒癰腫日久不潰者良；大蒜辛溫，可解毒消腫。兩藥外用均對皮膚有很強的刺激性，可引起發水泡，甚至腐爛，同時外敷又能達到散結消腫，拔毒之功。但不宜久敷和大面積使用。

【原文】**赤白丹腫**　藏器曰：以水蛭十餘枚，令啞病處，取皮皺肉白為效。冬月無蛭，地中掘取，暖水養之令動。先淨人皮膚，以竹筒盛蛭合之，須臾咬啞，血滿自脫。更用飢者。（40卷‧水蛭）

【按語】藏器：即唐代醫家陳藏器，著有《本草拾遺》，又名《藥性論》。

水蛭善吸人血，用活水蛭使其吸去瘀血腫物，可達到祛瘀血，蝕腐肉，腐肉去，則新肉生的目的。此方法現較少使用。但此法提示，用活物治療某些特殊的疾病還是可取的。

【原文】**海馬拔毒散**　治疔瘡發背惡瘡有奇效。用海馬（灰黃）一對，穿山甲（黃土炒）、朱砂、水銀各一錢，雄黃三錢，龍腦、麝香各少許為末，入水銀研不見星。每以少許點之，一日一點，毒自出也。《秘傳外科》。（44卷·海馬）

【按語】癰疽之證，必有氣血之瘀滯，海馬能調氣活血，助氣血之通利。穿山甲活血消腫，乃潰堅破膿要藥；朱砂、龍腦清熱解毒，消腫止痛；雄黃、水銀攻毒散結；麝香活血止痛消癰；諸藥同用，消癰散結之力著。此方有大毒，尤其是水銀。注意不可入口、入眼。

六、促進癒合

【原文】**疔腫惡毒**　用生蜜與隔年蔥研膏，先刺破塗之。如人行五里許，則疔出，後以熱醋湯洗去。《濟急仙方》。（39卷·蜂蜜）

【按語】蜂蜜生者性涼，功能清熱；熟者性溫，功能補益脾胃。蔥葉辛溫，功能解毒消腫；蔥白亦能解毒。將蔥與蜂蜜一同研膏，則能解毒消腫，且能斂瘡生肌。醋即米醋，功能散瘀，止血。用熱醋洗瘡面，可促進瘡面的癒合。

【原文】**瘡口不收**　五倍子焙，研末。以臘醋腳調，塗四周，效。（39卷·五倍子）

【按語】五倍子外用可收濕斂瘡，臘醋味酸長於收斂，對於瘡瘍久不收口者，可以收濕斂瘡，生肌。此方雖然簡單，但對於瘡瘍久不收口者，能促使其生肌，達到收口的目的。

【原文】**灸瘡不瘥**　烏賊骨、白礬等分為末，日日塗之。《千金方》。（44卷·烏賊魚）

【按語】烏賊骨外用可收濕斂瘡，促進肌肉生長；白礬外用解毒，燥濕斂瘡。兩藥同用，收斂之功更著。對於瘡瘍久不收口者可以使用此方。

【小結】癰疽以熱毒病證最為多見，故治療方面主要是清熱解毒，關於這方面的用藥，除內服藥外，外用藥物是很重要的一環，上述用藥方法可以選用，在早期的用藥過程中，重在解毒，當膿液形成以後，用藥要注意排膿，而當膿液排後，又要注意瘡瘍的收口，此時可以選用收斂生肌之品。生肌者有化瘀生肌，收斂生肌，托毒生肌，消腫生肌，祛腐生肌，臨證應結合具體情況選用藥物。

燒 燙 傷

燒燙傷是指由於爐火、汽油及化學燃料引起的損傷，為燒傷，或由於熱水、熱蒸氣、熱油、電流、放射線、雷射、強酸、強鹼、其他熱的液體等作用於皮膚而引起的損傷，為燙傷。本病由火毒之邪，自外傷及皮內，甚則熱邪毒邪入裡，火毒攻心，導致耗傷氣陰，損及營血，陰陽失調，脈絡阻滯，致氣血運行不暢。

本病的常見證型由毒熱熾盛，宜清熱涼血解毒；熱傷氣陰，宜清熱解毒，養陰益氣；氣血雙虧，宜補益氣血，健脾和胃。

一、熱毒病證

【原文】**湯火灼瘡** 甘草蜜煎塗。李樓奇方。（12卷·甘草）

【按語】甘草能清熱解毒，蜂蜜有很好的止痛作用，故燙火傷可以選用此方。

【原文】**熱油火灼**　除痛生肌。丹參八兩銼，以水微調，取羊脂二斤，煎三上三下，以塗瘡上。《肘後方》。（12卷·丹參）

【按語】丹參具有清熱涼血，活血止痛的作用，而羊脂有濡潤之功，故燙傷可選用之。

【原文】**湯火傷灼**　苦參末，油調傅之。《衛生寶鑒》。（13卷·苦參）

【按語】苦參能清熱燥濕，若燒燙傷，將苦參研末，以麻油調敷是有效的，此方可以選用。

【原文】**湯火傷灼**　莊浪大黃生研，蜜調塗之。不惟止痛，又且滅瘢。此乃金山寺神人所傳方。《洪邁夷堅志》。（17卷·大黃）

【按語】大黃具有很好的清熱解毒之功，為治療水火燙傷的要藥，一般是將生大黃研末直接外用，亦可與蜂蜜同用外塗，臨床證明，因燒燙傷致皮膚破損，將大黃外用，既能減少局部水濕滲出，又能防止皮膚留下瘢痕。此方可以使用。

二、促進收口

【原文】**湯火灼瘡**　炭末，香油調除。《濟急方》。（6卷·炭火）

【按語】木炭末有收斂作用，如燙傷，將其與麻油調塗，有促進水濕吸收的作用，減少局部水濕滲出，達到止痛止癢的目的。此方此法在家庭裡可作為應急處理。

【原文】湯火傷灼　白及末油調傅之。趙真人方。（12卷・白及）

【按語】白及具有良好的收斂生肌作用，外用對於燒燙傷有很好的效果。

【原文】湯火傷灼　未成瘡者。用小麥炒黑，研入膩粉，油調塗之。勿犯冷水，必致爛。《袖珍方》。（22卷・小麥）

【按語】湯火灼傷，未成膿者。可將小麥炒黑研細末，加入膩粉，用油調勻外敷，有散血止痛之效。近代臨床用陳小麥加水浸泡後搗爛，過濾，去渣，取沉澱物曬乾，小火炒至焦黃研細，臨用加適量醋調成糊狀外敷，治療外科感染性疾病，若已潰者敷瘡口四周。

【原文】湯火傷灼　大麥炒黑，研末，油調搽之。（22卷・大麥）

第七部分　皮外科

【按語】大麥甘鹹而涼，「功用與小麥相似，而其性更平涼滑膩」（《本草經疏》），且具有清熱涼血之功，因此，以之炒黑，研末，用油調勻後外搽，與小麥一樣，也可用治湯火灼傷。

【原文】熱油燒痛　以白蜜塗之。《梅師方》。（39卷・蜂蜜）

【按語】白蜜即蜂蜜，以色白如膏者為質優。宜生用，生者性涼，功能清熱，解毒止痛。以蜜塗之，可緩解局部疼痛，且能促進瘡面癒合。此方在家庭中常選用以應急。

【原文】湯火燒灼　柏葉生搗塗之，繫定二三日，止痛

滅瘢。《本草圖經》。（34卷·柏·柏葉）

【按語】水火燙傷乃日常多見之疾。臨證視為邪熱侵襲，肌膚受損。患者受傷部位常見紅熱痛，甚則起泡。依「熱者寒之」的法則，本方用柏葉清熱涼血，收濕斂瘡，可奏癒傷之效。今若選用，較適於Ⅰ度或淺Ⅱ度水火燙傷。

【小結】本病主要是採用外用藥物，一般宜用清熱解毒之品，同時選用吸濕藥物才能有效地防止感染，防止瘢痕。除上述選用的藥物外，現臨床較多用的是地榆、大黃、虎杖、紫草、紫珠、白及、黃柏等。

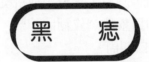

黑　痣

黑痣多發於身體暴露的部位，影響美觀，尤以面部者易引起他人的注意。黑痣一般是採用外治的方法，使藥物直達病所，有效的消除病灶。

【原文】**粉滓面靬**　山慈姑根，夜塗旦洗。《普濟方》。（13卷·山慈姑）

【按語】山慈姑具有清熱解毒，消癰散結的作用，用山慈姑治療面部黑靬，在唐代陳藏器的《本草拾遺》有記載，此方將其外用，方法簡單，可以一用。

【原文】**紫白瘢斑**　貝母、南星等分為末，生薑帶汁擦之。德生堂方：用貝母、乾薑等分為末，如澡豆，入密室中浴擦，得汗為妙。《談野翁方》：以生薑擦動，醋磨貝母塗之。《聖惠方》：用貝母、百部等分為末，自然薑汁調搽。（13卷·貝母）

【按語】此處介紹的方法均簡單，貝母、南星均具有散結之功，生薑汁能促使藥物滲透進入體內，消除斑跡可以應用；用貝母、乾薑；生薑、貝母；貝母、百部的機理相同。在古方中用貝母來治療斑跡，現較少使用，故將其選錄。

【原文】**疣痣黑子**　斑蝥三個，人言少許，以糯米五錢炒黃，去米，入蒜一個，搗爛點之。（40卷·斑蝥）

【按語】人言即砒霜，因砒霜又名信石，將「信」字拆開，即為人言二字。

斑蝥、砒霜均為大毒之品，外用可攻毒蝕瘡，有強有力的腐蝕作用；糯米炒過後，可緩解其毒性；大蒜外用解毒消腫，可助蝕疣之功。將二藥外用，能腐蝕體表疣體黑痣。但絕不可入眼、入口。

【小結】此病以外用藥物為主，根據病的情況，可以選用具有白色的藥物外用，有一定的效果，如白芷、天花粉、冬瓜仁、茯苓、薏苡仁、葛根等。

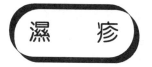

濕　疹

濕疹是一種常見的過敏性炎症性皮膚病。其特點是皮疹，滲出明顯，對稱分布，易於復發和慢性化，自覺瘙癢厲害。濕疹常因飲食失調，嗜酒或過食辛辣腥味及動風之品，傷及脾胃，健運失常，致使濕熱內生，又外感風濕熱邪，內外兩邪相搏，充於腠理浸淫肌膚發為本病。

濕疹的常見證型有濕熱內鬱，宜清熱利濕，涼血解毒；血熱內盛，宜清熱涼血，佐以利濕；濕濁阻滯，宜健脾除

濕，養血潤膚；血虛風燥，宜養血疏風，除濕潤燥。

【原文】**陰腫痛癢**　荷葉、浮萍、蛇床等分煎水，日洗之。《醫壘元戎》。（33卷・蓮藕・荷葉）

【按語】蛇床入藥以種子為多，故又名蛇床子。

陰腫痛癢係指會陰部皮膚上發生紅腫、瘙癢、疼痛，表面常有濕性分泌物的一種病證。其病機為濕熱下注，浸淫皮膚。故本方用荷葉清熱除濕；配浮萍祛風勝濕，清熱止癢；伍蛇床燥濕止癢。三藥合用，可奏清熱燥濕，祛風止癢，癒瘡消腫。今遇濕疹之疾亦常選用。採取局部薰洗之法，其止癢作用尤為顯著。

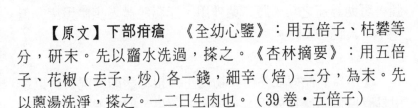

【原文】**下部疳瘡**　《全幼心鑒》：用五倍子、枯礬等分，研末。先以虀水洗過，搽之。《杏林摘要》：用五倍子、花椒（去子，炒）各一錢，細辛（焙）三分，為末。先以蔥湯洗淨，搽之。一二日生肉也。（39卷・五倍子）

【按語】下部疳瘡，多由濕熱下注，浸淫肌膚而見潰爛流水。五倍子酸澀收斂，功能收濕斂瘡；枯礬性燥，善能燥濕止癢；虀水即用薑、蒜末浸的水，大蒜能解毒殺蟲。諸藥合用，共收燥濕殺蟲，收濕斂瘡之功。後方用花椒，取其燥濕殺蟲止癢，細辛辛散溫通，既利氣血，又有很好的止痛之功，與五倍子同用，則能燥濕殺蟲，收斂生肌。此方提示，對於某些疾病用外治的方法可以收到良好的效果。

【原文】**陰囊濕瘡**　出水不瘥。用五倍子、臘茶各五錢，膩粉少許，研末。先以蔥椒湯洗過，香油調搽，以瘥為度。《太平聖惠方》。（39卷・五倍子）

【按語】五倍子外用收濕斂瘡，兼能解毒消腫；臘茶即

茶葉，以陳者為佳，性味苦甘涼，可以解毒；膩粉即輕粉，性躁烈，長於殺蟲止癢，斂瘡生肌；花椒殺蟲又能燥濕止癢。綜合此方，外用使藥物直達病所，有解毒消腫，殺蟲止癢之功。

【小結】濕疹既可內服用藥，也可外用藥物，關鍵是止癢，只有將癢止住，其病則會慢慢減輕，減少滲出也是一個環節，可以選用收斂之品。

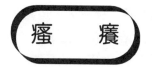

瘙　　癢

瘙癢是指皮膚產生癢感而欲搔抓，但又無原發皮膚損害的一種自覺症狀。

瘙癢的常見證型有血熱皮膚瘙癢，宜涼血清熱，消風止癢；血虛皮膚瘙癢，宜養血潤燥，祛風止癢；風濕皮膚瘙癢，宜散風，除濕止癢；風盛皮膚瘙癢，宜搜風清熱，敗毒止癢；風寒皮膚瘙癢，宜祛風散寒止癢。

一、濕熱病證

【原文】**陰汗濕癢**　爐甘石一分，真蚌粉半分，撲之。《直指方》。（9卷·爐甘石）

【按語】爐甘石具有收濕斂瘡止癢之功，為治療潰瘍不斂、濕瘡、濕疹、皮膚瘙癢的要藥。蚌粉亦有收斂作用，將二藥研末外用是可取的。此方可以選用。

【原文】**陰下濕癢**　甘草煎湯，日洗三五度。《古今錄驗》。（12卷·甘草）

【按語】陰部瘙癢，用甘草煎水外洗，每日三五次的方法可以應用。

【原文】**陰汗濕癢**　綿黃者，酒炒為末，以熟豬心點吃妙。趙真人濟急方。（12卷·黃耆）

【按語】若陰部濕癢，因體虛是可以用黃芪的，但若為濕熱證則不可應用。

二、蟲證瘙癢

【原文】**疥瘡有蟲**　硫磺末，以雞子煎香油調搽，極效。《救急良方》。（11卷·石硫磺）

【按語】硫磺是治療疥瘡的要藥，將其外用，有非常好的效果。疥瘡以奇癢難忍為特點。此方介紹是用雞蛋煎香油後調而外搽，現在一般是以硫磺研末後以凡士林調成軟膏外用。也有用硫磺治療頑癬者。

【原文】**風癬有蟲**　海桐皮、蛇床子等分，為末，以臘豬脂調，搽之。《艾元英如宜方》。（35卷·海桐）

【按語】風癬者以皮膚瘙癢為甚。因瘙癢有此起彼伏，時隱時現，似有風襲蟲行之狀，故臨證認為其病機與風勝、蟲傷有關。但此「有蟲」非定有可見之蟲。據此，本方以海桐皮祛風止癢；配蛇床子殺蟲止癢。二味相須為用，驅除皮膚瘙癢之功尤強。今凡遇皮膚瘙癢，但病因不明者用之尤佳。

【原文】**頭上瘡癬**　蜂房研末，臘豬脂和，塗之效。《聖惠》。（39卷·露蜂房）

【按語】蜂房善能走表祛風，殺蟲止癢，可用於多種皮膚病。豬脂即食用豬油，味甘性涼，可以解毒，潤澤肌膚。

將露蜂房研末後，用豬油調和成糊狀外擦達到解毒殺蟲。此方對風熱濕毒蘊結而致瘙癢難忍，遇熱加劇之疥癬者有效。

三、熱毒瘙癢

【原文】**氣奔怪疾**　方見虎杖。（12卷・人參）

【按語】此方在16卷・虎杖條下載：**氣奔怪病**　人忽遍身皮底混混如波浪聲，癢不可忍，抓之血出不能解，謂之氣奔。以虎杖、人參、青鹽、白朮、細辛各一兩，作一服，水煎，細飲盡便瘥。《夏子益奇疾方》。方中以虎杖清熱解毒，人參、白朮補氣，細辛散風止癢，青鹽走血分能止癢，此方可以試用。

【原文】**熱痱瘙癢**　升麻煎湯飲，並洗之。《千金方》。（13卷・升麻）

【按語】痱子是臨床上常見的病證，尤以小兒為多見，此方將升麻煎湯外洗，是因為升麻具有清熱解毒的作用。根據臨床實踐來看，此方還可加用其他清熱解毒之品，如黃連、金銀花、板藍根等。

【原文】**暑月痱瘡**　綠豆粉二兩，滑石一兩，和勻撲之。一加蛤粉二兩。《簡易方》。（24卷・綠豆）

【按語】綠豆有清熱解暑之功，與同能清熱解暑，並收濕斂瘡的滑石同研，和勻外撲，治療暑月痱瘡甚佳。一方加蛤粉意在加強其收濕斂瘡之功。臨證若再以綠豆煎湯內服，內外結合，更能收到標本同治之效。

四、麻風瘙癢

【原文】**大風癩瘡**　營氣不清，久風入脈，因而成癩，

鼻壞色敗　皮膚瘙潰。用黃精根去皮洗淨二斤，日中暴令軟，納粟米飯甑中，同蒸至二斗米熟，時時食之。《聖濟總錄》。（12卷・黃精）

【按語】癩瘡是指感觸暴歷風毒，邪滯肌膚，久而發作，初起先覺患部麻木不仁，次發紅斑，繼則腫潰無膿，久可漫延全身肌膚而出現眉落，目損，鼻崩、唇反、足底穿等嚴重證候。也稱大麻風，麻風病。因致皮膚瘙癢，乃風邪為患，治風先治血，故云「久風入脈」，黃精補虛，對於麻風病可用黃精蒸食，取補虛之功。

五、風疹瘙癢

【原文】風瘙癮疹　白朮為末，酒服方寸匕，日二服。《千金方》。（12卷・朮）

【按語】白朮具有補益脾氣祛濕之功，若濕疹風疹瘙癢，可用。

【原文】臍蟲怪病　腹中如鐵石，臍中水出，旋變作蟲行，繞身匝癢難忍，撥掃不盡。用蒼朮濃煎湯浴之。仍以蒼朮末，入麝香少許，水調服。夏子益奇疾方。（12卷・朮・蒼朮）

【按語】皮膚瘙癢難忍如蟲行，因蒼朮祛風燥濕，芳香化濕，故煎湯外洗能止癢，內服用蒼朮、麝香，亦是因為祛濕、活血、通絡的作用。

【原文】遍身風疹　癢痛不可忍，胸頸臍腹及近隱皆然者，亦多涎痰，夜不得睡。用苦參末一兩，皂角二兩，水一升，揉濾取汁。銀石器熬成膏，和末丸梧子大。每服三十丸，食後溫水服，次日便癒。寇宗奭《衍義》。（13卷・苦參）

【按語】苦參乃止癢要藥，此方將苦參與皂角同用煎水後製成膏劑服用，是取苦參清熱燥濕，止癢，皂角祛風殺蟲之功，其實此方還可外用。將苦參煎水外洗，也有非常好的效果。臨床上可用苦參配伍百部、花椒、地膚子、樟腦、冰片、白鮮皮等同用，具有很好的止癢之功。

【原文】**遍身風癢**　生瘡疥用茵陳煮濃汁洗之，立瘥。《千金方》。（15 卷・茵陳蒿）

【按語】茵陳具有很好的祛濕熱的作用，將其外洗，可以除濕熱而止癢。

【原文】**風疹作癢**　枳殼三兩，麩炒為末。每服二錢，水一盞，煎六分，去滓溫服。仍以汁塗。《經驗後方》。（35 卷・枳・枳殼）

【按語】風疹者又稱隱疹，俗稱風團、狗風疙瘩等。此證患者多有皮膚見風起粉紅色疹塊，瘙癢無比等症，與今之過敏性蕁麻疹極為相似。其病機以風燥血熱，氣血壅滯為關鍵。故本方以枳殼，驅風散熱，行氣導滯，可奏止癢退疹之效。今若用之，宜加祛風止癢，涼血活血之品，如蟬蛻、赤芍等。

【原文】**癮疹風瘡**　疼痛。白僵蠶焙研，酒服一錢，立瘥。《聖惠方》。（39 卷・白僵蠶）

【按語】對外感風邪，鬱於肌表發為風疹瘙癢之症，因僵蠶能疏風清熱，退疹止癢，對熱毒蘊結，瘡瘍腫痛，癮疹瘙癢之證，可以應用，既可內服，亦可外用。酒辛散溫通，活血散瘀通絡，加強僵蠶辛散之功。現臨床常用僵蠶祛內外之風。

【原文】**風瘙癮疹**　作癢成瘡。用蠶沙一升，水五斗，煮取一斗二升，去滓，洗浴。避風。《聖惠方》。（39卷·原蠶·原蠶沙）

【按語】蠶沙善能袪風濕，止癢，此方將其單用煎湯外洗，有一定的止癢作用，臨床上亦可與白鮮皮、地膚子、蟬蛻等同用，效果會更好。

【原文】**皮膚風癢**　蟬蛻、薄荷葉等分，為末。酒服一錢。日三。《集驗》。（41卷·蟬蛻）

【按語】蟬蛻質輕宣散，長於袪風止癢；薄荷氣香辛散，可疏風止癢；酒可助上藥宣散之功。此方主要用於風邪為患的病證，外洗也可止癢。《本草綱目》中還介紹用蟬蛻、甘草水煎服亦可止癢。

六、血熱瘙癢

【原文】**通身風癢**　凌霄花為末，酒服一錢。《醫學正傳》。（18卷·凌霄花）

【按語】通身風癢乃為感受風邪所致的全身皮膚瘙癢，即癮疹、風疹塊（是常見的過敏性疾病）。凌霄花性寒清熱，善入血分而涼血袪風，尤宜於血熱生風之周身瘙癢，單用研末服即可。現代臨床用其治療蕁麻疹收到較好療效。

【小結】瘙癢是皮膚病中最多見的一個症狀，其病因較多，以風疹瘙癢為常見病症，治療風疹以袪風為主，由於風邪常挾有濕邪，故袪濕也是止癢的一個重要步驟，上述選用的方子可以根據情況靈活選用。由於又有治風先治血，血行風自滅的認識，所以常加用治血分病的藥物。現在比較多用的藥物如白鮮皮、地膚子、刺蒺藜、蛇床子、苦參等均是治

療瘙癢的常用藥物。若採用外用的方法，一般也可以選用苦參、花椒、百部、樟腦、冰片、白鮮皮、細辛等煎水外洗。

瘰 癧

瘰癧是指頸部結塊，又名「癧子頸」、「頸癧」、「鼠瘡」。小的為瘰，大者為癧。多發於頸項及耳的前後，病變可限於一側，也可兩側同時發生，也可延及頷下、胸鎖前後部位和腋下等處。因其形狀累累如珠，歷歷可數，故名。若瘰癧潰破，膿稀薄如痰，或如豆汁，久不收口，可形成竇道或瘻管，故又名鼠瘻。

瘰癧常見證型有肺腎陰虛，宜養陰清熱，軟堅散結；痰火鬱結，宜清熱化痰，軟堅散結。

現代醫學所說的頸部淋巴結結核、淋巴結腫大屬於瘰癧的範疇。

一、陰虛病證

【原文】**年久瘰癧**　生玄參搗傅上，日二易之。《廣利方》。（12卷・玄參）

【按語】玄參能清熱解毒散結，將其搗爛外敷，可以治療瘰癧，每日二次，此方可用。清代《本草備要》認為，玄參具有軟堅作用，故將玄參外用，亦是取軟堅散結之功。

【原文】**諸毒鼠瘻**　玄參漬酒，日日飲之。《開寶本草》。（12卷・玄參）

【按語】玄參有軟堅散結的作用，可用治癧，而將其泡酒，是便於飲用。後來清代《醫學心悟》所創立的消瘰丸中

就有玄參，即取其用治鼠瘻。

【原文】瘰癧結核，或破或不破，下至胸前者，皆治之。用九真藤，一名赤葛，即何首烏。其葉如杏，其根如雞卵，亦類癧子。取根洗淨，日日生嚼。並取葉搗塗之，數服即止。其藥久服，延年黑髮，用之神效。《斗門方》。（18卷・何首烏）

【按語】九真藤、赤葛，皆為何首烏之別名。

何首烏入藥有製用、生用之別，製用功在補益，此處用治瘰癧結核則是取生首烏。因生首烏性味甘苦而平，具有解瘡毒，消瘰癧之功，故可用治瘰癧結核，不論已潰或未潰皆可取根洗淨，日日生嚼，亦可取葉搗爛外敷。近代研究發現何首烏對人型結核桿菌有抑制作用。

二、熱毒病證

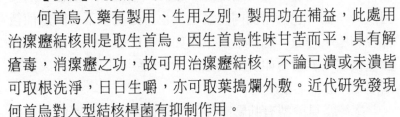

【原文】**鼠瘻惡瘡**　苦參二斤，露蜂房二兩，曲二斤，水三斗，漬二宿，去滓，入黍米二升，釀熟，稍飲，日三次。《肘後方》。（13卷・苦參）

【按語】苦參清熱燥濕，露蜂房攻毒殺蟲，祛風止痛；用露蜂房治療瘰癧早在《太平聖惠方》中即有記載。此方將苦參與露蜂房同用，加入黍米飲用是可行的。在《本草綱目》中還有將苦參與醋；苦參與牛膝等同用治療瘰癧者。

【原文】**瘰癧結核**　連翹、脂麻等分，為末，時時食之。《簡便方》。（16卷・連翹）

【按語】連翹具有清熱散結之功，為治療癰癤的主藥，亦能治療瘰癧，李時珍說連翹為「瘡家聖藥」，治瘡瘍瘤癧結核有神功。今將連翹與脂麻（芝麻）同用，藥食同用，應

《本草綱目》驗方解

該有良好的效果。

【原文】瘰癧未穿　靛花、馬齒莧同搗，日日塗傅，取效。《簡便方》。（16卷‧青黛）

【按語】靛花即青黛。青黛是治療瘰癧、痄腮的要藥，單用就有明顯的效果，將其以水調敷。今將青黛與馬齒莧一起使用，也是可取的。

【原文】瘰癧丁瘡　發背諸腫。紫花地丁根去粗皮，同白蒺藜為末，油和塗神效。《乾坤秘韞》。（16卷‧紫花地丁）

【按語】李時珍認為紫花地丁能治療疔腫瘰癧。此方將紫花地丁與白蒺藜為末，以油調後外用，具有解毒散腫的作用，從臨床來看，還可配伍其他藥物同用效果會更好。

【原文】男婦瘰癧　貓兒眼睛草一二捆，井水二桶，五月五日午時，鍋內熬至一桶，去滓，澄清再熬至一碗，瓶收。每以椒、蔥、槐枝煎湯洗瘡淨，乃搽此膏，數次癒。《便民圖纂方》。（17卷‧澤漆）

【按語】貓兒眼睛草即澤漆。澤漆有毒，具有很強的利水消腫作用。此方將澤漆煎水熬膏外敷，也有消腫作用。由於瘰癧一般病程較長，故需連續應用。

【原文】瘰癧經年　木鱉仁二個，去油研，一雞子白和，入甌中蒸熟。食後食之，每日一服，半月效。（18卷‧木鱉子）

【按語】瘰癧相當於淋巴結結核、慢性淋巴結炎。本方用木鱉仁治之，乃取其攻毒療瘡，消腫散結之功，與雞蛋清

同用，可緩解其毒性，顧護脾胃，而且「食後食之」，可防止出現胃腸道的中毒反應，因木鱉子為有毒之品。

三、痰火鬱結

【原文】瘰癧馬刀　不問已潰未潰，或日久成漏。用夏枯草六兩，水二鍾，煎七分，食遠溫服。虛甚者，則煎汁熬膏服。並塗患處，兼以十全大補湯加香附、貝母、遠志尤善。此物生血，乃治瘰癧之聖藥也。其草易得，其功甚多。薛己《外科經驗方》。（15卷·夏枯草）

【按語】夏枯草具有清瀉肝熱，消散鬱結的作用，為治療瘰癧的要藥。從《神農本草經》開始就記載其主治「寒熱瘰癧鼠瘻頭瘡」，後人稱其為治療瘰癧的聖藥，單用就有良好的效果。此藥價廉，藥源豐富，一般是將夏枯草煎成膏劑後服用。所謂「食遠溫服」，是指飯後服用。至於與十全大補湯等同用，也是可以的。但從現在對夏枯草的使用情況來看，一般不認為其有補血的作用。

【原文】瘰癧未破　用月季花頭二錢，沉香五錢，芫花炒三錢，碎銼，入大鯽魚腹中，就以魚腸封固，酒、水各一盞，煮熟食之，即癒。魚須安糞水內游死者方效。此是家傳方，活人多矣。《談野翁試驗方》。（18卷·月季花）

【按語】月季花獨入肝經，既能疏肝解鬱，又有活血消腫解毒之功，故可用治肝鬱而痰火凝聚之瘰癧未潰者，與沉香、芫花配伍後入鯽魚腹中煮熟食用，意在加強行氣，消痰之力的同時，又補益脾胃，助正氣而活血消腫，解毒潰瘡。至於說將魚放在糞水中就不必要了。

【原文】蛇盤瘰癧　頭項交接者。海藻菜以蕎麥麵炒過。

白僵蠶炒，等分為末，以白梅泡湯和丸梧子大。每服六十丸，米飲下，必洩出毒氣。《危氏》得效方。（19卷・海藻）

【按語】所謂蛇盤瘰癧，頭項交接者，即瘰癧繞項串生，如蛇盤繞，頭項交接。

瘰癧的成因多為肝氣鬱結，虛火內灼或感受風火邪毒等而致痰火凝聚，故治療以散結為基本大法。海藻鹹寒，鹹能軟堅散結，寒能清熱消痰，故為治療痰火凝聚之癭瘤、瘰癧的要藥，按《本草綱目》記載，單用海藻浸酒服即可。此若單用海藻恐力量不足，故《危氏得效方》以海藻配伍了功能化痰軟堅散結的白僵蠶，意在加強療效。

【原文】**項上瘰癧**　白僵蠶為末。水服五分，日三服。十日瘥。《外臺》。（39卷・白僵蠶）

【按語】僵蠶味辛鹹，既能化痰，又可軟堅散結，且具蟲類走竄之性，長於通絡行滯，為治痰核瘰癧的要藥。常與浙貝母、玄參等同用。此方對於瘰癧有良好的作用。

【原文】**瘰癧結核**　用紅娘子十四枚，乳香、砒霜各一錢，硇砂一錢半，黃丹五分，為末，糯米粥和作餅，貼之。不過一月，其核自然脫下矣。《衛生簡易方》。（40卷・樗雞）

【按語】樗雞即俗稱紅娘子，為蟲類藥，有毒。外用攻毒散結，祛瘀通經；硇砂為礦物藥，性溫，有毒，能消積軟堅，破瘀散結；乳香能活血止痛，消腫生肌；砒霜乃大毒之品，能蝕瘡祛腐，攻毒散結；黃丹即鉛丹，可拔毒生肌。諸藥均有毒，以毒攻毒，同用，可加強攻毒散結消腫之功。將其外用，使藥物直接作用於患處，效果會更好，但本方不宜

久用，體虛之人及孕婦不宜，切忌入口。

【原文】**內消瘰癧** 不拘大人小兒。《經驗方》：用斑蝥一兩（去翅、足），以粟一升同炒，米焦去米不用，入乾薄荷四兩為末，烏雞子清丸如綠豆大。空心臘茶下三丸。加至五丸。卻每日減一丸，減至一丸後，每日五丸。以消為度。《廣利》：治瘰癧經久不瘥。用斑蝥一枚，去翅、足，微炙，以漿水一盞，空腹吞之。用蜜水亦可。重者不過七枚瘥也。（40卷·斑蝥）

【按語】斑蝥為蟲類藥，有大毒。去足翅，同粟米或糯米炒，可減其毒性。其性辛熱，功能攻毒蝕瘡，散結消癥；薄荷辛涼，能疏肝行氣，有助於氣血通利而散結；雞蛋清甘涼，可清熱解毒，且能緩和斑蝥的毒性。用米漿水、臘茶或蜜水調服，可緩其毒性，又能固護胃腸，避免斑蝥對胃腸的刺激性。服用時應嚴格掌握劑量，體弱者忌用，孕婦禁用。現臨床多將斑蝥研末裝入膠囊服用。

【原文】**男女瘰癧** 經驗：用牡蠣（煅，研）末四兩，玄參末三兩，面糊丸梧子大。每服三十丸，酒下，日三服。服盡除根。初虞世云：瘰癧不拘已破未破。用牡蠣四兩，甘草一兩，為末。每食後，用臘茶湯調服一錢。其效如神。（46卷·牡蠣）

【按語】牡蠣味鹹能軟堅散結，玄參鹹寒能瀉火解毒、軟堅散結，二藥均有鹹味，用在一起具有很好的軟堅散結作用，以治療瘰癧、瘿瘤等結節塊狀性疾病。此處用甘草是取其補益之功，補助人體正氣，以促進疾病的痊癒。

【原文】**頸項瘰癧** 用帶殼螻蛄七枚生取肉，入丁香七

《本草綱目》驗方解

粒於殼內，燒過，與肉同研，用紙花貼之。《救急方》。
（41卷·螻蛄）

【按語】螻蛄鹹寒有毒，可攻毒散結；丁香氣香，能行氣散滯，可助螻蛄散結，將二藥同研為末，外貼，此方可以一試。

四、瘀血阻滯

【原文】瘰癧潰爛　流串者。用荊芥根下段，煎湯溫洗，良久著瘡破紫黑處，以針刺去血，再洗三四次。用韭菜地上蚯蚓一把，五更時收取，炭火上燒紅為末。每一匙，入乳香、沒藥、輕粉各半錢，穿山甲九片，炙為末，油調傅之，如神。此武進朱守仁所傳有驗方。《保命集》。（42卷·蚯蚓）

【按語】上述諸藥外用，達到疏風解毒，活血化瘀，消腫止痛，攻毒殺蟲，生肌斂瘡之功。而且能促使瘰癧潰散透膿。諸藥合用，對於結腫日久不潰者，或潰後久不收口，有很好的作用。一般來說，治療瘰癧，外用藥較內服藥效果更好、更快一些。

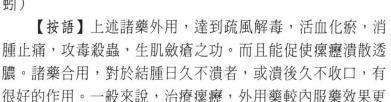

【原文】瘰癧潰壞　《集驗方》：用鯪鯉甲二十一片燒研，傅之。《壽域方》：用穿山甲（土炒）、斑蝥、熟艾等分，為末，傅之。外以烏　葉貼上，灸四壯，效。（43卷·鯪鯉）

【按語】穿山甲長於活血通絡而消腫散結，又善潰堅破膿。用之外敷，對瘰癧日久不癒，甚則潰爛之證，有一定療效。亦可配用玄參、貝母等化痰、散結之品同用以內服。

斑蝥有毒之品，可以毒攻毒而散結消腫，外敷有發泡作用，多用於瘰癧日久不潰之證。烏柏葉散結消腫，熟艾溫經

散寒，均可助氣血之通利。但斑蝥有大毒，不宜久敷和大面積使用。

【小結】治療瘰癧以軟堅散結消腫為主要大法，內服用藥可根據具體病情來選用藥物，現多以外用的方法治療，由於此病與結核病有關，注意抗癆也是重要環節，後期要注意收口的用藥，一般選用收斂生肌之品。

癭　瘤

癭瘤是以頸前喉結兩旁結塊腫大為主要臨床特徵的一類疾病。其隨吞咽動作而上下移動，古代亦稱癭、癭氣、癭病、癭囊、影袋等。癭瘤的病因主要是情志內傷、飲食及水土失宜，以及體質因素有關。

癭瘤常見型證有氣鬱痰阻，宜理氣疏肝，化痰消癭；痰結血瘀，宜行氣活血，化痰消癭；肝火旺盛，宜清瀉肝火，消癭散結；心肝陰虛，宜滋陰降火，寧心柔肝。癭瘤的治療原則一般以理氣化痰，活血軟堅，消癭散結為主。

現代醫學中的甲狀腺腫大，如單純性甲狀腺腫、甲狀腺機能亢進、甲狀腺炎、甲狀腺瘤、甲狀腺癌等可表現本病的特徵。

一、痰阻熱結

【原文】**海藻酒**　治癭氣。用海藻一斤，絹袋盛之。以清酒二升浸之，春夏二日，秋冬三日。每服兩合，日三。酒盡再作。其滓曝乾為末，每服方寸匕，日三服。不過兩劑即瘥。《肘後方》。（19卷・海藻）

【按語】癭瘤相當於現代醫學之甲狀腺腫大的一類疾病。此文言服海藻酒不過兩劑即瘥，可見是指單純性甲狀腺腫大，亦稱地方性甲狀腺腫，俗稱「大脖子」，其主要成因是碘的缺乏所致。而海藻因含碘化物，故對缺碘引起的地方性甲狀腺腫大有治療作用，並對甲狀腺機能亢進，基礎代謝率增高也有暫時的抑制作用。

【原文】**癭氣結核** 癭瘤腫硬。以昆布一兩，洗去鹹，曬乾為散。每以一錢綿裏，好醋中浸過，含之咽津，味盡再易之。《聖惠方》。項下五癭方同上。（19卷·昆布）

【按語】癭氣即癭瘤，中醫有五癭之分，其皆類似於現代醫學中甲狀腺腫大的一類疾病。結核類似於急、慢性淋巴結炎，淋巴結結核及部分皮下腫物。癭瘤、瘰癧、皮下腫物，以及癰疽腫硬難消者，均可用昆布治之。是因昆布與海藻功用相似，同具有軟堅散結，清熱消痰之功，也為治療痰火凝聚之癭瘤、瘰癧的要藥。

【原文】項下卒腫，其囊漸大，欲成癭者。昆布、海藻等分，為末，蜜丸杏核大。時時含之，咽汁。《外臺》。（19卷·昆布）

【按語】昆布與海藻均能軟堅散結，清熱消痰，為治療痰火凝聚之癭瘤的要藥，故對項下卒腫，其囊漸漸變大，欲成癭瘤者，將二者等分研末，製成蜜丸，時時含咽。此方現用治甲狀腺疾病。

二、氣機鬱滯

【原文】**癭氣** 《杏林摘要》：用豬靨七枚，酒熬三錢，入水瓶中露一夜，取出炙食。二服效。《醫林集要》：開結

散：豬靨（焙）四十九枚，沉香二錢，真珠（沙罐煅）四十九粒，橘紅四錢，為末。臨臥冷酒徐徐服二錢。五服見效，重者一料癒。以除日合之。忌酸、鹹、油膩、澀氣之物。（50卷·豕）

【按語】豬靨俗名豬咽舌，又名豬氣子，即甲狀腺。《本草綱目》言其主治項下氣瘿。瘿氣又名氣瘿，多因氣滯痰凝所致，治宜理氣解鬱，化痰軟堅。沉香行氣止痛；橘紅理氣化痰；真珠（珍珠）清熱解毒。諸藥配上豬靨對瘿氣有一定的療效。

【原文】**項下氣瘿**　《外臺》：用羊靨一具，去脂（酒浸，炙熟）含之咽汁。日一具，七日瘥。《千金》：用羊靨七枚（陰乾），海藻、乾薑各二兩，桂心、昆布、逆流水邊柳鬚各一兩，為末，蜜丸芡子大。每含一丸，咽津。雜病治例：用羊靨、豬靨各二枚，昆布、海藻、海帶各二錢（洗，焙），牛蒡子（炒）四錢，右為末，搗二靨和，丸彈子大。每服一丸，含化咽汁。（50卷·羊）

【按語】羊靨即羊會咽也，味甘淡性溫，主治氣瘿；豬靨主治項下氣瘿。昆布、海藻、海帶鹹寒，均能軟堅消痰散結，治療瘿瘤；配上牛蒡子清熱解毒，乾薑、肉桂的溫陽以助藥性。上藥合用，對於治療項下氣瘿療效理想。此方現用其治療甲狀腺疾患。

【小結】此病以化痰散結為主，屬於中醫所說的廣義之痰，一般具有散結消痰之品，除上述用藥外，其他如黃藥子、海浮石、海蛤殼等也具有類似海藻、昆布的作用，也可以選用。

附　錄

古今常用度量衡對照表

一、常用重量單位折算對照表

1. 十六進位的折算

一斤：約等於十六兩（500克）。

一兩：約等於十錢（31.25克）。

一錢：約等於十分（3.125克）。

一分：約等於十厘（0.3125克）。

一厘：約等於十毫（31.25毫克）。

2. 十進位的折算

一斤：等於十兩（500克）。

一兩：等於十錢（50克）。

一分：等於十厘（0.5克）。

一厘：等於十毫（50毫克）。

二、古代用藥特殊計量對照表

一方寸匕：約等於2.74毫升；金石藥末約2克；草木藥末約1克。這是依據古尺正方一寸所製的量器，形狀如刀匕。

一刀圭：約等於一方寸匕的十分之一。刀圭：形狀像刀頭的圭角，端尖銳，中部微凹陷。

一錢匕：約等於五分六厘，或 2 克多。錢匕：用漢代的五銖錢幣抄取藥末以不落為度者稱為一錢匕。五錢匕者，是指藥末蓋滿五銖錢邊的「五」字為度，約為一錢匕的四分之一。

一撮：約等於四圭。

一勺：約等於十撮。

一合：約等於十勺。

一升：約等於十合。

一斗：約等於十升。

一斛：約等於五升。

一石（ㄉㄢ）：約等於二斛。

一銖：二十四銖為一兩。（十六兩進位）。銖：古代衡器中的重量單位。

一鎰（ㄧ）：約等於一斤半。

一枚：以較大者為標準單位。

一束：以拳盡量握足，除去多餘部分為準。

一片：以一錢重量作為一片計算。

一字：約等於一分。字：以唐開元錢幣抄取藥末，錢面共有四字，將藥末填滿錢面一字之量即稱一字。

一茶匙：約等於 4 毫升。

一湯匙：約等於 15 毫升。

一茶杯：約等於 120 毫升。

一飯碗：約等於 240 毫升。

一鍾：①古代以四升為豆，四豆為區（甌），四區為釜，十釜為鍾。一釜為 20.46 公升，一說為 20.58 公升。②鍾通盅，即 1 茶盅。本書中所謂 1 鍾，即 1 盅。

大展出版社有限公司
品冠文化出版社

圖書目錄

地址：台北市北投區(石牌)　　　　電話：(02) 28236031
　　　致遠一路二段 12 巷 1 號　　　　　　　28236033
郵撥：01669551＜大展＞　　　　　　　　　　28233123
　　　19346241＜品冠＞　　　　　傳真：(02) 28272069

・熱 門 新 知・品冠編號 67

1.	圖解基因與 DNA	（精）	中原英臣主編	230 元
2.	圖解人體的神奇	（精）	米山公啟主編	230 元
3.	圖解腦與心的構造	（精）	永田和哉主編	230 元
4.	圖解科學的神奇	（精）	鳥海光弘主編	230 元
5.	圖解數學的神奇	（精）	柳 谷 晃著	250 元
6.	圖解基因操作	（精）	海老原充主編	230 元
7.	圖解後基因組	（精）	才園哲人著	230 元
8.	圖解再生醫療的構造與未來		才園哲人著	230 元
9.	圖解保護身體的免疫構造		才園哲人著	230 元
10.	90 分鐘了解尖端技術的結構		志村幸雄著	280 元

・名 人 選 輯・品冠編號 671

1.	佛洛伊德	傅陽主編	200 元
2.	莎士比亞	傅陽主編	200 元
3.	蘇格拉底	傅陽主編	200 元
4.	盧梭	傅陽主編	200 元

・圍 棋 輕 鬆 學・品冠編號 68

1.	圍棋六日通	李曉佳編著	160 元
2.	布局的對策	吳玉林等編著	250 元
3.	定石的運用	吳玉林等編著	280 元
4.	死活的要點	吳玉林等編著	250 元

・象 棋 輕 鬆 學・品冠編號 69

1.	象棋開局精要	方長勤審校	280 元
2.	象棋中局薈萃	言穆江著	280 元

・生 活 廣 場・品冠編號 61

1.	366 天誕生星	李芳黛譯	280 元

・女醫師系列・品冠編號 62

・傳統民俗療法・品冠編號 63

14. 神奇新穴療法　　　　　　　　吳德華編著　200 元
15. 神奇小針刀療法　　　　　　　韋丹主編　　200 元

・常見病藥膳調養叢書・品冠編號 631

1. 脂肪肝四季飲食　　　　　　　蕭守貴著　　200 元
2. 高血壓四季飲食　　　　　　　秦玖剛著　　200 元
3. 慢性腎炎四季飲食　　　　　　魏從強著　　200 元
4. 高脂血症四季飲食　　　　　　薛輝著　　　200 元
5. 慢性胃炎四季飲食　　　　　　馬秉祥著　　200 元
6. 糖尿病四季飲食　　　　　　　王耀獻著　　200 元
7. 癌症四季飲食　　　　　　　　李忠著　　　200 元
8. 痛風四季飲食　　　　　　　　魯焰主編　　200 元
9. 肝炎四季飲食　　　　　　　　王虹等著　　200 元
10. 肥胖症四季飲食　　　　　　　李偉等著　　200 元
11. 膽囊炎、膽石症四季飲食　　　謝春娥著　　200 元

・彩色圖解保健・品冠編號 64

1. 瘦身　　　　　　　　　　　　主婦之友社　300 元
2. 腰痛　　　　　　　　　　　　主婦之友社　300 元
3. 肩膀痠痛　　　　　　　　　　主婦之友社　300 元
4. 腰、膝、腳的疼痛　　　　　　主婦之友社　300 元
5. 壓力、精神疲勞　　　　　　　主婦之友社　300 元
6. 眼睛疲勞、視力減退　　　　　主婦之友社　300 元

・休閒保健叢書・品冠編號 641

1. 瘦身保健按摩術　　　　　　　聞慶漢主編　200 元
2. 顏面美容保健按摩術　　　　　聞慶漢主編　200 元
3. 足部保健按摩術　　　　　　　聞慶漢主編　200 元
4. 養生保健按摩術　　　　　　　聞慶漢主編　280 元

・心 想 事 成・品冠編號 65

1. 魔法愛情點心　　　　　　　　結城莫拉著　120 元
2. 可愛手工飾品　　　　　　　　結城莫拉著　120 元
3. 可愛打扮 & 髮型　　　　　　　結城莫拉著　120 元
4. 撲克牌算命　　　　　　　　　結城莫拉著　120 元

・少 年 偵 探・品冠編號 66

1. 怪盜二十面相　　　（精）　江戶川亂步著　特價 189 元
2. 少年偵探團　　　　（精）　江戶川亂步著　特價 189 元

·武 術 特 輯· 大展編號 10

14. 精簡陳式太極拳 8 式、16 式　　　黃康輝編著　220 元
15. 精簡吳式太極拳＜36 式拳架・推手＞　柳恩久主編　220 元
16. 夕陽美功夫扇　　　　　　　　　　李德印著　220 元
17. 綜合 48 式太極拳＋VCD　　　　　竺玉明編著　350 元
18. 32 式太極拳（四段）　　　　　　宗維潔演示　220 元
19. 楊氏 37 式太極拳＋VCD　　　　　趙幼斌著　350 元
20. 楊氏 51 式太極劍＋VCD　　　　　趙幼斌著　350 元

・國際武術競賽套路・ 大展編號 103

1. 長拳　　　　　　　　　　　　　　李巧玲執筆　220 元
2. 劍術　　　　　　　　　　　　　　程慧琨執筆　220 元
3. 刀術　　　　　　　　　　　　　　劉同為執筆　220 元
4. 槍術　　　　　　　　　　　　　　張躍寧執筆　220 元
5. 棍術　　　　　　　　　　　　　　殷玉柱執筆　220 元

・簡化太極拳・ 大展編號 104

1. 陳式太極拳十三式　　　　　　　　陳正雷編著　200 元
2. 楊式太極拳十三式　　　　　　　　楊振鐸編著　200 元
3. 吳式太極拳十三式　　　　　　　　李秉慈編著　200 元
4. 武式太極拳十三式　　　　　　　　喬松茂編著　200 元
5. 孫式太極拳十三式　　　　　　　　孫劍雲編著　200 元
6. 趙堡太極拳十三式　　　　　　　　王海洲編著　200 元

・導引養生功・ 大展編號 105

1. 疏筋壯骨功＋VCD　　　　　　　　張廣德著　350 元
2. 導引保建功＋VCD　　　　　　　　張廣德著　350 元
3. 頤身九段錦＋VCD　　　　　　　　張廣德著　350 元
4. 九九還童功＋VCD　　　　　　　　張廣德著　350 元
5. 舒心平血功＋VCD　　　　　　　　張廣德著　350 元
6. 益氣養肺功＋VCD　　　　　　　　張廣德著　350 元
7. 養生太極扇＋VCD　　　　　　　　張廣德著　350 元
8. 養生太極棒＋VCD　　　　　　　　張廣德著　350 元
9. 導引養生形體詩韻＋VCD　　　　　張廣德著　350 元
10. 四十九式經絡動功＋VCD　　　　　張廣德著　350 元

・中國當代太極拳名家名著・ 大展編號 106

1. 李德印太極拳規範教程　　　　　　李德印著　550 元
2. 王培生吳式太極拳詮真　　　　　　王培生著　500 元
3. 喬松茂武式太極拳詮真　　　　　　喬松茂著　450 元
4. 孫劍雲孫式太極拳詮真　　　　　　孫劍雲著　350 元

5. 王海洲趙堡太極拳詮真　　　　　王海洲著　500元
6. 鄭琛太極拳道詮真　　　　　　　鄭琛著　450元
7. 沈壽太極拳文集　　　　　　　　沈壽著　630元

・古代健身功法・大展編號107

1. 練功十八法　　　　　　　　　　蕭凌編著　200元
2. 十段錦運動　　　　　　　　　　劉時榮編著　180元
3. 二十八式長壽健身操　　　　　　劉時榮著　180元
4. 三十二式太極雙扇　　　　　　　劉時榮著　160元
5. 龍形九勢健身法　　　　　　　　武世俊著　180元

・太極跤・大展編號108

1. 太極防身術　　　　　　　　　　郭慎著　300元
2. 擒拿術　　　　　　　　　　　　郭慎著　280元
3. 中國式摔角　　　　　　　　　　郭慎著　350元

・原地太極拳系列・大展編號11

1. 原地綜合太極拳24式　　　　　　胡啟賢創編　220元
2. 原地活步太極拳42式　　　　　　胡啟賢創編　200元
3. 原地簡化太極拳24式　　　　　　胡啟賢創編　200元
4. 原地太極拳12式　　　　　　　　胡啟賢創編　200元
5. 原地青少年太極拳22式　　　　　胡啟賢創編　220元
6. 原地兒童太極拳10捶16式　　　　胡啟賢創編　180元

・名師出高徒・大展編號111

1. 武術基本功與基本動作　　　　　劉玉萍編著　200元
2. 長拳入門與精進　　　　　　　　吳彬等著　220元
3. 劍術刀術入門與精進　　　　　　楊柏龍等著　220元
4. 棍術、槍術入門與精進　　　　　邱丕相編著　220元
5. 南拳入門與精進　　　　　　　　朱瑞琪編著　220元
6. 散手入門與精進　　　　　　　　張山等著　220元
7. 太極拳入門與精進　　　　　　　李德印編著　280元
8. 太極推手入門與精進　　　　　　田金龍編著　220元

・實用武術技擊・大展編號112

1. 實用自衛拳法　　　　　　　　　溫佐惠著　250元
2. 搏擊術精選　　　　　　　　　　陳清山等著　220元
3. 秘傳防身絕技　　　　　　　　　程崑彬著　230元
4. 振藩截拳道入門　　　　　　　　陳琦平著　220元

國家圖書館出版品預行編目資料

《本草綱目》驗方解 / 王緒前 主編
——初版，——臺北市，大展，2007〔民96.11〕
面；21公分，——（中醫系列；12）
ISBN 978-957-468-567-7（平裝）

1.本草綱目 2.中藥方劑學

414.1　　　　　　　　　　　　　96017573

《本草綱目》驗方解　ISBN　978-957-468-567-7

主　　　編/王緒前
責任編輯/周景雲
發行人/蔡森明
出版者/大展出版社有限公司
社　　址/台北市北投區（石牌）致遠一路2段12巷1號
電　　話/（02）28236031・28236033・28233123
傳　　眞/（02）28272069
郵政劃撥/01669551
網　　址/www.dah-jaan.com.tw
E-mail/service@dah-jaan.com.tw
登記證/局版臺業字第2171號
承印者/國順文具印刷行
裝　　訂/建鑫裝訂有限公司
排版者/弘益電腦排版有限公司
授權者/湖北科學技術出版社
初版1刷/2007年（民96年）11月

定　價/320元

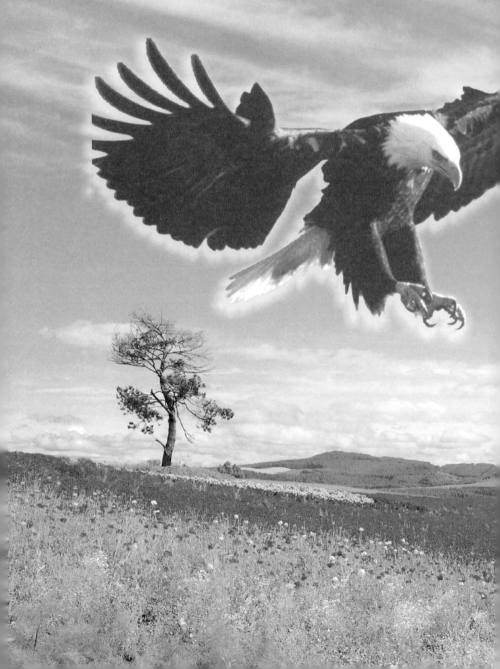

大展好書　好書大展

品嘗好書　冠群可期